Burkhard Dirks

Pharmaka in der Intensiv- und Notfallmedizin

Arzneistoffprofile für Anwender

Unter Mitarbeit von Helmut Reinelt

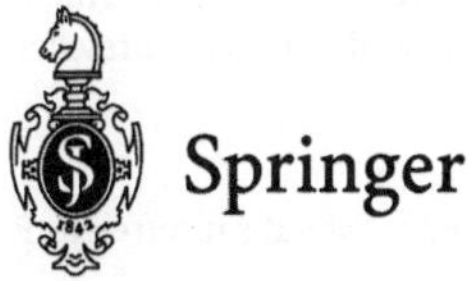 Springer

Dr. rer. nat. Dr. med. Burkhard Dirks
Dr. med. Helmut Reinelt
Universitätsklinik für Anästhesiologie
Klinikum der Universität Ulm
89070 Ulm

ISBN 978-3-540-57555-9   ISBN 978-3-662-09266-8 (eBook)
DOI 10.1007/978-3-662-09266-8

Die Deutsche Bibliothek – CIP-Einheitsaufnahme
Dirks, Burkhard: Pharmaka in der Intensiv- und Notfallmedizin : Arzneistoff-
profile für Anwender / Burkhard Dirks. Unter Mitarb. von Helmut Reinelt. –
Berlin ; Heidelberg ; New York ; Barcelona ; Budapest ; Hong Kong ; London ;
Mailand ; Paris ; Tokyo : Springer, 1995

Satz: FotoSatz Pfeifer GmbH, Gräfelfing/München
SPIN: 10128876   19/3133-5 4 3 2 1 0 – Gedruckt auf säurefreiem Papier

Geleitwort

Die Intensiv- und Notfallmedizin stellt einen Tätigkeitsbereich der
Medizin dar, bei dem der Arzt rasche Entscheidungen treffen und entsprechend handeln muß.

Zahlreiche Patienten, die einer Intensiv- und Notfalltherapie bedür-
fen, stehen zum Zeitpunkt der medizinischen Intervention unter einer
Dauermedikation, die die Pharmakokinetik zusätzlich verabreichter
Medikamente entscheidend beeinflussen kann. Auf der Grundlage dieser Schwierigkeiten, der sich ein behandelnder Arzt im Rahmen der
Intensiv- und Notfallmedizin gegenübersieht, stellt dieses Buch ein sehr
nützliches Hilfsmittel dar, rasch die notwendige Information für eine
sichere Anwendung von Pharmaka zu vermitteln. Die Gliederung vermag erlerntes Basiswissen schnell auf den neuesten Stand zu ergänzen.

Ich bin davon überzeugt, daß dieses sehr sorgfältig erstellte Handbuch breite Anwendung sowohl bei dem praktizierenden Mediziner, als
auch im studentischen Bereich finden wird.

Universität Ulm,   *M. Georgieff*
im Frühjahr 1995

Inhalt

Geleitwort V

Einführung IX

Hinweise zum Gebrauch XI

Praktische Pharmakokinetik 1

Register
1. Freinamen – Handelsnamen von Fertigarzneimitteln in der
   Bundesrepublik Deutschland, in Österreich und der Schweiz . . 13
2. Handelsnamen – Freinamen von Fertigarzneimitteln in der
   Bundesrepublik Deutschland 20
3. Handelsnamen – Freinamen von Fertigarzneimitteln in
   Österreich 28
4. Handelsnamen – Freinamen von Fertigarzneimitteln in der
   Schweiz 34
5. Indikationsgruppen 37

Arzneistoffprofile 43

Differentialtherapeutische Übersichten
Antiarrhythmika 323
Digitalisglykoside 326
Inhalationsanästhetika 329
Insuline 332
Katecholamine 335
Kortikosteroide 338
Lokalanästhetika 341
Neuroleptika 344
Opioide 345
β-Sympatholytika 348

Hinweise auf weiterführende Literatur 351

Einführung

Dieses Buch entstand aus dem Bedürfnis nach schnell zugänglicher Information über Pharmaka bei der täglichen Arbeit in der Intensiv- und Notfallmedizin. Die anästhesiologisch relevanten Pharmaka wurden ergänzt. Es setzt grundlegende Kenntnisse der Pharmakologie und ihrer Terminologie voraus und ist auf ausgewählte Informationen zu Pharmakokinetik und Pharmakodynamik bei vital bedrohten Patienten fokussiert.

Medikamentöse Intensivtherapie geht oft über den vom Bundesinstitut für Arzneimittel und Medizinprodukte akzeptierten „bestimmungsgemäßen Gebrauch" hinaus, sie schließt notwendigerweise den wissenschaftlich begründeten Gebrauch in der Alleinverantwortung des verordnenden Arztes ein. Dieses Buch ersetzt deshalb nicht die Fachinformation nach dem Arzneimittelgesetz (AMG), es hilft aber in Situationen weiter, wo unter Beachtung der Fachinformation eine Therapie nicht mehr möglich wäre. Würde man z. B. in allen Fällen die Kontraindikationen der Fachinformation beachten, wären viele Intensivpatienten nicht therapierbar.

Die Auswahl der Pharmaka orientiert sich an den auf Intensivstationen häufig verordneten Arzneistoffen; es werden aber eventuell vergleichbare Pharmaka anderer Hersteller eingesetzt. Als Handelsnamen werden die zuerst ausgebotenen und die häufig verwandten Präparate genannt.

Den Angaben liegen führende pharmakologische und intensivmedizinische Lehr- und Handbücher zugrunde (s. Hinweise auf weiterführende Literatur); fehlende Daten wurden aus den Aufbereitungsmonographien des ehemaligen Bundesgesundheitsamtes (BGA), aus Übersichten der Fachgesellschaften und renommierter Zeitschriften ergänzt. Darüber hinaus war es notwendig, die Informationen aus Originalarbeiten und Angaben der wissenschaftlichen Abteilungen der Hersteller zu vervollständigen. Obgleich die Autoren so sorgfältig und umfangreich wie möglich recherchiert haben, mögen uns Informationen entgangen sein. Wir sind deshalb dankbar für Hinweise und Vorschläge, damit künftige Auflagen dieses Buches immer nützlicher werden.

Speziell zur Pharmakokinetik aber auch in anderen Bereichen ist die Literatur arm an den für die Intensivmedizin relevanten Daten. Häufig sind die Angaben qualitativ, was praktische Folgerungen in der Regel verhindert, oft sind Daten wie der Siebkoeffizient bei Hämofiltration, der fetomaternale Quotient oder die wirksame Plasmakonzentration schwer auffindbar.

Ziel der Autoren war es, die Aussagen zu quantifizieren. Dies war nicht immer möglich; wo Zweifel an den Literaturangaben blieben, sind die Angaben als fraglich oder unsicher gekennzeichnet. Ziel der Autoren war es auch, Gemeinplätze zu vermeiden. Aussagen wie „strenge Indikationstellung während Schwangerschaft und Stillzeit, bei Leber- oder Niereninsuffizienz" wurden unterlassen. Die Angabe von Kontraindikationen, die aufgrund gleichartiger unerwünschter Wirkungen bestehen, oder von Intoxikationen, die nur das Maximum der Nebenwirkung beschreiben, hielten wir für überflüssig. Die symptomatische Therapie von Überdosierungen ist nicht dargestellt, spezifische Antidottherapie wurde jedoch aufgenommen.

Die Fertigstellung dieses Buches war nur möglich, weil mir viele Kollegen geholfen haben. Unter Ihnen sei vor allem gedankt Frau Apothekerin A. Dirks, Frau Magister E. Trenker und Frau Dr. C. Wick, Herrn Dr. A. Gauß, Herrn Apotheker H.H. Märtz und Herrn Prof. Dr. W. Seeling dafür, daß sie ihre Kenntnisse in Pharmazie, Intensivtherapie kardiochirurgischer Patienten, Schmerztherapie und Kinderanästhesie einbrachten, daneben etlichen ungenannten Kollegen bei pharmazeutischen Konzernen, die schwer zugängliche Literatur beisteuerten.

Herrn Prof. Dr. Dr. h.c. F.W. Ahnefeld schulde ich Dank für die Anregung zu diesem Buch, Herrn Prof. Dr. Georgieff für die freundlichen Geleitworte. Frau Iwers danke ich für die geduldige Erstellung des Manuskriptes und Herrn Prof. Dr. J. Kilian für die wertvolle redaktionelle Durchsicht.

Burkhard Dirks

Hinweise zum Gebrauch

Dem Hauptteil des Buches mit den Arzneistoffprofilen ist eine praxisbezogene Einführung in pharmakokinetische Prinzipien vorangestellt.

Die Auflistung der Pharmaka erfolgt alphabetisch nach Internationalen Freinamen (INN). Von Ausnahmen abgesehen wird nur die intravenöse Applikationsform beschrieben. Register helfen bei der Überführung von INN in Handelsnamen sowie von Handelsnamen in INN wie auch bei der Zuordnung zu Indikationsgruppen. Dabei sind die Handelsnamen von Herstellern aus den östlichen Bundesländern aufgenommen. Der Orientierung in Österreich und in der Schweiz dienen separate Register.

Die Angabe der Indikationen bei der Darstellung der Arzneistoffprofile wurde bewußt knapp in den Abschnitt **Dosierung, klinische Anwendung** integriert, da die Erfahrung zeigt, daß diese Vorentscheidung beim Therapeuten in der Regel vor der Konsultierung eines Nachschlagewerkes gefallen ist. Wo in einzelnen Arzneistoffgruppen ein weites Spektrum von Pharmaka mit geringen Unterschieden angeboten wird, sind in den **differentialtherapeutischen Übersichten** Unterschiede und Gemeinsamkeiten zusammengestellt.

Zur Beschreibung der **Pharmakokinetik** wurden möglichst praktische Größen wie Wirkungseintritt und Wirkungsdauer für die Bolusinjektion angegeben und durch Verteilungshalbwertzeit und Eliminationshalbwertzeit begründet. Die Beschreibung des Eliminationsweges ermöglicht in der Regel die semiquantitative Abschätzung des Einflusses von Leber-oder Niereninsuffizienz, quantitative Daten zum Metabolismus bei akut eingetretenen Organinsuffizienzen sind selten verfügbar, die für chronische Krankheitszustände bekannten nicht sicher relevant. Für die Intensivtherapie der Schwangeren ist die Kinetik an der Plazenta eingeschlossen. Die Proteinbindung wird nur bei relevanter Größenordnung (>90 %) angegeben. Die Angabe der (oralen) Bioverfügbarkeit dient der Abschätzung der Dosisentsprechung beim Umstellen auf orale Therapie. Bei der Beschreibung der Antibiotika ist auch die Penetration ins Gewebe halbquantitativ aufgenommen.

Kontraindikationen sind im Rahmen der Intensivtherapie generell relativiert. Um dem Problem der Therapieunmöglichkeit bei Beachtung aller Kontraindikationen Rechnung zu tragen, sind weniger gravierende Probleme unter **CAVE** abgesetzt; **CAVE** bedeutet, daß in der Regel die Therapie unter Intensivüberwachungsbedingungen verantwortbar ist (z. B. Eliminationsprobleme bei schwerer Niereninsuffizienz).

Die Liste der **Nebenwirkungen und Probleme** führt die relevanten unerwünschten Wirkungen vollständig auf, damit der Therapeut erkennen kann, ob diese sich zu vorbestehenden Problemen des Patienten addieren. Sie ist darüber hinaus auch als bewußt umfangreich gehaltene Suchliste gedacht, damit unter der Therapie neu auftretende Symptome als unerwünschte Arzneimittelwirkung in Erwägung gezogen werden (z. B. Leukopenie, Thrombopenie, Hauterscheinungen).

Die **Dosierung** ist indikationsbezogen und von Ausnahmen abgesehen auf Kilogramm Körpergewicht (Brocagewicht) bezogen angegeben. Der Abschnitt enthält nur selten ausdrücklich Angaben zur Dosierung bei Kindern, da diese in der Regel den gewichtsbezogenen Erwachsenendosen entsprechen.

Praxis enthält unter anderem Angaben zu relevanten Interaktionen und Inkompatibilitäten. Die Literaturangaben dazu sind selten quantitativ und deshalb schwer zu bewerten. Als relevant wurden Interaktionen angesehen, die in ihrer Auswirkung über den Einfluß von Geschlechtsunterschieden und Gewichtsstreuung hinausgehen. Relevanz bei Inkompatibilitäten wurde an der Wahrscheinlichkeit ihres Auftretens beim Zuspritzen bewertet; das Zumischen von Pharmaka ist in der Intensivtherapie ohnehin nur bei geprüfter Kompatibilität (z. B. durch den klinischen Pharmazeuten) erlaubt.

Galenische Hilfsstoffe und Lagerungshinweise sind enthalten, die Haltbarkeit der gebrauchsfertigen Lösungen kann leider nur in wenigen Fällen angegeben werden.

Für die Opioide sind Verordnungsbeispiele nach der Betäubungsmittelverschreibungsverordnung (Stand 2/93) angeführt.

Im Literaturanhang sind Standardwerke der Pharmakotherapie, Zeitschriften und Monographien, die sich als Literatur zum Weiterlesen eignen, zusammengestellt. Vieles davon diente als Grundlage dieses Textes.

Praktische Pharmakokinetik

Praktische Pharmakokinetik

Der intensivmedizinisch tätige Arzt wird v. a. durch die reduzierte Metabolisierung und Elimination bei Organinsuffizienz, aber auch durch die Interaktion einer Vielzahl von Pharmaka in der täglichen Praxis mehr oder weniger bewußt ständig mit pharmakokinetischen Problemen konfrontiert.

Die **Pharmakokinetik** berechnet quantitativ die Vorgänge, die bei der Auseinandersetzung des Organismus mit dem applizierten Arzneistoff ablaufen. Sie beschreibt, wie sich die Pharmakonkonzentration in Blut oder Plasma als Folge der Absorption, Verteilung und Elimination ändert. Für einen individuellen Intensivpatienten müssen in Kenntnis geänderter pathophysiologischer Bedingungen die am gesunden Probanden gewonnenen Standardtherapierichtlinien oft verworfen werden und die Therapie seiner Situation angepaßt individualisiert werden (z. B. wegen verzögerter Elimination bei akutem Nierenversagen).

Der Begriff **Bioverfügbarkeit** beschreibt den Anteil der Dosis eines Wirkstoffes, welcher die systemische Zirkulation erreicht. Die Bioverfügbarkeit wird in % der Dosis angegeben. Sie ist bei i. v.-Gabe definitionsgemäß 100 %, bei allen anderen Applikationsformen (z. B. oral, rektal, sublingual) abhängig von den Substanzeigenschaften niedriger.

a) Eine hohe Bioverfügbarkeit (>80 %) setzt voraus, daß der Arzneistoff praktisch vollständig aus dem Handelspräparat freigesetzt und resorbiert wird und daß bei der Passage des enterohepatischen Kreislaufes vor Erreichen der systemischen Zirkulation keine wesentliche Elimination durch die Leber stattfindet.

b) Eine niedrige Bioverfügbarkeit kann durch verschiedene galenische (z. B. geringe Freisetzung im Darm) oder metabolische Probleme (Metabolisierung in der Darmwand, am häufigsten in der Leber = „First-pass-Effekt") bedingt sein.

Bei der oralen Fortsetzung einer intravenösen Therapie muß die orale Dosis der Bioverfügbarkeit angepasst werden. Eine niedrige Bioverfügbarkeit bedeutet meist zusätzlich eine hohe interindividuelle Varianz der Resorption und oft die Gefahr einer zusätzlichen Veränderung des resorbierten Dosisanteils durch Residualdefekte nach Abschluß der Intensivtherapie (Hypazidität, Zustand nach ausgedehnten Darmresektionen).

Das **Verteilungsvolumen** (V_d) eines Arzneistoffes entspricht nur in seltenen Fällen einem anatomischen Raum z. B. dem Plasmavolumen. Es handelt sich um eine fiktive Rechengröße, die unter der Annahme einer gleichmäßigen Verteilung im steady state als

$$V_d = \frac{\text{Arzneistoffmenge im Organismus [mg]}}{\text{Plasmakonzentration [mg/l]}}$$

definiert ist.

Extreme Werte für das Verteilungsvolumen (>3 l/kg) deuten darauf hin, daß das Pharmakon in hohem Maße in sogenannte „tiefe Kompartimente" (z. B. Fettgewebe) verteilt wird, aus denen es nur schwer wieder eliminiert wird. Es resultiert eine lange „terminale Halbwertszeit" (s. unten), Entgiftungsmaßnahmen wie Hämodialyse und Hämofiltration sind praktisch unwirksam.

Die **Proteinbindung** eines Pharmakons beschreibt den prozentualen Anteil, der dem Massenwirkungsgesetz gehorchend im Blut an Plasmaproteine gebunden transportiert wird. Nur der ungebundene Anteil nimmt an der Verteilung zum Wirkort unmittelbar teil. Jede Störung des Gleichgewichts zwischen freiem und gebundenem Anteil wird jedoch entsprechend den Substanzeigenschaften nachreguliert. Eine Plasmaproteinbindung <90 % wird klinisch in den seltensten Fällen relevant, deshalb sind niedrige Werte für die Proteinbindung in diesem Handbuch nicht aufgeführt.

a) Beim Arzneistoffmonitoring ist die gemessene Fraktion je nach Analysenverfahren unterschiedlich. In der Regel wird die totale Plasmakonzentration angegeben, der Unterschied zur freien Plasmakonzentration kann erheblich sein (z. B. T_3, FT_3). Die verfahrensspezifischen Normalwerte müssen deshalb bekannt sein.

b) Der Eiweißmangel vieler Intensivpatienten führt bei stark eiweißgebundenen Pharmaka dazu, daß die totale Plasmakonzentration erniedrigt gemessen wird, obgleich die ungebundene – wirksame – Konzentration bei gleicher Dosierung eher erhöht ist. Eine verringerte Proteinbindung kann bei Leber- und Nierenerkrankungen mit veränderter Proteinsynthese auch durch eine Verminderung der

Bindungsstellen bedingt sein. Die verminderte Plasmakonzentration ist in beiden Fällen durch die Bindungsverhältnisse bedingt, es darf nicht auf einen niedrigen wirksamen Spiegel geschlossen werden.

c) Die Konzentration von Pharmaka mit sehr hoher Proteinbindung kann durch Interaktion mit höheren Konzentrationen anderer proteingebundener Stoffe relevant erhöht werden. So wird die Toxizität von Digitoxin (Proteinbindung 97 %) während Hämodialyse verstärkt durch eine Erhöhung des ungebundenen Anteils von 3 % auf 6 bis 9 %, wahrscheinlich durch Interaktion mit Heparin, bei Digoxin (Proteinbindung 25 %) ist das Problem unbekannt.

d) Auch am Metabolismus, der renalen Exkretion, der Hämodialyse und Hämofiltration nimmt nur der ungebundene Anteil unmittelbar teil. Arzneistoffe mit hoher Proteinbindung sind deshalb nach akzidenteller oder suizidaler Überdosierung durch Verfahren wie forcierte Diurese, Hämodialyse oder Hämofiltration nicht wesentlich beschleunigt zu eliminieren.

Elimination ist die Entfernung des Wirkstoffes aus dem Organismus. Diese kann durch

- Exkretion der unveränderten Substanz (Niere, Galle) oder/und durch
- Metabolismus (Leber, Niere, Lunge) erfolgen.

Das Ausmaß der metabolischen Elimination durch die Leber kann durch die Leberzellfunktion oder bei vollständig verstoffwechselten Pharmaka durch die Leberdurchblutung begrenzt sein. Letztere Begrenzung ist beim Patienten im protrahierten Schock von Bedeutung.

Die Pharmakokinetik beschreibt das Ausmaß der Elimination durch drei unterschiedlich anschauliche Begriffe:

- Die Eliminationskonstante, d.h. den Anstieg der Eliminationsgeraden,
- Die Clearance, d.h. das Volumen eines Verteilungsraumes, das pro Zeiteinheit vom Pharmakon befreit wird, oder
- Die Halbwertszeit, d.h. die Zeit, in der die Konzentration oder Menge des Pharmakons in einem Verteilungsraum auf die Hälfte gefallen ist.

Da die Halbwertszeit die weitaus anschaulichste Größe zur Beschreibung der Elimination darstellt und keine Formeln erfordert, wird sie in diesem Buch zur Beschreibung der Verteilung und Elimination verwandt.

Die **Plasmahalbwertszeit** eines Arzneistoffes ($t_{1/2}$, oder HWZ) beschreibt die Zeit, in der die Plasmakonzentration des Wirkstoffes auf die Hälfte abgefallen ist. Da das Plasma in den seltensten Fällen der Wirkort eines Pharmakons ist, hängt ihre Korrelation mit der klinisch beobachteten Wirkungsdauer von mehreren Faktoren ab, die nur an Hand der Verteilungs- und Eliminationsvorgänge erläutert werden können.

Verständlicherweise läßt sich die Verteilung des Pharmakons in den sehr unterschiedlichen Geweben des Körpers nur in Ausnahmefällen durch einen einzelnen Verteilungsraum nach dem Einkompartiment-Modell erklären (Abb. 1a).

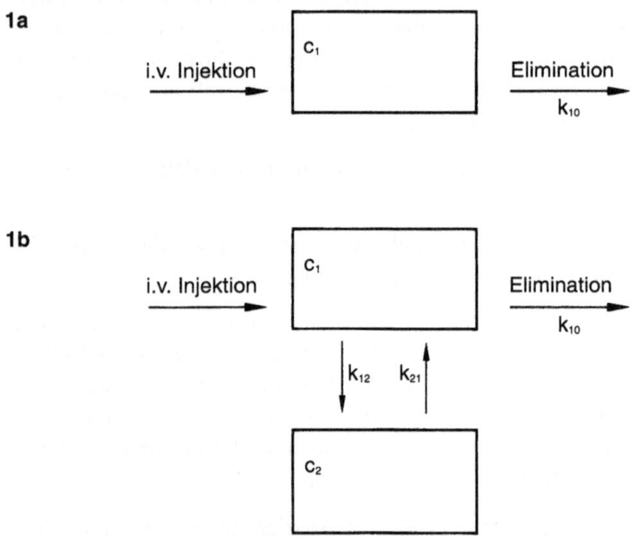

Abb. 1a. Einkompartiment-Modell
Abb. 1b. Zweikompartiment-Modell
c_1 zentrales Kompartiment
c_2 peripheres Kompartiment
k_{10} Geschwindigkeitskonstante der Elimination aus dem zentralen Kompartiment
k_{12} Geschwindigkeitskonstante des Arzneistofftransfer vom zentralen zum peripheren Kompartiment
k_{21} Geschwindigkeitskonstante des Arzneistofftransfer vom peripheren zum zentralen Kompartiment

Für die meisten Arzneistoffe ist die Beschreibung durch ein Zweikompartimentmodell zutreffend (Abb. 1b), teilweise müssen weitere Verteilungsräume in die Betrachtung einbezogen werden. Die Kompartimente entsprechen wie das Verteilungsvolumen selten anatomischen Räumen, sondern eher Körpergeweben mit ähnlichen physikochemischen Verteilungscharakteristika. So zählen zum „zentralen Kompartiment" außer dem Plasmavolumen auch die stark durchbluteten Gewebe wie z. B. das Gehirn, die „tiefen Kompartimente" bestehen vornehmlich aus sehr bradytrophen Geweben (z. B. Fettgewebe).

Betrachten wir den häufigsten Fall einer Arzneistoffkinetik nach dem Zweikompartimentmodell: Wenn der Wirkort im *zentralen* Kompartiment liegt, so wird die Wirkdauer des Pharmakons in der Regel von der Verteilungshalbwertszeit (α-HWZ), also von den Konstanten k_{12} und k_{21} abhängen. Der Wirkungseintritt mit der höchsten Konzentration am Wirkort wird unmittelbar nach der i. v.-Injektion erreicht, das Wirkungsende wird durch die Verteilung des Wirkstoffes aus dem kleinen Kompartiment C_1 in das große Kompartiment C_2 bestimmt, die die Konzentration am Wirkort unter die wirksame Pharmakonkonzentration fallen läßt (z. B. narkotische Wirkung von Thiopental). Die residuellen Wirkungen (meist unerwünschte Wirkungen, Nebenwirkungen) sind wegen der Rückverteilung von C_2 nach C_1 dennoch von der Eliminationsgeschwindigkeit k_{10} bestimmt.

Liegt der Wirkort im *peripheren* Kompartiment, so wird die höchste Pharmakonkonzentration am Wirkort bei der Gleichgewichtseinstellung zwischen C_1 und C_2 erreicht, der Wirkungseintritt erfolgt nach der Verteilungshalbwertszeit, das Wirkungsende wird duch die Eliminationshalbwertszeit (β-HWZ) oder die Verteilung in tiefere Kompartimente bestimmt. Die Plasmaspiegel nach i. v.-Injektion in ein Zweikompartiment-System stellt Abb. 2 dar, vom Wirkort hängt die Wirkungsdauer ab. Die Elimination aus dem „tiefsten" Kompartiment eines Verteilungssystems wird als terminale Halbwertszeit bezeichnet.

Um den vollen therapeutischen Effekt bei Pharmaka mit schneller Umverteilung zu erhalten, muß die Behandlung mit einer Initialdosis („loading dose") begonnen werden. Die Initialdosis vermag dann zu einem Großteil das periphere Kompartiment zu sättigen, die folgende Dosierung durch die Infusionspumpe ersetzt die eliminierte Pharmakonmenge.

Pharmaka, deren Wirkdauer von der Verteilung abhängig sind, neigen bei wiederholter Bolusgabe zur **Kumulation**, d.h. zu verlän-

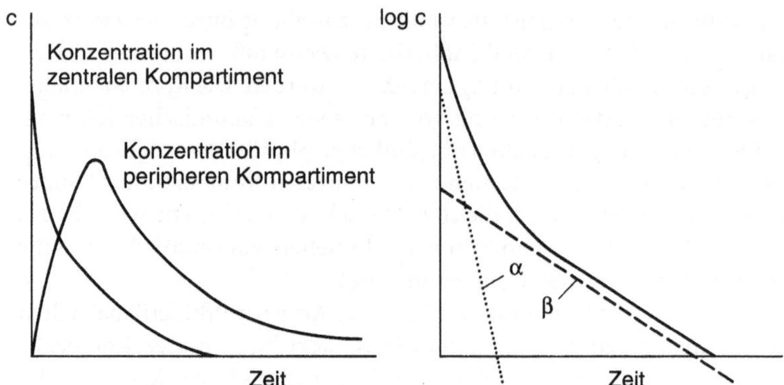

Abb. 2. Abnahme des Blutspiegels eines Pharmakon nach i. v.-Injektion bei Darstellung durch ein Zweikompartiment-Modell
c   Plasmakonzentration
log c   dekadischer Logarithmus der Plasmakonzentration

gerter Wirkung bei gleicher Dosierung, da ihre Umverteilung durch die schon im peripheren Kompartiment vorhandene Arzneistoffkonzentration begrenzt wird.

Diese Zusammenhänge beeinflussen die individuelle Therapie und das drug monitoring gerade bei den kurzfristigen Therapieentscheidungen in der Intensivmedizin erheblich. Ein einfaches Beispiel: Wird nach der schnellen Digitalisierung eines Patienten mit Tachyarrhythmia absoluta der Digoxinplasmaspiegel ca. 3 h später bestimmt, so ist die Verteilungsphase noch nicht abgeschlossen. Aus dem falsch hoch (toxisch) bestimmten Plasmaspiegel werden falsche therapeutische Schlüsse gezogen.

Individuelle Therapieanpassung. Bei den in der Intensivmedizin häufigen, akut auftretenden Organinsuffizienzen (Multiorganversagen) können weder die Erfahrungen zur Dosierung bei chronisch organinsuffizienten Patienten noch die aktuelle Plasmakonzentration als Schätzwert für die Nieren- oder Leberfunktion herangezogen werden. Die Wirkstoffkonzentration im Kreislauf reagiert ja erst im Laufe von 4 bis 5 Halbwertszeiten.

Da es dem Kliniker in der Regel an Zeit und Übung mangelt, mit Hilfe von pharmakokinetischen Formeln das individuelle Dosierungsschema für seinen Patienten zu errechnen, ist in der Praxis folgendes Vorgehen zu empfehlen. Die Berücksichtigung der in diesem Buch für Organinsuffizienzen angegebenen veränderten Halbwertszeiten erlaubt die semi-quantitative Anpassung des Dosierungsschemas. Bei einem Großteil der Pharmaka wird vernünftigerweise, wie in der Intensivmedizin seit jeher üblich, die weitere Dosierung nach der Wirkung gesteuert. Bei Arznei-stoffen, deren Dosis-Wirkungs-Beziehung nicht gleich ersichtlich ist (z. B. Antibiotika) muß in regelmäßigen Abständen eine Korrektur der Dosis bedacht werden. Dabei richtet man sich bei überwiegend renal eliminierten Pharmaka nach der Kreatininclearance; ein gleich aussage-kräftiges Maß für die akute Einschränkung der Leberfunktion bei über-wiegend hepatisch eliminierten Pharmaka steht leider nicht zur Verfü-gung. Die hepatische Elimination kann reduziert werden durch:

- Die verminderte Leberdurchblutung (bei protrahiertem Schock; z. B. für Lidocain, Verapamil)
- Die hepatocelluläre Metabolisierungskapazität (bei Hypoxie, Intoxi-kation, Sepsis; z. B. für Diazepam, Theophyllin)
- Die biliäre Exkretion (bei Cholestase unter parenteraler Ernährung; z. B. für Pancuronium, Rifampicin)

Pharmaka, die primär durch Metabolisierung eliminiert werden, deren Metabolite aber ausschließlich renal ausgeschieden werden, sind bei Niereninsuffizienz problematisch. Die Kumulation der Metaboliten kann unüberschaubare Nebenwirkungen hervorrufen.

Bei Patienten, deren Nierenfunktion durch Hämofiltration ersetzt werden muß, erlaubt die Kenntnis der Ultrafiltratmenge (z. B. 24 000 ml/Tag= 16,7 ml/min) und des Siebkoeffizienten des Pharmkons, der den über die Filtermembran ultrafiltrierten Anteil des Pharmakons beschreibt, durch einfache Multiplikation die Ermittlung der Arznei-stoffclearance durch Hämofiltration. Ein Beispiel: 16,7 ml/min (Hämo-filtrationsrate) mal 0,6 (Siebkoeffizient für Digoxin)= 10 ml/min Digo-xinclearance durch Hämofiltration. Für ausschließlich renal eliminierte Pharmaka ist die Dosierung proportional zur Kreatininclearance des Gesunden zu ermitteln: $\text{Dosis}_{HF} / \text{Dosis}_{Standard} = \text{Clearance}_{HF} / 120$.

In der Praxis wird jedoch kaum ein Pharmakon nur renal eliminiert, d. h. die Elimination bei Anurie (z. B. hepatisch) kommt hinzu. Das Ver-fahren eignet sich deshalb nur zur Korrektur der angegebenen Dosie-rung bei Anurie während Hämofiltration. Für Hämofiltration in Kombi-nation mit Dialyse (Hämodiafiltration, CAVHD) gibt es keinen einfa-chen Weg, die tatsächliche Elimination einzelner Pharmaka ohne Messung der Plasmaspiegel („drug monitoring") zu bestimmen. Dies ist ebenfalls für sehr toxische Pharmaka (Aminoglykoside, Digitalisglykoside) zu empfehlen, obgleich inzwischen PC-Programme zur Dosisanpasssung angeboten werden.

Abschließend soll noch einmal darauf hingewiesen werden, daß jegliche Anpassung der Dosierung an die veränderte Eliminationskinetik bei Organinsuffizienz nur die Erhaltungsdosis betrifft. Die Anfangsdosis („loading dose") erniedrigt sich bei eingeschränkter Leber- und Nierenfunktion nicht, der Verteilungsraum ist oft sogar durch Flüssigkeitsretention im zentralen oder peripheren Kompartiment vergrößert, so daß die gleiche Dosis eine niedrigere Konzentration ergibt.

Register

Arzneimittelregister (1): Freinamen – Handelsnamen von Fertigarzneimitteln in der Bundesrepublik Deutschland, in Österreich* und der Schweiz ✦

(* kennzeichnet INN und Handelsnamen, die nur in den differentialtherapeutischen Übersichten enthalten sind)

Acetylcystein	Bromuc, Fluimucil, Mucolytikum Lappe, NAC-ratiopharm, Mucofluid✦
Acetylsalicylsäure	Aspisol, Aspirin
Adrenalin, Epinephrin	Suprarenin, L-Adrenalin „Leopold"*, Adrenalin Sintetica✦
Ajmalin*	Gilurytmal*
Alcuronium	Alloferin
Alfentanil	Rapifen
Alprenolol*	Aptin-Duriles*
Alteplas	Actilyse
Ambroxol	Mucosolvan
Amiodaron	Cordarex, Cordarone✦
Amitriptylin	Laroxyl, Saroten
Amphotericin B	Amphotericin B Squibb, Ampho Moronal
Ampicillin	Amblosin, Binotal, Arcocillin✦
Atropin	Atropinsulfat Braun, Atropin Streuli✦
Benzylpenicillin	Penicillin Grünenthal, Penicillin G Hoechst
Betamethason*	Celestan*, Celestone✦
Biperiden	Akineton
Bretylium*	in Deutschland und Österreich nicht im Handel*, Bretylate✦
Bupivacain	Bupivacain, Carbostesin
Buprenorphin	Temgesic
Butylscopolamin	Buscopan

Cafedrin	in Akrinor
Calcium	Calcitrans, Calcium Braun 10 %, Calcium Sandoz
Cefazolin	Elzogram, Gramaxin, Kefzol✦
Cefotaxim	Claforan
Cefotiam	Spicef, Halospor✦
Ceruletid	Takus
Chinidin	Chinidin Duriles, Cardioquine✦
Chlorprothixen	Taractan, Truxal
Cholinesterase, Serum	Serum Cholinesterase
Ciclosporin	Sandimmun
Cilastatin (siehe Imipenen)	in Zienam, Tienam✦
Cimetidin	Tagamet
Ciprofloxazin	Ciprobay, Ciproxin✦
Clindamycin	Sobelin, Dalacin C✦
Clobutinol	Silomat
Clomethiazol	Distraneurin
Clonidin	Catapresan, Paracefan
Cortisol (siehe Hydrocortison)	Hydrocortison Hoechst, Solu-Cortef✦
Co-trimoxazol	Bactrim Roche, Eusaprim
Dantrolen	Dantrolen i.v., Dantrium✦
Dexamethason	Decadron-Phosphat, Fortecortin
Diazepam	Diazepam-Lipuro, Faustan, Valium MM, Valium 10, Stesolid-Rectiole✦
Diclofenac	Rewodina, Voltaren
Digitalis-Antitoxin*	Digitalis Antidot BM*
Digitoxin	Digicor Neu, Digimerck, Tardigal
Digoxin	Digacin, Lanicor, Lenoxin, Novodigal, Digoxin✦ (siehe auch Lanitop = Metildigoxin)
Dihydralazin	Nepresol
Dihydoergocornin, -cristin, -cryptin	Dihydroergotoxin, Hydergin
Diltiazem	Dilzem, Tildien✦
Dimetinden	Fenistil

Dinoprost
  (siehe Prostaglandin F_2)   Minprostin, Prostin F_2alpha✦
Disopyramid* . . . .   Diso-Duriles*, Rythmodul*, Norpace*✦,
                              Rythmodan*♣
Distickstoffmonoxid
  (siehe Lachgas)
Dobutamin . . . .   Dobutrex
Dopamin . . . .   Dopamin Giulini, Dopamin Nattermann,
                              Dopamin Braun✦
Droperidol . . . .   Dehydrobenzperidol

Enfluran . . . .   Ethrane
Epinephrin, Adrenalin . .   Suprarenin, L-Adrenalin „Leopold",
                              Adrenalin Sintetica✦
Epoprostenol . . . .   Flolan
Erythromycin . . . .   Erycinum, Erythrocin
Esmolol* . . . .   Brevibloc*
Etidocain* . . . .   Dur-Anest*, Duranest*♣
Etomidat . . . .   Etomidat-Lipuro, Hypnomidate, Rade-
                              narcon

Fenoterol . . . .   Aruterol, Berotec, Partusisten
Fentanyl . . . .   Fentanyl Janssen
Flucloxacillin . . . .   Staphylex, Floxapen✦♣
Flucytosin . . . .   Ancotil
Flumazenil . . . .   Anexate
Flunitrazepam . . . . . .   Rohypnol
Furosemid . . . .   Lasix, Diurix✦

Gallopamil* . . . .   Procorum*
Glyceroltrinitrat . . . . . .   Aquo-Trinitrosan, Nitrolingual, Perlinga-
                              nit, Nitro-Pohl
Glycopyrroniumbromid . .   Robinul

Haloperidol . . . .   Haldol Janssen
Halothan . . . .   Fluothane, Halothan
Heparin-Natrium . . . . .   Heparin Braun, Liquemin, Heparin Bio-
                              chemie✦

Hydrocortison	Hydrocortison Hoechst, Solu-Cortef✦, Hydrocortone♣
Imipenem	in Zienam, Tienam✦
Insulin*	Insulin Hoechst (R)*[1]
	Insulin S Hoechst*
	Insulin Velasulin (S)*[1], Velosulin MC*✦

Insulin-Protaminat-
Suspension
zusammengesetzt* . . .

Depot H15 Insulin Hoechst (15 % / 85 %)*,[2]
Insuman Hoechst Komb Typ 15*♣
Depot H Insulin Hoechst   (25 % / 75 %)*[2]
Huminsulin Profil I   (10 % / 90 %)*[2]
Huminsulin Profil II   (20 % / 80 %)*[2]
Huminsulin Profil III   (30 % / 70 %)*[2]
Huminsulin Profil IV   (40 % / 60 %)*[2]
Insulin Actraphane HM   (30 % / 70 %)*[2]
Insulin Actraphane HM   (50 % / 50 %)*[2]
Insulin Mixtard   (30 % / 70 %)*[2]
Insulin Mixtard   (50 % / 50 %)*[2]
Komb H Insulin   (50 % / 50 %)*[2],
Insuman Hoechst Komb Typ 50✦♣*

Insulin-Zink-Suspension
amorph* . . . .

Insulin semilente MC (S)*[1]
Insulin Ultratard HM*

Insulin-Zink-Suspension
gemischt* . . . .

Insulin Lente MC (S, R)*[1]
Insulin Monotard HM*

Insulin-Zink-Suspension
kristallin* . . . .

Insulin Ultralente MC (R)*[1]

Insulin human . . . .

H-Insulin Hoechst, Insulin Actrapid HM,
Velasulin human, Huminsulin Normal,
Velosulin HM✦

Isofluran	Forene, Forane♣
Isosorbiddinitrat	Iso-Mack, Isoket

[1] (R) = Insulin vom Rind, (S) = Insulin vom Schwein
[2] (Normalinsulin/Retardinsulin)

Kaliumcanrenoat . . . . .   Aldactone, Osyrol, Soldactone✦
Ketamin . . . .   Ketanest, Ketalar✦✽

Lachgas
  (siehe Stickoxydul)
Latamoxef . . . .   Moxalactam
Lidocain . . . .   Xylocain, Xylocitin

Magnesiumsulfat Mg5-sulfat
Mepivacain . . . .   Meaverin, Scandicain
Metamizol . . . .   Novalgin
Methimazol . . . .   Favistan, Tapazole✦
  (siehe Thiamazol)
Methohexital . . . .   Brevimytal, Brietal✦
Methylprednisolon . . . .   Medrate, Urbason
Metildigoxin . . . .   Lanitop
              (siehe Digoxin)
Metoclopramid . . . . . .   Cerucal, Gastrosil, Paspertin
Metoprolol . . . .   Beloc, Lopresor
Metronidazol . . . . . .   Clont, Flagyl✦, Anaerobex✽
Mexiletin* . . . .   Mexitil*
Mezlocillin . . . .   Baypen
Midazolam . . . .   Dormicum
Morphin . . . .   MSI, MST, Morphin Merck, Sevredrol✦,
                            Vendal✽

Naloxon . . . .   Narcanti, Narcanti neonatal, Narcan✦
Neostigmin . . . .   Prostigmin
Netilmicin . . . .   Certomycin, Netromycin✦
Nifedipin . . . .   Adalat, Jedipin
Nitroglycerin . . . . . .   Aquo-Trinitrosan, Nitrolingual, Perlinga-
                            nit, Nitro Pohl
Nitroprussid-Natrium . . .   Nipruss, Nipride✦
Noradrenalin . . . . . .   Arterenol
Norepinephrin . . . . . .   Arterenol, Neo Xylestesin✽
Norfenefrin . . . .   Novadral
Novaminsulfon . . . . . .   Novalgin
  (siehe Metamizol)

Ornipressin . . . .   POR 8
Oxybuprocain* . . . . . .   Novesine*, Noresin*✦, Benoxinat*✤
Oxytocin . . . .   Orasthin, Syntocinon

Pancuronium . . . .   Pancuronium Organon, Pavulon✦✤
Paracetamol . . . .   Enelfa, Benuron, Mexalen✤, Dafalgan✦
Penicillin G . . . .   Penicillin Grünenthal, Penicillin G
                               Hoechst
Pentazocin . . . .   Fortral, Fortalgesic✦
Pethidin . . . .   Dolantin, Alodan✤
Phenobarbital . . . .   Luminal, Luminaletten
Phenytoin . . . .   Phenhydan, Epanutin, Zentropil
Physostigmin . . . .   Anticholium
Phytomenadion . . . . . .   Konakion
Pindolol* . . . .   Visken*
Pirenzepin . . . .   Gastrozepin
Piritramid . . . .   Dipidolor
Plasminogen human-Akti-
  vator, rekombiniert . . .   Actilyse
  (siehe Alteplas)
Prazosin . . . .   Adversuten, Minipress
Prednisolon . . . .   Solu Decortin H, Solu-Dacortin H✦✤
Promethazin . . . .   Atosil, Phenergan✦
Procainamid* . . . .   Procainamid Duriles*
Propafenon . . . .   Rytmonorm, Rythmonorma✤
Propofol . . . .   Disoprivan, Diprivan✤
Propranolol . . . .   Dociton, Inderal✦✤
Prostaglandin E_2 . . . . . .   Nalador, Prostin E_2✦✤
Prostaglandin F_2 . . . . . .   Minprostin, Prostin F_2alpha
Pyridostigmin . . . .   Mestinon

Ranitidin . . . .   Sostril, Zantic, Zantac✦✤, Ulsal✤

Sotalol* . . . .   Sotalex*
Stickoxydul
  (siehe Lachgas)
Streptokinase . . . .   Kabikinase, Streptase

Succinylcholin,
   Suxamethoniumchlorid   Pantolax, Lysthenon
Sulproston . . . .   Nalador
   (siehe Prostaglandin E_2)
Suxamethoniumchlorid . .   Pantolax, Lysthenon

Theodrenalin . . . .   in Akrinor
Theophyllin . . . .   Bronchoparat, Euphyllin, Unifyl♦
Thiamazol . . . .   Favistan, Tapazole♦
Thiopental . . . .   Trapanal, Thiopental „Tyrol Pharma"♦
Triamcinolon* . . . .   Volon A*, Kenacort*♦
Triflupromazin . . . . . .   Psyquil

Urapidil . . . .   Ebrantil

Vancomycin . . . .   Vancomycin, Vancocin♦
Vecuroniumbromid . . . .   Norcuron
Verapamil . . . .   Falicard, Isoptin, Veraptin♦
Vitamin K . . . .   Konakion
   (siehe Phytomenadion)

Arzneimittelregister (2): Handelsnamen – Freinamen von Fertigarzneimitteln in der Bundesrepublik Deutschland

(* kennzeichnet INN und Handelsnamen, die nur in den differentialtherapeutischen Übersichten enthalten sind)

Actilyse	Alteplas (Plasminogen human-Aktivator, rekombiniert)
Adalat	Nifedipin
Adversuten	Prazosin
Akineton	Biperiden
Akrinor	Cafedrin und Theodrenalin
Aldactone	Kaliumcancrenoat
Alloferin	Alcuronium
Amblosin	Ampicillin
Ampho Moronal	Amphotericin B
Amphotericin B Squibb	Amphotericin B
Ancotil	Flucytosin
Anexate	Flumazenil
Anticholium	Physostigmin
Aptin-Duriles*	Alprenolol*
Aquo-Trinitrosan	Glyceroltrinitrat, Nitroglycerin
Arterenol	Noradrenalin, Norepinephrin
Aruterol	Fenoterol
Aspirin	Acetylsalicylsäure
Aspisol	Acetylsalicylsäure
Atosil	Promethazin
Atropinsulfat Braun	Atropin
Bactrim Roche	Co-trimoxazol
Baypen	Mezlocillin
Beloc	Metoprolol
Benuron	Enelfa
Berotec	Fenoterol
Binotal	Ampicillin
Brevibloc*	Esmolol*
Brevimytal	Methohexital

Bromuc . . . . Acetylcystein
Bronchoparat . . . . Theophyllin
Bupivacain . . . . Bupivacain
Buscopan . . . . Butylscopolamin

Calcium Braun 10 % . . . . Calcium
Calcium Sandoz . . . . . . Calcium
Calcitrans . . . . Calcium
Carbostesin . . . . Bupivacain
Catapresan . . . . Clonidin
Celestan* . . . . Betamethason*
Cerucal . . . . Metoclopramid
Certomycin . . . . Netilmicin
Chinidin Duriles . . . . . Chinidin
Ciprobay . . . . Ciprofloxazin
Claforan . . . . Cefotaxim
Clont . . . . Metronidazol
Cordarex . . . . Amiodaron

DCCK . . . . Dihydroergotoxin
Decadron-Phosphat . . . . Dexamethason
Dehydrobenzperidol . . . Droperidol
Depot H15 Insulin
  Hoechst . . . . Insulin-Protaminat-Suspension*
Depot H Insulin Hoechst . . Insulin-Protaminat-Suspension*
Diazepam-Lipuro . . . . . Diazepam
Digacin . . . . Digoxin
Digicor Neu . . . . Digitoxin
Digimerck . . . . Digitoxin
Digitalis Antidot BM* . . . Digitalis-Antitoxin*
Dilzem . . . . Diltiazem
Dipidolor . . . . Piritramid
Diso-Duriles . . . . Disopyramid*
Disoprivan . . . . Propofol
Distraneurin . . . . Clomethiazol
Dobutrex . . . . Dobutamin
Dociton . . . . Propranolol
Dolantin . . . . Pethidin

Dopamin Giulini . . . . . Dopamin
Dopamin Nattermann . . . Dopamin
Dormicum . . . . Midazolam
Dantrolen i. v. . . . . Dantrolen
Dur-Anest* . . . . Etidocain*

Ebrantil . . . . Urapidil
Elzogram . . . . Cefazolin
Enelfa . . . . Paracetamol
Epanutin . . . . Phenytoin
Erycinum . . . . Erythromycin
Erythrocin . . . . Erythromycin
Ethrane . . . . Enfluran
Etomidat-Lipuro . . . . . Etomidat
Euphyllin . . . . Theophyllin
Eusaprim . . . . Co-trimoxazol

Falicard . . . . Verapamil
Faustan . . . . Diazepam
Favistan . . . . Methimazol, Thiamazol
Fenistil . . . . Dimetinden
Fentanyl Janssen . . . . . . Fentanyl
Flolan . . . . Epoprostenol
Fluimucil . . . . Acetylcystein
Fluothane . . . . Halothan
Fortecortin . . . . Dexamethason
Forene . . . . Isofluran
Fortral . . . . Pentazocin

Gastrosil . . . . Metoclopramid
Gastrozepin . . . . Pirenzepin
Gilurytmal* . . . . Ajmalin*
Gramaxin . . . . Cefazolin

Haldol Janssen . . . . Haloperidol
Halothan . . . . Halothan
Heparin Braun . . . . . . Heparin-Natrium
H-Insulin Hoechst . . . . . Insulin human

Huminsulin Normal	Insulin human
Huminsulin Profil I* . . .	Insulin-Protaminat-Suspension*
Huminsulin Profil II* . . .	Insulin-Protaminat-Suspension*
Huminsulin Profil III* . . .	Insulin-Protaminat-Suspension*
Huminsulin Profil IV* . . .	Insulin-Protaminat-Suspension*
Hydergin	Dihydroergotoxin
Hydrocortison Hoechst . .	Hydrocortison, Cortisol
Hypnomidate	Etomidat
Isoket	Isosorbiddinitrat
Iso-Mack	Isosorbiddinitrat
Isoptin	Verapamil
Insulin Actraphane HM*	Insulin-Protaminat-Suspension*
Insulin Actrapid HM . . .	Insulin human
Insulin Hoechst*	Insulin*
Insulin Lente MC*	Insulin-Zink-Suspension gemischt*
Insulin Mixtard*	Insulin-Protaminat-Suspension*
Insulin Monotard HM* . .	Insulin-Zink-Suspension gemischt*
Insulin semilente MC* . . .	Insulin-Zink-Suspension amorph*
Insulin S Hoechst*	Insulin*
Insulin Ultratard HM* . .	Insulin-Zink-Suspension amorph*
Insulin Ultralente MC* . .	Insulin-Zink-Suspension kristallin*
Insulin Velasulin*	Insulin*
Jedipin	Nifedipin
Kabikinase	Streptokinase
Ketanest	Ketamin
Komb H Insulin*	Insulin-Protaminat-Suspension*
Konakion	Phytomenadion, Vitamin K
Lanicor	Digoxin
Lanitop	Metildigoxin
Laroxyl	Amitriptylin
Lasix	Furosemid
Lenoxin	Digoxin
Liquemin	Heparin-Natrium
Lopresor	Metoprolol

Luminal . . . . Phenobarbital
Luminaletten . . . . Phenobarbital
Lysthenon . . . . Succinylcholin, Suxamethoniumchlorid

Meaverin . . . . Mepivacain
Medrate . . . . Methylprednisolon
Mestinon . . . . Pyridostigmin
Mexitil* . . . . Mexiletin*
Mg5-sulfat . . . . Magnesiumsulfat
Minipress . . . . Prazosin
Minprostin . . . . Dinopros Prostaglandin F_2
Morphin Merck . . . . . . Morphin
Moxalactam . . . . Latamoxef
MSI . . . . Morphin
MST . . . . Morphin
Mucolytikum Lappe . . . . Acetylcystein
Mucosolvan . . . . Ambroxol

NAC-ratiopharm . . . . . Acetylcystein
Nalador . . . . Sulproston, Prostaglandin E_2
Narcanti . . . . Naloxon
Narcanti neonatal . . . . . Naloxon
Nepresol . . . . Dihydralazin
Nipruss . . . . Nitroprussid-Natrium
Nitrolingual . . . . Glyceroltrinitrat, Nitroglycerin
Nitro-Pohl . . . . Glyceroltrinitrat, Nitroglycerin
Norcuron . . . . Vecuroniumbromid
Novadral . . . . Norfenefrin
Novalgin . . . . Metamizol Novaminsulfon
Novesine* . . . . Oxybuprocain*
Novodigal . . . . Digoxin

Orasthin . . . . Oxytocin
Osyrol . . . . Kaliumcanrenoat

Pancuronium Organon . . Pancuronium
Pantolax . . . . Succinylcholin, Suxamethoniumchlorid
Paracefan . . . . Clonidin

Partusisten	Fenoterol
Paspertin	Metoclopramid
Penicillin Grünenthal	Benzylpenicillin, Penicillin G
Penicillin G Hoechst	Benzylpenicillin, Penicillin G
Perlinganit	Glyceroltrinitrat, Nitroglycerin
Phenhydan	Phenytoin
POR 8	Ornipressin
Procainamid Duriles*	Procainamid*
Procorum*	Gallopamil*
Prostigmin	Neostigmin
Psyquil	Triflupromazin
Radenarcon	Etomidat
Rapifen	Alfentanil
Rewodina	Diclofenac
Robinul	Glycopyrroniumbromid
Rohypnol	Flunitrazepam
Rythmodul*	Disopyramid*
Rytmonorm	Propafenon
Sandimmun	Ciclosporin
Saroten	Amitriptylin
Scandicain	Mepivacain
Serum Cholinesterase	Cholinesterase, Serum
Silomat	Clobutinol
Sobelin	Clindamycin
Solu Decortin H	Prednisolon
Sostril	Ranitidin
Sotalex*	Sotalol*
Spicef	Cefotiam
Staphylex	Flucloxacillin
Streptase	Streptokinase
Suprarenin	Adrenalin, Epinephrin
Syntocinon	Oxytocin
Tagamet	Cimetidin
Takus	Ceruletid
Taractan	Chlorprothixen

Tardigal	Digitoxin
Temgesic	Buprenorphin
Trapanal	Thiopental
Truxal	Chlorprothixen
Urbason	Methylprednisolon
Valium MM	Diazepam
Valium 10	Diazepam
Vancomycin	Vancomycin
Velasulin human	Insulin human
Visken*	Pindolol*
Volon A*	Triamcinolon*
Voltaren	Diclofenac
Xylocain	Lidocain
Xylocitin	Lidocain
Zantic	Ranitidin
Zentropil	Phenytoin
Zienam	Imipenem und Cilastatin

Arzneimittelregister (3): Handelsnamen – Freinamen von Fertigarzneimitteln in Österreich

(* kennzeichnet INN und Handelsnamen, die nur in den differentialtherapeutischen Übersichten enthalten sind)

Actilyse . . . . Alteplas (Plasminogen human-Aktivator, rekombiniert)
Adalat . . . . Nifedipin
Akineton . . . . Biperiden
Akrinor . . . . Theodrenalin, Cafedrin
Aldactone . . . . Kaliumcanrenoat
Alloferin . . . . Alcuronium
Alodan . . . . Pethidin
Ampho Moronal . . . . . . Amphotericin B
Amphotericin B . . . . . . Amphotericin B
Ancotil . . . . Flucytosin
Anaerobex . . . . Metronidazol
Anexate . . . . Flumazenil
Aspirin . . . . Acetylsalicylsäure
Aspisol . . . . Acetylsalicylsäure
Atropinsulfat . . . . Atropin

Bactrim Roche . . . . . . Co-trimoxazol
Baypen . . . . Mezlocillin
Beloc . . . . Metoprolol
Benoxinat* . . . . Oxybuprocain*
Berotec . . . . Fenoterol
Binotal . . . . Ampicillin
Brevibloc* . . . . Esmolol*
Brietal . . . . Methohexital
Buscopan . . . . Butylscopolamin

Calcium Leopold 10 % . . . Calcium
Calcium Sandoz . . . . . . Calcium
Carbostesin . . . . Bupivacain
Catapresan . . . . Clonidin

Celestan* . . . . Betamethason*
Certomycin . . . . Netilmicin
Chinidin Duriles . . . . . Chinidin
Claforan . . . . Cefotaxim

Dantrolen i.v. . . . . Dantrolen
Decadron-Phosphat . . . . Dexamethason
Dehydrobenzperidol . . . Droperidol
Digimerck . . . . Digitoxin
Digitalis Antidot BM* . . . Digitalis-Antitoxin*
Dilzem . . . . Diltiazem
Dipidolor . . . . Piritramid
Diprivan . . . . Propofol
Distraneurin . . . . Clomethiazol
Dobutrex . . . . Dobutamin
Dopamin Giulini . . . . . Dopamin
Dopamin Leopold . . . . . Dopamin
Dormicum . . . . Midazolam
Duranest* . . . . Etidocain*

Ebrantil . . . . Urapidil
Enelfa . . . . Paracetamol
Epanutin . . . . Phenytoin
Erycinum . . . . Erythromycin
Erythrocin . . . . Erythromycin
Ethrane . . . . Enfluran
Euphyllin . . . . Theophyllin
Eusaprim . . . . Co-trimoxazol

Favistan . . . . Methimazol, Thiamazol
Fenistil . . . . Dimetinden
Fentanyl Janssen . . . . . . Fentanyl
Floxapen . . . . Flucloxacillin
Fluothane . . . . Halothan
Forane . . . . Isofluran
Fortecortin . . . . Dexamethason
Fortral . . . . Pentazocin

Gastrosil	Metoclopramid
Gastrozepin	Pirenzepin
Gilurytmal*	Ajmalin*
Gramaxin	Cefazolin
Haldol	Haloperidol
Halothan	Halothan
Heparin Biochemie	Heparin-Natrium
Huminsulin Normal	Insulin human
Huminsulin Profil I*	Insulin-Protaminat-Suspension*
Huminsulin Profil II*	Insulin-Protaminat-Suspension*
Huminsulin Profil III*	Insulin-Protaminat-Suspension*
Huminsulin Profil IV*	Insulin-Protaminat-Suspension*
Hydergin	Dihydoergocornin, -cristin, -cryptin
Hydrocortone	Hydrocortison, Cortisol
Hypnomidate	Etomidat
Inderal	Propranolol
Insulin Actraphane HM*	Insulin-Protaminat-Suspension*
Insulin Actrapid HM	Insulin human
Insulin Mixtard*	Insulin-Protaminat-Suspension*
Insulin Monotard HM*	Insulin-Zink-Suspension*
Insulin S Hoechst*	Insulin*
Insulin Ultratard HM*	Insulin-Zink-Suspension amorph*
Insuman Hoechst Komb Typ 15*	Insulin-Protaminat-Suspension zusammengesetzt*
Insuman Hoechst Komb Typ 50*	Insulin-Protaminat-Suspension
Insuman Hoechst rapid*	Insulin*
Isoket	Isosorbiddinitrat
Iso-Mack	Isosorbiddinitrat
Isoptin	Verapamil
Kabikinase	Streptokinase
Ketalar	Ketamin
Konakion	Phytomenadion, Vitamin K

Lanicor . . . . Digoxin
Lanitop . . . . Metildigoxin
Laroxyl . . . . Amitriptylin
Lasix . . . . Furosemid
Liquemin . . . . Heparin-Natrium
Lopresor . . . . Metoprolol
Lysthenon . . . . Succinylcholin, Suxamethoniumchlorid

Mestinon . . . . Pyridostigmin
Mexalen . . . . Paracetamol
Mexitil* . . . . Mexiletin*
Mg5-sulfat . . . . Magnesiumsulfat
Minipress . . . . Prazosin
Moxalactam . . . . Latamoxef
Mucobene . . . . Acetylcystein
Mucosolvan . . . . Ambroxol

Nalador . . . . Sulproton, Prostaglandin E_2
Narcanti . . . . Naloxon
Narcanti neonatal . . . . . Naloxon
Neo Xylestesin . . . . . . Noradrenalin
Nepresol . . . . Dihydralazin
Nitrolingual . . . . Glyceroltrinitrat, Nitroglycerin
Norcuron . . . . Vecuroniumbromid
Novadral . . . . Norfenefrin
Novalgin . . . . Metamizol, Novaminsulfon
Novodigal . . . . Digoxin
Paspertin . . . . Metoclopramid
Pavulon . . . . Pancuronium
Penicillin G Biochemie . . Benzylpenicillin, Penicillin G
Penicillin G Hoechst . . . . Benzylpenicillin, Penicillin G
Perlinganit . . . . Glyceroltrinitrat, Nitroglycerin
Phenhydan . . . . Phenytoin
POR 8 . . . . Ornipressin
Procorum* . . . . Gallopamil*
Prostigmin . . . . Neostigmin
Psyquil . . . . Triflupromazin

Rapifen	Alfentanil
Rohypnol	Flunitrazepam
Rythmodan*	Disopyramid*
Rytmonorma	Propafenon
Sandimmun	Ciclosporin
Saroten	Amitriptylin
Scandicain	Mepivacain
Serum Cholinesterase	Cholinesterase, Serum
Silomat	Clobutinol
Solu Dacortin	Prednisolon
Sotacor*	Sotalol*
Streptase	Streptokinase
Suprarenin	Adrenalin, Epinephrin
Syntocinon	Oxytocin
Tagamet	Cimetidin
Temgesic	Buprenorphin
Thiopental „Tyrol" Pharma	Thiopental
Truxal	Chlorprothixen
Ulsal	Ranitidin
Urbason	Methylprednisolon
Valium 10	Diazepam
Vancomycin	Vancomycin
Vendal	Morphin
Visken*	Pindolol*
Volon A*	Triamcinolon*
Voltaren	Diclofenac
Xylocain	Lidocain
Zantac	Ranitidin
Zienam	Imipenem, Cilastatin

Arzneimittelregister (4): Handelsnamen – Freinamen von Fertigarzneimitteln in der Schweiz

(* kennzeichnet INN und Handelsnamen, die nur in den differential-therapeutischen Übersichten enthalten sind)

Actilyse	Alteplas, Plasminogen human-Aktivator (rekombiniert)
Adalat	Nifedipin
Adrenalin Sintetica	Adrenalin, Epinephrin
Akineton	Biperiden
Akrinor	Cafedrin und Theodrenalin
Alloferin	Alcuronium
Ampho Moronal	Amphotericin B
Ancotil	Flucytosin
Anexate	Flumazenil
Aptin-Duriles*	Alprenolol*
Aquo-Trinitrosan	Glyceroltrinitrat, Nitroglycerin
Arcocillin	Ampicillin
Aspirin	Acetylsalicylsäure
Atropin streuli	Atropin
Bactrim Roche	Co-trimoxazol
Baypen	Mezlocillin
Beloc	Metoprolol
Benuron	Enelfa
Berotec	Fenoterol
Bretylate*	Bretylium*
Brevibloc*	Esmolol*
Bupivacain	Bupivacain
Buscopan	Butylscopolamin
Calcium Sandoz	Calcium
Carbostesin	Bupivacain
Cardioquine	Chinidin
Catapresan	Clonidin
Celestone	Betamethason

Ciproxin	Ciprofloxazin
Claforan	Cefotaxim
Cordarone	Amiodaron
Dafalgan	Paracetamol
Dalacin C	Clindamycin
Dantrium	Dantrolen
Decadron-Phosphat	Dexamethason
Dehydrobenzperidol	Droperidol
Digimerck	Digitoxin
Digoxin	Digoxin
Diurix	Furosemid
Disoprivan	Propofol
Distraneurin	Clomethiazol
Dobutrex	Dobutamin
Dolantin	Pethidin
Dopamin Braun	Dopamin
Dormicum	Midazolam
Ebrantil	Urapidil
Epanutin	Phenytoin
Erythrocin	Erythromycin
Ethrane	Enfluran
Etomidat-Lipuro	Etomidat
Euphyllin	Theophyllin
Fenistil	Dimetinden
Fentanyl Janssen	Fentanyl
Flagyl	Metronidazol
Floxapen	Flucloxacillin
Fluimucil	Acetylcystein
Fluothane	Halothan
Fortalgesic	Pentazocin
Fortecortin	Dexamethason
Forene	Isofluran
Gastrosil	Metoclopramid
Gastrozepin	Pirenzepin

Gilurytmal* . . . .   Ajmalin*

Haldol Janssen . . . .   Haloperidol
Halothan . . . .   Halothan
Halospor . . . .   Cefotiam
Heparin Braun . . . . . .   Heparin-Natrium
Huminsulin Profil I* . . .   Insulin-Protaminat-Suspension*
Huminsulin Profil II* . . .   Insulin-Protaminat-Suspension*
Huminsulin Profil III* . . .   Insulin-Protaminat-Suspension*
Huminsulin Profil IV* . . .   Insulin-Protaminat-Suspension*
Hydergin . . . .   Dihydoergotoxin
Hypnomidate . . . .   Etomidat

Inderal . . . .   Propranolol
Isoket . . . .   Isosorbiddinitrat
Iso-Mack . . . .   Isosorbiddinitrat
Insulin Actrapid HM . . .   Insulin human
Insulin Lente MC* . . . . .   Insulin-Zink-Suspension gemischt*
Insulin Mixtard* . . . . .   Insulin-Protaminat-Suspension*
Insulin Monotard HM* . .   Insulin-Zink-Suspension*
Insulin semilente MC*   Insulin-Zink-Suspension amorph*
Insulin Ultratard HM* . .   Insulin-Zink-Suspension amorph*
Insulin Ultralente MC* . .   Insulin-Zink-Suspension kristallin*

Kabikinase . . . .   Streptokinase
Kefzol . . . .   Cefazolin
Kenacort* . . . .   Triamcinolon*
Ketalar . . . .   Ketamin
Konakion . . . .   Phytomenadion, Vitamin K

Lanicor . . . .   Digoxin
Lanitop . . . .   Metildigoxin
Laroxyl . . . .   Amitriptylin
Lasix . . . .   Furosemid
Liquemin . . . .   Heparin-Natrium
Lopresor . . . .   Metoprolol
Luminal . . . .   Phenobarbital
Luminaletten . . . .   Phenobarbital

Lysthenon	Suxamethoniumchlorid, Succinylcholin
Mestinon	Pyridostigmin
Mexitil*	Mexiletin*
Mg5-sulfat	Magnesiumsulfat
Minipress	Prazosin
Moxalactam	Latamoxef
MST	Morphin
Mucofluid	Acetylcystein
Mucosolvan	Ambroxol
Nalador	Sulproston, Prostaglandin E_2
Narcan	Naloxon
Nepresol	Dihydralazin
Netromycin	Netilmicin
Nipride	Nitroprussid-Natrium
Nitrolingual	Glyceroltrinitrat, Nitroglycerin
Norcuron	Vecuroniumbromid
Norpace*	Disopyramid*
Novadral	Norfenefrin
Novalgin	Metamizol, Novaminsulfon
Novesin*	Oxybuprocain*
Partusisten	Fenoterol
Paspertin	Metoclopramid
Pavulon	Pancuronium
Penicillin G Hoechst	Benzylpenicillin
Perlinganit	Glyceroltrinitrat, Nitroglycerin
Phenergan	Promethazin
Phenhydan	Phenytoin
POR 8	Ornipressin
Procainamid Duriles*	Procainamid*
Prostigmin	Neostigmin
Prostin F_2alpha	Dinoprost, Prostaglandin F_2
Rapifen	Alfentanil
Robinul	Glycopyrroniumbromid
Rohypnol	Flunitrazepam

Rytmonorm . . . . Propafenon
Sandimmun . . . . Ciclosporin
Saroten . . . . Amitriptylin
Sevredol . . . . Morphin
Soldactone . . . . Kaliumcanrenoat
Solu Cortef . . . . Cortison, Hydrocortison
Solu Dacortin H . . . . . . Prednisolon
Sotalex* . . . . Sotalol*
Stesolid Rectiole . . . . . . Diazepam
Streptase . . . . Streptokinase
Syntocinon . . . . Oxytocin

Tagamet . . . . Cimetidin
Takus . . . . Ceruletid
Tapazole . . . . Methimazol, Thiamazol
Taractan . . . . Chlorprothixen
Temgesic . . . . Buprenorphin
Tienam . . . . Imipenen und Cilastin
Tildiem . . . . Diltiazem
Trapanal . . . . Thiopental
Truxal . . . . Chlorprothixen

Unifyl . . . . Theophyllin
Urbason . . . . Methylprednisolon

Valium 10 . . . . Diazepam
Vancocin . . . . Vancomycin
Velosulin HM . . . . Insulin Human
Velosulin MC* . . . . Insulin*
Veraptin . . . . Verapamil
Visken* . . . . Pindolol*
Voltaren . . . . Diclofenac

Xylocain . . . . Lidocain

Zantic . . . . Ranitidin

Indikationsgruppen

Analgetika:	Acetylsalicylsäure, Metamizol, Paracetamol, Alfentanil, Buprenorphin, Fentanyl, Morphin, Pentazocin, Pethidin, Piritramid
Antagonisten:	Flumazenil, Naloxon, Neostigmin, Pyridostigmin, Protamin
Antiarrhythmika:	Amiodaron, Chinidin, Lidocain, Magnesiumsulfat, Propafenon, Verapamil

Antibiotika:

Aminoglykoside:	Netilmicin
Cephalosporine:	Cefazolin, Cefotaxim, Cefotiam
Chinolone:	Ciprofloxacin
Lincosamide:	Clindamycin
Makrolide:	Erythromycin
Penicilline:	Ampicillin, Benzylpenicillin, Flucloxacillin, Mezlocillin
Sonstige:	Co-trimoxazol, Imipenem, Metronidazol, Vancomycin
Antimykotika:	Amphotericin B, Flucytosin

Anticholinergika:	Atropin, Biperiden, Glycopyrroniumbromid, Physostigmin, Pirenzepin
Antiemetika:	Droperidol, Metoclopramid
Antepileptika:	Phenobarbital, Phenytoin
Antihistaminika:	Cimetidin, Dimetinden, Ranitidin
Antihypertensiva:	Clonidin, Dihydralazin, Urapidil

Antikoagulanzien:	Heparin
Antirheumatika:	Acetylsalicylsäure, Diclofenac
Antitussiva:	Clobutinol
α-Rezeptorenblocker: . . .	Phentolamin, Prazosin
β-Rezeptorenblocker: . . .	Metoprolol, Propranolol
Bronchospasmolytika: . .	Fenoterol, Theophyllin
Diuretika:	Furosemid, Kaliumcanrenoat
Fibrinolytika:	Alteplas (Plasminogen human-Aktivator, rekombiniert), Streptokinase
Herzglykoside:	Digitoxin, Digoxin
Hormone:	Insulin, Oxytocin
Immunsuppressiva:	Ciclosporin
Kalziumantagonisten: . . .	Dantrolen, Diltiazem, Nifedipin
Katecholamine:	Adrenalin, Cafedrin/Theodrenalin, Dobutamin, Dopamin, Noradrenalin, Norfenefrin
Korticosteroide:	Dexamethason, Hydrocortison, Prednison
Laxanzien:	Ceruletid, Neostigmin
Lokalanästhetika:	Bupivacain, Lidocain, Mepivacain
Mukolytika:	Acetylcystein, Ambroxol

Muskelrelaxanzien: . . . . Alcuronium, Pancuronium, Suxamethoniumbromid, Vecuroniumbromid

Narkotika: . . . . Enfluran, Etomidat, Isofluran, Halothan, Lachgas, Propofol, Thiopental

Psychopharmaka: . . . . . Amitriptylin, Chlorprothixen, Chlorpromazin, Clomethiazol, Diazepam, Droperidol, Flunitrazepam, Haloperidol, Triflupromazin

Sedativa, Narkotika: . . . . Chlorprothixen, Diazepam, Flunitrazepam, Midazolam, Promethazin, Triflupromazin

Spasmolytika: . . . . Butylscopolamin

Thyreostatika: . . . . Thiamazol

Vasodilatanzien: . . . . . . Dihydroergotoxin, Isosorbiddinitrat, Nitroprussid-Na, Nitroglycerin, Prostaglandine

Vasopressoren: . . . . . . Dopamin, Noradrenalin, Ornipressin, Prostaglandine

Vitamine: . . . . Phytomenadion

Arzneistoffprofile

Acetylcystein

(Fluimucil, 300 mg/3 ml)
(Fluimucil Antidot, 5 g/25 ml)
(Mucolyticum Lappe, 20 g/100 ml Lösung)

Wirkung

- Reduktion der Disulfidbrücken der Glykoproteide → Mukolyse und Reduktion der DNA eitriger Sekrete → Minderung der Viskosität
- Cysteindonator für die Entgiftung des toxischen Paracetamolmetaboliten

Pharmakokinetik

- Orale Bioverfügbarkeit 4 %, maximale Plasmaspiegel nach 40 min Wirkungseintritt bei Inhalation/Instillation 1 min
- Wirkungsdauer 4 bis 6 h, Abbau durch hepatische Hydrolyse und renale Elimination der Metaboliten (30 % unverändert renal), β-HWZ 1,35 h
- Gravidität: plazentagängig (keine Humandaten)

Kontraindikationen

- Gravidität (mangelhafte Daten zu Teratogenität und Mutagenität)

Nebenwirkungen, Probleme

- CAVE: schnelle Verflüssigung großer Sekretmengen bei Schwerkranken, endotracheales Absaugen notwendig
- Bronchospasmus, Hustenreiz, CAVE: Asthmatiker
- Fieber, Schüttelfrost, Urtikaria, angioneurotisches Ödem
- Stomatitis
- Erbrechen, Durchfall (Mukolyse im Magen-Darm-Kanal), CAVE: Ulcus ventriculi/duodeni

Dosierung, klinische Anwendung

- Inhalation 2 bis 10 ml 5 bis 20 % Lösung 4 mal täglich
- Bronchoskopische Instillation 1,5 bis 3 ml 10 %ige Lösung endobronchial

- Antidot bei Paracetamolintoxikation 150 mg/kg i. v. initial in 15 min, dann 50 mg/kg über 4 h bei Paracetamolspiegeln >200 µg/ml nach 4 h bzw. 30 µg/ml nach 15 h

Praxis

- Bronchospasmen lassen sich durch Vorgabe eines β_2-Sympathomimetikums vermeiden
- Inaktivierung von Penicillinen, Cephalosporinen und Tetracyclinen, Applikation mit 2 h Zeitabstand
- Additive Wirkung mit Antibiotika bei Pseudomonas-aeruginosa-Infektionen
- Physikalisch inkompatibel mit Gummi, Metallen
- Gelegentlich massive Schleimproduktion nach endobronchialer Instillation

Acetylsalicylsäure

(Aspisol, 0,5 g/5 ml)
(Aspirin, unter anderem 0,1 g/Tablette,
0,5 g/Tablette)

Wirkung

- Hemmung der Cyclooxygenase → verminderte Prostaglandin- und Thromboxansynthese (TXA2): Analgetisch, antipyretisch, antiphlogistisch, irreversible Aggregationshemmung der reifen Thrombozyten
- Wirksame Plasmakonzentration: Analgetisch/antipyretisch 20 bis 100 µg/ml; antiphlogistisch 200 µg/ml

Pharmakokinetik

- Orale Bioverfügbarkeit 63 %, hoher First-pass-Effekt, Wirkungseintritt p.o. 20 min (α-HWZ 8 min)
- Wirksamer Metabolit Salicylsäure (99 %): Plasmaproteinbindung 90 %, Wirkungsdauer = β-HWZ 2 bis 3 h durch Konjugation in der Leber (Kumulationsgefahr) und renale Ausscheidung, HWZ bis zu 30 h bei Intoxikation, Hämodialyse (Clearance 7 ml/min) und Hämoperfusion möglich
- Gravidität: Plazentagängig, fragliche Teratogenität in der ersten Schwangerschaftshälfte (Lippen-Kiefer-Gaumen-Spalten), Ductus-Botalli-Verschluß und Hirnblutungen bei Gabe in der Spätschwangerschaft, Halbwertszeit beim Neonaten 4 bis 12 h
- Stillzeit: Milch/Plasma-Quotient 0,06, bei höheren Dosen toxische Spiegel beim Neonaten möglich (fraglich)

Kontraindikationen

- Letzte Schwangerschaftswochen → Blutung, Wehenhemmung, intrauteriner Verschluß des Ductus Botalli
- Während der Stillzeit → Reye-Syndrom
  CAVE: Kinder unter 12 Jahren → Reye-Syndrom
- Floride, Ulkuskrankheit, Blutungsgefahr
- Analgetikaintoleranz (Asthma)

Nebenwirkungen, Probleme
- Bronchospasmus, allergische Nebenwirkungen (z. B. Leukopenie, evtl. Larynxödem)
- Übelkeit, gastrointestinale Ulzerationen
- Hochdosiert: Hypoprothrombinämie, hämorrhagische Diathese, Salicylismus (Kopfschmerz, Durst, Psychosen, Krampfanfall)
- bei Kindern Reye's Syndrom
- Intoxikation: Erbrechen, Exsikkose, Azidose, Koma
- Verlängerte Blutungszeit

Dosierung, klinische Anwendung
- Analgetisch 10 mg/kg p. o., i. v., maximal 4 g/Tag
- Antiphlogistisch 100 mg/kg/Tag (Plasmaspiegelkontrolle empfohlen)
- Thrombozytenaggregationshemmung 1 bis 5 mg/kg/Tag

Praxis
- Patienten sollten 3 bis 5 Tage vor einer Spinal- oder Periduralanästhesie keine Thrombozytenaggregationshemmer mehr einnehmen
- Interaktion: Bei hohen ASS-Dosen Verdrängung folgender Medikamente aus der Proteinbindung möglich: Phenytoin, Thyroxin, Steroidhormone, Dicoumarol, Lithium, Methotrexat, Sulfonylharnstoff-Antidiabetika
- ASS erhöht den Digoxinspiegel
- Verminderte Wirkung von Furosemid und Spironolacton
- Preiswerte Alternative zu Prostazyklin zur Thrombozytenaggregationshemmung während Hämofiltration
- CAVE: absehbare operative Intervention
- Hilfsstoff im Aspisol: Aminoessigsäure

Adrenalin, Epinephrin (Suprarenin, 1 mg/1 ml)
(Adrenalin Medihaler, 14 mg/40 Hübe)

Wirkung
- α-sympathomimetisch (überwiegt bei hohen Dosen): vasokonstriktorisch, Glykogenolyse, Lipolyse
- β_1-sympathomimetisch: positiv inotrop, chronotrop, dromotrop, bathmotrop, Lipolyse
- β_2-sympathomimetisch: bronchodilatatorisch, Glykogenolyse, vasodilatatorisch (klinisch bei α-Blockade relevant)
- ZNS: Unruhe, Angst, Hyperventilation (bei höheren Dosen)

Pharmakokinetik
- Wirkungseintritt i. v. sofort, i. m. oder s. c. sehr variabel durch Vasokonstriktion
- Wirkungsdauer: 2 bis 10 min, dosisabhängig, Methylierung und Oxidation durch Catechol-O-Methyltransferase und Monoaminoxidase in Lunge, Leber und anderen Geweben und renale Ausscheidung nach Konjugation, Aufnahme in Neurone und Speicherung der Konjugate möglich, β-HWZ 1,2 min
- Gravidität: Verminderung der plazentaren Perfusion möglich, plazentagängig, jedoch rasche Metabolisierung

Kontraindikationen
- Zur Reanimation: Keine
- Zusatz bei Lokalanästhesien in Endstrombereichen
- CAVE: Cor pulmonale (Erhöhung des pulmonalen Widerstandes), Koronarinsuffizienz (Erhöhung des Sauerstoffbedarfs), hypertroph obstruktive Kardiomyopathie, Engwinkelglaukom, Hyperthyreose
- Schwere Hypertonie

Nebenwirkungen, Probleme
- Tachykardie, ventrikuläre Rhythmusstörungen, Kammerflimmern
- Lungenödem
- Hypertensive Krise, Hirnblutung

- Hyperglykämie
- Angst, Unruhe, Tremor, Kopfschmerz
- Mydriasis
- Hypokaliämie

Dosierung, klinische Anwendung

(Verdünnung der Lösung zur i. v. Bolusapplikation 1 mg/10 ml)

- Kardiopulmonale Reanimation: 1,0 mg initial i. v., später Dosiserhöhung bis 0,1 mg/kg möglich; endobronchiale Applikation 2 bis 3 mg initial
- Anaphylaktischer Schock: 0,002 mg/kg initial i. v., bei Bedarf Wiederholung alle 2 min; (Medihaler) 5 Hübe = 1,75 mg, Wiederholung nach 2 min
- Status asthmaticus: 0,001 bis 0,002 mg/kg initial i. v.
- Vasokonstriktorischer Zusatz zu Lokalanästhetika: 1 : 50 000, bei Kombination mit Inhalationsanästhesie maximal 1 : 200 000, 10 ml
- Kontinuierliche Gabe: Kardiogener Schock, Low-output-Syndrom nach extrakorporaler Zirkulation, hyperdynamer septischer Schock nach Korrektur des Volumenstatus:
  0,01 bis 0,1 µg/kg/min ≈ 1 bis 10 ml/h/70 kg (Perfusor 2 mg/50 ml)
  0,05 bis 1,0 µg/kg/min ≈ 1 bis 20 ml/h/70 kg (Perfusor 10 mg/50 ml)
- Je nach Hämodynamik Kombination mit Noradrenalin oder Vasodilatatoren notwendig

Praxis

- Wirkungsverstärkung durch Antidepressiva, MAO-Hemmer, Thyroxin, Digitalis (Extrasystolie)
- Wirkungsabschwächung bei Azidose
- Verschiebung des Wirkungsspektrums unter α- oder β-Blockertherapie
- Dauertherapie und Kombination mit anderen Katecholaminen erfordern invasives kardiovaskuläres Monitoring (Pulmonaliskatheter)
- Infusion von Adrenalin möglichst über einen zentralen Venenkatheter im Bypass zu einer Trägerlösung (> 20 ml/h) zur Vermeidung schwankender Zufuhr zu empfehlen
- Das Zersetzungsprodukt Adrenochrom färbt die Lösung rosa, verwerfen
- Konservierungsmittel: Chlorobutanol, Aceton-Natriumhydrogensulfit

Alcuroniumchlorid   (Alloferin 5/10, 5 mg/5 ml, 10 mg/10 ml)   A

Wirkung
- Kompetitiver Antagonist an nikotinergen Azetylcholinrezeptoren der motorischen Endplatte: schlaffe Lähmung der quergestreiften Muskulatur
- Curarederivat
- Wirksame Plasmakonzentration: 0,5 µg/kg (95 % Relaxation)

Pharmakokinetik
- Wirkungseintritt: 2 bis 4 min
- Wirkungsdauer: 30 min, α-HWZ ca. 1 h, Elimination der unveränderten Substanz renal 85 %, biliär 15 %, β-HWZ 3,3 h
- Niereninsuffizienz: Verlängerung der β-HWZ bis 16 h
- Gravidität: Plazentagängig, aber nur geringe fetale Spiegel, keine neuromuskuläre Blockade (stark polare Substanz)

Kontraindikationen
- Fehlende Beatmungsmöglichkeit
- **CAVE:** in der Regel stark verlängerte Wirkung bei Myasthenia gravis, myasthenischem Syndrom
- Porphyrie

Nebenwirkungen, Probleme
- Blutdruckabfall (gering ganglienblockierend, vor allem bei rascher Injektion)
- Leichte Tachykardie, AV-Dissoziation (parasympatholytisch)
- Allergische Reaktionen: Bronchospasmus, Hauterythem

Dosierung, klinische Anwendung
- Präkurarisierung 0,03 mg/kg i. v.
- Dauerrelaxierung: Initialdosis 0,15 bis 0,2 mg/kg i. v., Wiederholungsdosis nach ca. 30 min 1/4 bis 1/6 der Initialdosis
- Kinder: Initilaldosis 0,15 bis 0,2 mg/kg i. v.

- Bei Niereninsuffizienz ist aufgrund des veränderten Verteilungsvolumens eine Dosisreduktion zu empfehlen

Praxis

- Wirkungsverstärkung durch Benzodiazepine, Magnesium, Aminoglykoside, Polymyxine, Amphothericin B, Chinidin, Inhalationsanästhetika
- Verstärkte Wirkung bei Azidose, Hypokaliämie, Hyperthermie
- Chemisch inkompatibel mit Thiopental
- Antagonisierung einer Restwirkung durch Cholinesterasehemmer (Pyridostigmin) möglich
- Kühl (+8 °C) und lichtgeschützt lagern
- Hilfsstoffe: Diäthanolamin, zur pH-Einstellung Salzsäure, Natriumchlorid

Alfentanil   (Rapifen, 5 mg/10 ml, 1 mg/2 ml)

Wirkung

- Stimulation zentraler und spinaler Opioidrezeptoren: analgetisch, analgetische Potenz 30 (Morphin = 1)
- Hypnotisch in Dosen von 0,1 mg/kg
- Euphorisierend
- Wirksame Plasmaspiegel: 300 ng/ml (Abdominalchirurgie)

Pharmakokinetik

- Wirkungseintritt sofort
- Wirkungsdauer 10 bis 15 min; dosisabhängig durch Umverteilung (α-HWZ 4 bis 22 min)
- Elimination: Oxidative N-Dealkylierung in der Leber, dann renale Ausscheidung (81 % in 24 h, β-HWZ 90 min), im Alter und bei Leberfunktionsstörungen deutlich verlängerte HWZ
- Plasmaproteinbindung 92 %

Kontraindikationen

- Fehlende Beatmungsmöglichkeit
- Opioidabhängigkeit
- Gravidität: Embryocid im Tierversuch
- Stillzeit: Atemdepressive Konzentration in der Muttermilch möglich, 24 h Abstand zum Stillen empfehlenswert
- Hepatische Porphyrie

Nebenwirkungen, Probleme

- Atemdepressiv (Apnoe)
- Sinusbradykardie (zentral parasympathomimetisch)
- Rigor der Skelettmuskulatur → Thoraxrigidität
- Hypotension möglich (vor allem bei Hypovolämie)
- Histaminliberation
- Erhöhte Wirksamkeit bei Hypothyreose und bei multipler Sklerose
- Miosis

- Antitussiv
- Nausea

Dosierung, klinische Anwendung

- 0,02 bis 0,10 mg/kg als Analgetikum additiv zur Inhalationsanästhesie
- Repetitionsdosen: 0,005 bis 0,01 mg/kg 15minütlich
- Kontinuierlich: 1 bis 1,5 µg/kg/min bis 30 min vor Op.-Ende

Praxis

- Verschreibung nur auf BTM-Rezepten bzw. Anforderungsscheinen, z. B.:
  Rapifen 1,088 mg Amp. Nr. 200 (zweihundert) – keine Mengenbegrenzung
  Rapifen 5,44 mg Amp. Nr. 50 (fünfzig) – keine Mengenbegrenzung
- Die Thoraxrigidität läßt sich durch Kombination mit einem Benzodiazepin abschwächen
- Benzodiazepine, Neuroleptika, aber auch MAO-Hemmer verstärken die atemdepressive und hypotensive Wirkung
- Alfentanil bietet sich für Eingriffe < 1 h an (ambulante Anästhesie), eine postoperative Überwachung über mehrere Stunden muß sichergestellt sein
- Im Unterschied zu anderen Opioiden ist die HWZ von Alfentanil und Naloxon etwa gleich, es ist jedoch zu bedenken, daß die Wirkdauer dosisabhängig ist
- Die Patienten erwachen ohne Desorientiertheit

Alteplas; Plasminogen human-Aktivator, rekombiniert (rt-Pa)

(Actilyse 10 mg, 20 mg, 50 mg Trockensubstanz)

Wirkung

- Fibrinolytikum, Aktivierung von Plasminogen zu Plasmin, das physiologisch Fibrin und Fibrinogen spaltet; durch stärkere Aktivierung von fibringebundenem Plasminogen geringere systemische Lyse als unter Streptokinase
- Koronare Reperfusion in 65 bis 75 %
- Wirksame Plasmakonzentration: Keine Daten

Pharmakokinetik

- Reperfusion in der Regel in 30 min
- Wirkungsdauer mehrere Stunden, HWZ 14 bis 38 min durch hepatische Elimination
- Niereninsuffizienz: Angaben von „keine Kumulation" bis „Dosisreduktion empfohlen"

Kontraindikationen

- Florides Ulcus duodeni oder ventriculi, Colitis
- Bakterielle Endokarditis, intrakardiale Thromben
- Aortenaneurysma
- Schwangerschaft, 1. Trimenon
- **CAVE:** Malignome (Hirnmetastasen); komplizierte Punktionen nicht komprimierbarer Gefäße; Zustand nach Operation (Wartezeit nach Umfang des Eingriffs); Apoplex innerhalb der letzten 4 Wochen, akuter Kopfschmerz
- Schwere Hypertonie und ungeklärte Sehstörungen, Hypermenorrhö, i. m.-Injektionen (Wartezeit 10 Tage)
- Die Kontraindikationen zur Lysetherapie sind noch immer in Fluß; ihre vollständige abwägende Darstellung würde den Rahmen dieser Auflistung sprengen. Für vitale Indikationen (Lungenembolie Grad III/IV, Myokardinfarkt mit proximalen Verschluß) ist eine Kurzzeitlyse trotz Kontraindikation (z. B. unmittelbar nach OP) denkbar.

Nebenwirkungen, Probleme

- 0,5 bis 1 % intrazerebrale Blutungen nach Lysetherapie mit rt-PA
- Blutung nach OP oder Trauma, Blutung aus Punktionsstellen
- Fieber
- Gastrointestinale Blutungen, Hämaturie
- Reperfusionsarrhythmien

Dosierung, klinische Anwendung

- Lösen der Substanz im beigefügten Lösungsmittel
- Koronarthrombose: Gesamtdosis 70 bis 100 mg; Bolus 10 mg über 2 min, dann 50 mg über 60 min und 10 mg über weitere 30 min infundieren. Bei Bedarf weitere 30 mg rt-PA über 90 min
- Parallel therapeutische Heparinisierung (z. B. 1000 IE/h unter PTT-Kontrolle nach Bolusgabe)

Praxis

- Günstigster Einsatzzeitpunkt sofort nach Diagnosestellung bis 6 h nach Gefäßverschluß
- Bei anhaltender bedrohlicher Blutung nach rt-PA-Gabe ist die fibrinolytische Therapie zu beenden und die Gabe von Aprotinin (initial 500 000 IE) oder Epsilon-Aminocapronsäure zu erwägen
- Obwohl rt-PA gebundenes Plasminogen etwa 100mal schneller als frei zirkulierendes Plasminogen aktiviert, besteht keine echte Selektivität der Substanz für Thromben
- Um Wirkungsverlust durch Ausfällung zu vermeiden, ist rt-PA stets über einen separaten Zugang zu infundieren
- Die zubereitete Lösung ist bei 4 °C 24 h haltbar, bei Raumtemperatur ist rt-PA in Lösung maximal 8 h stabil, maximale Verdünnung 1 mg/1 ml
- Als Bolus von 50 mg wurde rt-PA bei Lungenembolie Grad IV erfolgreich eingesetzt
- Bei gleichzeitiger Therapie mit rt-PA und weiteren Antikoagulanzien oder die Thrombozytenfunktion beeinflussenden Pharmaka (Cumarine, Acetylsalizylsäure, Indometacin, Dextran) wird das Blutungsrisiko schwer überschaubar. Die zusätzliche Therapie des Infarktes mit ASS verbessert allerdings nach neueren Ergebnissen das Therapieergebnis; zur Verhinderung der Reokklusion ist stets zu heparinisieren
- Hilfssstoffe: Arginin, Phosphorsäure, Polysorbat 80

Ambroxol   (Mucosolvan Injektionslösung, 15 mg/2 ml; Mucosolvan Inhalationslösung, 750 mg/100 ml)

Wirkung
- Kann zur Verminderung der Schleimviskosität beitragen
- Geringe Stimulierung der Ziliarbewegung und Surfactantbildung
- Wirksame Plasmaspiegel > 30 ng/ml

Pharmakokinetik
- Orale Bioverfügbarkeit 60 % (First-pass-Effekt), maximale Plasmaspiegel nach 1 h
- Wirkungsdauer 6 bis 12 h durch Metabolisierung und Konjugation, β -HWZ 3,7 h; < 10 % werden unmetabolisiert renal ausgeschieden
- Proteinbindung 90 %
- Hämofiltration: Siebkoeffizient 0,10
- Niereninsuffizienz: Nicht relevant
- Gravidität: Fetomaternaler Quotient 1

Kontraindikationen
- Erstes Trimenon der Gravidität

Nebenwirkungen, Probleme
- Urtikaria, Bronchospasmus, selten Agranulozytose, Thrombopenie, Anaphylaxie
- Übelkeit, abdominelle Schmerzen
- Große Sekretmengen
- Selten zentralnervöse Störungen bei Dosen > 1000 mg/Tag

Dosierung, klinische Anwendung
- Inhalation
- i.v. Sekretolyse: mindestens 0,6 mg/kg/Tag (3mal 15 mg/70 kg)
- Atemnotsyndrom Frühgeborener 10 bis 30 mg/kg/Tag

Praxis

- Die Kombination von Sekretolytika mit Antitussiva ist nicht sinn-voll
- Inkompatibel mit alkalischen Lösungen (pH > 6,3)
- Haltbarkeit der Inhalationslösung 6 Monate nach Anbruch

Amiodaron   (Cordarex, 150 mg/3 ml)

A

Wirkung

- Antiarrhythmikum. Klasse III; Verlängerung der Dauer des Aktionspotentials und der effektiven Refraktärzeit, Verzögerung des selektiven Kaliumausstroms
- Gering negativ inotrop
- Wirksame Plasmaspiegel 0,5 bis 2,5 mg/l

Pharmakokinetik

- Bioverfügbarkeit: oral 40 %, First-pass-Effekt, Sättigung erst nach Tagen
- Wirkungsdauer: i. v. 5 bis 10 min; nach Sättigung: 10 bis > 30 Tage; hepatische Metabolisierung und teilweise renale, jedoch im wesentlichen biliäre und fäkale Ausscheidung der Metaboliten, Plasma HWZ 14 bis 100 Tage
- Proteinbindung: 96 %
- Nicht dialysierbar
- Gravidität: Plazentagängig, hohe fetale Konzentration; bisherige Erfahrung gering; Stillzeit: Milch/Plasma-Quotient 15

Kontraindikationen

- Hyperthyreose, Jodallergie
- Höhergradige Erregungsleitungsstörungen
- Kardiogener Schock
- **CAVE:** Kombination mit anderen Antiarrhythmika
  euthyreote Struma
  Frauen ohne sichere Antikonzeption, Stillzeit

Nebenwirkungen, Probleme

- Hyperthyreose, thyreotoxische Krise, aber auch Hypothyreose beschrieben
- Sinusbradykardie (atropinresistent), AV-Block
- Ventrikuläre Extrasystolie bis zum Kammerflimmern

- Leberfunktionsstörungen (50 %)
- Interstitielle Pneumonitis, Lungenfibrose (10 %)
- Müdigkeit, Übelkeit, Blutdruckabfall, Erhöhung des intrakraniellen Drucks
- Korneaablagerungen (gelb-bräunlich, bis 90 %), Neuritis des N. opticus
- Thrombophlebitis
- Photosensibilisierung, Pigmentierung (10 %), Erythema nodosum, Dermatitis
- Negativ inotrop (gering)
- Selten: Neuropathie, Urtikaria, Thrombopenie
- Erhöhung der Reizschwelle bei Schrittmachertherapie

Dosierung, klinische Anwendung

- Therapieresistente supraventrikuläre und ventrikuläre Arrhythmien, WPW-Syndrom:
- 5 mg/kg KG sehr langsam i.v., Wiederholung frühestens nach 15 min möglich; besser 5 mg/kg in 20 min, z.B. mit Perfusor (70 kg KG Patient: Perfusor 300 mg/30 ml Glukoselösung in 20 min)
- Dauerapplikation: 0,4 bis 0,8 mg/kg/h (Perfusor 900 mg/50 ml: 1,5 bis 3,1 ml/70 kg/h)

Praxis

- Enthält Jod: Vor Behandlungsbeginn Schilddrüsenausgangswerte überprüfen (T_3, T_4), bis zu 6 Monaten nach der Therapie Hyperthyreose möglich; isolierte T_4-Erhöhung ist analytisch bedingt; bei klinischen und laborchemischen Zeichen der Hyperthyreose → Beendigung der Therapie
- Elektrolytstörungen korrigieren (z.B. Hypokaliämie)
- QT-Verlängerung oder U-Welle sind keine Anzeichen toxischer Plasmakonzentrationen
- Zentraler Zugang empfehlenswert
- Interaktion mit anderen Antiarrhythmika: Addition der negativ chronotropen, dromotropen und inotropen Wirkung
- Verzögerte Digoxinelimination kann bis zur Verdopplung des Plasmaspiegels führen
- Verdrängung anderer hoch proteingebundener Pharmaka aus der Plasmabindung

- Kombination mit halogenierten Anästhetika besser vermeiden: Bradyarrhythmien, negative Inotropie, Leberschäden
- Inkompatibilitäten: Adsorption an Weich-PVC bis 20 %, nicht mischbar mit Aminophyllin und Heparin
- Zur Eliminationsbeschleunigung Cholestyramin p. o.
- Bei Langzeittherapie regelmäßig augenärztliches Konsil
- Konservierungsmittel: Benzylalkohol

Amitriptylin   (Saroten, 50 mg/2 ml)

Wirkung

- Steigerung der Konzentration von Serotonin und Noradrenalin an zerebralen Neuronen durch Hemmung ihrer Wiederaufnahme: antidepressiv, Dämpfung von Psychomotorik und Angst
- Parasympatholytisch
- Wirksame Plasmakonzentration 60 bis 220 ng/ml; geringe therapeutische Breite

Pharmakokinetik

- Bioverfügbarkeit 48 %
- Eintritt der antidepressiven Wirkung nach 3 bis 21 Tagen
- Wirkungsdauer: hepatische Metabolisierung zu Nortriptylin (aktiv, β-HWZ 36 h), Glukuronidierung, β-HWZ 16 bis 36 h
- Niereninsuffizienz: 5- bis 15fache Plasmakonzentration der konjugierten Metaboliten (evtl. aktiv), erhöhte Konzentration der unkonjugierten Metaboliten (aktiv); kaum dialysierbar (Proteinbindung)
- Gravididät: Plazentagängig, geringes Risiko von fetalen Krämpfen und Entzugssymptomen; Risiko der Teratogenität vermutlich gering
- Stillzeit: Milch/Plasma-Quotient 1,5 (Daten unvollständig, wahrscheinlich sicher)
- Proteinbindung 95 %

Kontraindikationen

- Therapie mit MAO-Hemmer
- Ileus, Harnretention, schwere KHK
- CAVE: kardiale Überleitungsstörungen, Engwinkelglaukom

Nebenwirkungen, Probleme

- Mundtrockenheit, verstopfte Nase, Harnretention, Obstipation, gastrointestinale Beschwerden
- Tachykardie, AV-Block, Schenkelblock, Hypotonie
- Kopfschmerz

- Müdigkeit, Verwirrtheit, Tremor, Ataxie
- Krampfanfälle möglich
- Hyperprolaktinämie, Gynäkomastie
- Allergische Reaktionen, Thrombopenie, Agranulozytose
- Selten Hepatitis, Cholestase
- Hohe Toxizität bei Kindern

Dosierung, klinische Anwendung
- Depressive Zustände 1 bis 2 mg/kg/Tag über 3 h i. v.
- Zur Verstärkung der Opioidwirkung und zur Behandlung von Schmerzen mit brennendem Charakter: 0,3 bis 1,0 mg/kg abends (sedierend)

Praxis
- Wirkungsverstärkung durch andere zentral wirksame Pharmaka, z. B. MAO-Hemmer
- Aufhebung der Wirkung von Clonidin, α-Methyldopa
- Verstärkung der Wirkung von Katecholaminen, Chinidin
- Erhöhung der freien Plasmakonzentration von stark eiweißgebundene Pharmaka durch Verdrängung aus der Albuminbindung
- Cimetidin und Phenothiazine hemmen die Metabolisierung
- Enzyminduktoren, auch Rauchen beschleunigt die Metabolisierung
- Antidepressive Dauertherapie soll in der Regel präoperativ nicht abgesetzt, muß aber auch am Op.-Tag nicht gegeben werden
- Intoxikation: Koma, Tachyarrhythmie, Krampfanfälle, trockene Schleimhäute, Mydriasis, evtl. Hyperthermie, Apnoe, AV-Block, Schenkelblockbild, ST-Senkung; Vollbild nach 24 h
- Therapie: Symptomatisch, bei bedrohlicher Arrhythmie Physostigmin 2 mg langsam i. v., Wiederholung nach 20 min; Kinder 0,05 mg/kg langsam i. v.

Amphotericin B

(Amphotericin B 50 mg/10 ml Infusions-
flasche)
(Ampho-Moronal-Suspension 2,4 g/24 ml)

Wirkung
- Antimykotikum
- Fungizid durch Erhöhung der Permeabilität der Zytoplasmamem-
  bran (Sterolkomplexbildung)

Wirkungsspektrum
+++   Candida, Cryptococcus, Blastomyces, Histoplasma, Torulopsis,
       Coccidioides, Paracoccidioides, Aspergillus, Mucor
+   Protozoen, Leishmania, Maegleria
o   Bakterien

Mittel der Wahl bei Candidasepsis in Kombination mit Flucytosin
(siehe auch dort)
Wirksame Plasmaspiegel: Bei Infusion von 0,5 mg/kg: 1 bis 1,5 µg/ml,
bei 1 mg/kg: 3 µg/ml nach Infusionsende
MHK für Candida albicans 0,03 bis 1,0 µg/ml

Pharmakokinetik
- Bioverfügbarkeit < 3 %
- Plasmaproteinbindung 95 %
- Plasma-HWZ 24 h (Phase 1), 15 Tage (Phase 2)
- Elimination 5 % unverändert renal, Mechanismus der Restelimina-
  tion unbekannt, im Tierversuch biliär, jedoch beim Menschen keine
  Kumulation bei Leberinsuffizienz

Penetration:	gut	mäßig	schlecht
	Urin		Liquor
	fetaler Kreislauf		
	Pleura		
	Synovia		
	Aszites		

- Gewebespiegel ca. 2/3 der Plasmakonzentration, hohe Gewebebin-
  dung (deshalb hohe terminale Eliminations-HWZ)

- Keine Kumulation bei Leber- oder Niereninsuffizienz (Anurie-HWZ 35 h)
- Nicht hämodialysierbar
- Hämofiltration: Siebkoeffizient 0,40
- Gravidität: Fetomaternaler Quotient keine Daten
- Stillzeit: Vermutlich Übergang in die Muttermilch, bisher jedoch keine Schäden bekannt

Kontraindikationen
- Abwägen der Indikation bei Niereninsuffizienz, Leberinsuffizienz
- In der Gravidität nur bei vitaler Indikation

Nebenwirkungen, Probleme
- Nephrotoxisch, in der Regel nach Therapieende reversibel, solange Gesamtdosis < 50 mg/kg; dosisabhängig, tubuläre Azidose
- Azotämie, Hypokaliämie
- Lebertoxisch, hepatozelluläre Schädigung
- Drug-fever (bis 40 °C) in bis zu 80 % der Patienten, Schüttelfrost, Anaphylaxie evtl. durch TNF-Freisetzung
- Normochrome Anämie (Erythropoetinmangel), Thrombopenie
- Thrombophlebitis
- Muskelschmerzen
- Gastrointestinale Beschwerden
- Zentralnervöse Störungen

Dosierung, klinische Anwendung
Zur Herstellung der Stammlösung wird der Inhalt der Anpulle in 10 ml Wasser für Injektionszwecke gelöst. Die errechnete Dosis wird zur Infusion auf 500 ml Glukoselösung (pH-Wert mindestens pH 4,2, nachmessen!) weiterverdünnt. Eine zu saure Glukoselösung (pH < 4,2) kann mit Natriumphosphat-Elektrolytkonzentraten (Braun, Fresenius) gepuffert werden.

- Systemmykosen: (intravenöse Therapie) 1. Tag 0,1 mg/kg/Tag, am 2. Tag 0,2 mg/kg/Tag, bei Kombination mit Flucytosin an allen folgenden Tagen 0,3 mg/kgTag, sonst steigerbar bis 1,0 mg/kg/Tag in 0,1 mg Stufen
  Infusion über mindestens 4 h, in den initialen 20 min sollte die Verträglichkeit beurteilt werden

- Intrathekale Applikation wöchentlich 2 bis 3mal 0,1 bis 0,5 mg in 5 bis 20 ml Liquor verdünnt
- Instillation in die Harnblase: 10 mg Amphotericin B mit 10 bis 40 ml Wasser aus der Stammlösung verdünnt
- Aerosoltherapie bei Lungenmykosen: 5 bis 10 mg, d.h. 1 bis 2 ml der Stammlösung 2mal täglich aus Zerstäuber inhalieren lassen
- Kinder erhalten die gleiche gewichtsbezogene Dosierung wie Erwachsene
- Bei Niereninsuffizienz keine Dosisreduktion erforderlich
- Bestandteil der selektiven Darmdekontamination (SDD): Oral Paste 2 % 4mal täglich, über Magensonde 4mal täglich 500 mg

Praxis

- Die Stammlösung muß zur Infusionstherapie aus bakteriologischen Gründen frisch zubereitet werden, zur Instillations- oder Aerosolbehandlung kann sie bei Zimmertemperatur 1 Tag, gekühlt 7 Tage aufbewahrt werden
- Hoch normale Serumnatriumkonzentrationen und gute Hydrierung des Patienten verringern die Nephrotoxizität
- Verlangsamt die Elimination von Flucytosin und anderen nierengängigen Pharmaka
- Additive Nephrotoxizität in Kombination mit Aminoglykosiden oder Ciclosporin A
- Synergistische Interaktion mit Flucytosin und mit nichtdepolarisierenden Muskelrelaxanzien
- Möglichst verdünnt infundieren (Thrombophlebitisgefahr)
- Keine Kombinationstherapie mit Diflucan (Antagonismus)
- Hilfsstoff: Natriumdesoxycholat

Ampicillin   (Amblosin 1 g/5 ml, 2 g/20 ml, 5 g/50 ml)

Wirkung
- β-Laktam-Antibiotikum mit erweitertem Spektrum (gramnegativ) und großer therapeutischer Breite
- Bakterizid durch Hemmung der D-Alanin-Transpeptidase bei der Zellwandsynthese

Wirkungsspektrum

+++	β-Laktamase negative Staphylokokken	Enterokokken	Listerien
		Streptokokken	Clostridien
	H. influenzae	Menigokokken	Bordetella
	Gonokokken	Pneumokokken	
++	Shigellen	Anaerobier (außer	
	Salmonellen	Bacteroides fragilis)	
	Proteus mirabilis (bis 40 % resistent)	Escherichia coli (bis 50 % resistent)	
+	andere Enterobakterien		

Plasmaspiegel bei Infusion von 2 g: Maximale Serumkonzentration 88 µg/ml
MHK < 2 µg/ml: Streptokokken, Enterokokken, Pneumokokken, H. influenzae, Shigellen, Listerien, Clostridien
MHK < 6 µg/ml: E. coli, P. mirabilis, Salmonellenspezies

Pharmakokinetik

- Plasma-HWZ 1 bis 2 h, Neugeborene 3,5 h
- Elimination 80 % unverändert renal, Rest hepatisch metabolisiert, teils biliär eliminiert, enterohepatischer Kreislauf

Penetration:	*gut*	*mäßig*	*schlecht*
	Urin	Liquor bei	Liquor
	Pleura	Meningitis	Sputum
	Aszites		
	Galle		
	Plazenta		
	Prostata		

- Niereninsuffizienz führt zur Eliminationsverzögerung (Anurie-HWZ 13 h)
- Teilweise hämodialysierbar, Halbwertszeit 5,7 bis 8 h
- Hämofiltration: Siebkoeffizient 0,69
- Gravidität: Gut plazentagängig, keine fetale Toxizität
- Stillzeit: Milch/Plasma-Quotient 0,05, sicher

Kontraindikationen

- Penicillinallergie, infektiöse Mononukleose, lymphatische Leukämie
- Überempfindlichkeit gegen β-Laktamantibiotika
- **CAVE:** Polyallergiker
- Anamnestisch berichtete Penicillinallergie ist bei 10 % der Patienten eine Seitenkettenallergie gegen Ampicillin (makulopapulöses Exanthem); Fragen nach dem Präparat, der therapierten Erkrankung und dem Applikationsweg sind zur Differenzierung hilfreich

Nebenwirkungen, Probleme

- Exanthem (10 % der Patienten, bei Mononukleose bis 100 %), 5 bis 11 Tage nach Behandlungsbeginn
- Urtikaria, Anaphylaxie
- Thrombophlebitis
- Neutropenie, hämolytische Anämie
- Bei massiver Überdosierung (Niereninsuffizienz) neurotoxisch
- Interstitielle Nephritis

Dosierung, klinische Anwendung

- Kurzinfusion über 30 min
- 0,1 g bis 0,4 g/kg/Tag in 3 bis 4 Einzeldosen (Erwachsene und Kinder)
  Neugeborene: 0,1 g/kg/Tag in 4 Einzeldosen
- Bei Meningitis 0,2 bis 0,4 g/kg/Tag in 3 bis 4 Einzeldosen
- Dosierung bei Niereninsuffizienz: Mit normaler Dosis beginnen, dann maximal für 70 kg Broca-Gewicht

GFR (ml/min)	Kreatinin (mg/100 ml)	Dosis/Tag
120	0,8	16 g
45	2,0	16 g
8	6,0	3 g
2	15,5	2 g
5	Dialyse 2 bis 3mal/Woche	3 g, davon nach Hämodialyse 0,5 g

Praxis

- 1 g Ampicillin enthält 2,86 mmol Natrium; bei hohen Tagesdosen kann dies relevant sein
- Ampicillin senkt den Plasmaspiegel von Östrogenen/Gestagenen (unsicherer Konzeptionsschutz) und Indometacin
- Bakteriostatische Antibiotika können die bakterizide Wirkung von Ampicillin verhindern
- Inkompatibel mit Ringer-Laktat, Dopamin, Heparin, Hydralazin, Hydrocortison, Erythromycin, Tetracyclinen, Aminoglykosiden, generell mit Lösungen mit pH < 5 oder pH > 8
- Maßnahmen bei Hautreaktionen: Das masernähnliche Ampicillinexanthem läßt eine Fortsetzung der Behandlung zu. Bei Auftreten einer Urtikaria (Sofortreaktion) ist die weitere Penicillingabe kontraindiziert
- Gebrauchsfertige Infusionslösung ist 2 h im Kühlschrank haltbar, Abfallprodukte werden als myelotoxisch und immunogen beschrieben

Atracuriumbesilat   (Tracrium, 25 mg/2,5 ml 50 mg/5 ml)

Wirkung
- Kompetitiver Antagonist an nikotinergen Azetylcholinrezeptoren der motorischen Endplatte: Schlaffe Lähmung der quergestreiften Muskulatur
- Wirksame Plasmakonzentration: Keine Daten

Pharmakokinetik
- Wirkungseintritt (Anschlagszeit) 1,5 bis 3 min
- Wirkungsdauer abhängig vom Metabolismus (Hofmann – Abbau zu Laudanosin, Hydrolyse durch Plasmaesterasen) ca. 20 min, HWZ 17 bis 21 min, Metaboliten praktisch unwirksam
- Nieren- und Leberinsuffizienz: Praktisch keine Veränderung der Metabolisierungsrate, keine Kumulation
- Gravidität: Nicht plazentagängig

Kontraindikationen
- Fehlende Beatmungsmöglichkeit
- CAVE: Myasthenia gravis, myasthenisches Syndrom, Wirkdauer unsicher

Nebenwirkungen, Probleme
- Minimale Beeinflussung des Kreislaufs
- Histaminfreisetzung bei hohen Dosen (Hautrötung, Blutdruckabfall, Tachykardie, Bronchospasmus); daher langsame Injektion; Bradykardie
- Laudanosin (potentiell krampfauslösend) wird nach ca. 6 Tagen Therapiedauer im Plasma gefunden

Dosierung, klinische Anwendung

- Intubation: 0,5 bis 0,6 mg/kg, gute Intubationsbedingungen in der Regel nach 90 sec
- Dauerrelaxierung: Initial nach Intubation mit Succinylcholin 0,3 bis 0,6 mg/kg; Repetitionsdosis 0,1 bis 0,2 mg/kg alle 15 min oder Infusion von 0,3 bis 0,6 mg/kg/h
- Präcurarisierung vor Succinylcholin 0,07 mg/kg

Praxis

- Wirkungsverlängerung durch Kombination mit Aminoglykosiden, Metronidazol, Polymyxinantibiotika, α- und β-Sympatholytika; Hypokalzämie, Hypermagnesiämie, Azidose
- Inkompatibel mit Thiopental (alkalischer pH-Wert)
- Atracurium scheint keine Triggersubstanz der malignen Hyperthermie zu sein
- Hilfsstoff: Benzolsulfonsäure
- Aufbewahrung bei 4 bis 10 °C

Atropin, DL-Hyoscyamin   (Atropinsulfat, 0,5 mg/1 ml 2 mg/1 ml, 100 mg/10 ml)

Wirkung

- Kompetitiver Antagonismus zu Acetylcholin an muskarinartigen cholinergen Synapsen: Spasmolytisch, sekretionshemmend, motilitätshemmend, bronchodilatatorisch, Beschleunigung der Spontandepolarisation und der AV-Überleitung des Herzens, mydriatisch

Pharmakokinetik

- Bioverfügbarkeit: Nur 20 % trotz guter gastroenteraler Absorption (85 %), First-pass-Effekt; ca. 50 % Absorption über Schleimhäute (endotracheale Gabe)
- Wirkungseintritt: i. v. 1 bis 2 min; i. m., p. o. 30 min
- Wirkungsdauer: 2 bis 4 h durch Verteilung ins Gewebe (α-HWZ 1 min) und Metabolisierung (β-HWZ 2,5 h)
- Elimination: bis 50 % unverändert renal, sonst nach hepatischer Demethylierung und Glukuronidierung renal, (85 % pro 24 h)
- Gravidität: Gut plazentagängig, fetomaternaler Quotient ungefähr 1,0; nicht teratogen; Übergang in die Muttermilch $\rightarrow$ Tachykardie beim Säugling

Kontraindikationen

- Tachyarrhythmien jeder Genese, Vorhofflattern mit AV-Block
- Hyperthyreose
- CAVE: frischer Myokardinfarkt $\rightarrow$ Kammerflimmern
  Schwere Zerebralsklerose
  Schwere koronare Herzkrankheit, Mitralstenose
  Hypothermiebedingte Bradykardien ($\rightarrow$ AV-Block)
  Therapie mit MAO-Hemmern
  Down-Syndrom
  Mukoviszidose (Sekretionshemmung)
  Hyperthermie, maligne Hyperthermie
  Unbehandeltes Engwinkelglaukom

Nebenwirkungen, Probleme

- Mit hohen Dosen Halluzinationen, Krämpfe, Koma
- In niedrigen Dosen Bradykardie
- Tachykardie, Arrhythmie, AV-Dissoziation
- Hemmung der mukoziliären Clearance
- Mundtrockenheit, Meteorismus, Darmatonie
- Miktionsprobleme
- Hyperthermie, besonders bei Kindern
- Laktationshemmung
- Mydriasis, Akkomodationsstörungen
- Zentrales anticholinerges Syndrom in Ausnahmefällen
- Selten Anaphylaxie

Dosierung, klinische Anwendung

- Sekretionshemmung, Prävention und Behandlung von Reflexbrady-
  kardien z.B. bei OP im Rachenraum, routinemäßig bei Kindernar-
  kosen 0,01 mg/kg
- Maximale kardiale anticholinerge Wirkung mit 0,03 mg/kg nach ca.
  20 min
- Antidot bei Alkylphosphatvergiftungen: Initial 0,03 bis 0,06 mg/kg
  je nach Besserung der Hypersekretion und Bronchospastik bis
  100 mg/Tag

Praxis

- Durch Hemmung der intestinalen Motilität Interaktion mit oraler
  Pharmakotherapie
- Verstärkung der parasympatholytischen Wirkung durch Phenothia-
  zine, Antihistaminika, Chinidin, Biperiden, Antiarrhythmika
- Intramuskuläre Atropinprämedikation ist unzuverlässig und unge-
  eignet, eine Reflexbradykardie zu verhindern
- Niereninsuffizienz führt zu klinisch relevanter Verlängerung der
  β-HWZ
- Inkompatibel mit alkalischen Lösungen
- Intoxikation mit Atropin: Antidot Physostigmin 1 bis 4 mg langsam
  i.v., evtl. Wiederholung nach 1 bis 2 h

Penicillin G, Benzylpenicillin

(Penicillin „Grünenthal", 1 Mega IE/10 ml, 10 Mega IE/100 ml)
(Penicillin G Hoechst Na-Salz – Na/K-Salz, 1 Mega IE/10 ml,
10 Mega IE/100 ml)

Wirkung

- β-Laktam-Antibiotikum mit schmalem Spektrum, aber sehr großer therapeutischer Breite
- Bakterizid durch Hemmung der D-Alanin-Transpeptidase bei der Zellwandsynthese

Wirkungsspektrum

+++   *Pneumokokken, Streptokokken, Meningokokken,* β-Laktamase-negative Staphylokokken und *Gonokokken,* Aktinomyceten, *Leptospiren, C. diphtheriae,* Treponemen, *Borrelien,* Fusobakterien, *Peptokokken, Clostridium* species und Bacteroidesarten,

+   H. influenzae, Enterokokken (häufig resistent)

Wirksame Plasmaspiegel:

- Bei Infusion von 4 Mega IE/1 h werden 130 µg/ml, 1 h danach 20 µg/ml erreicht
- MHK < 2 µg/ml Pneumokokken, Streptokokken, Meningokokken, Gonokokken, Enterokokken, Listerien, C. diphtheriae, Treponemen, Actinomyceten
- MHK < 10 µg/ml S. typhimurium, P. mirabilis, Strept. faecalis

Pharmakokinetik

- Plasma-HWZ 0,5 h bis 1,5 h (Senium), 3 h (Säuglinge)
- Retardierte Penicilline (durch Zusatz organischer Basen) können nur i. m. appliziert werden
- Elimination 90 % unverändert renal, Rest hepatisch metabolisiert

Penetration:	*gut*	*mäßig*	*schlecht*
	Urin	Liquor (Meningitis)	Knochen
	Pleura	Plazenta	Gehirn
	Aszites	Muskulatur	Muttermilch
	Leber, Galle		
	Niere		
	Prostata		

- Niereninsuffizienz führt zur Eliminationsverzögerung (Anurie-HWZ 10 h); hämodialysierbar
- Gravidität: Gut plazentagängig, nicht teratogen

Kontraindikationen
- Penicillinallergie: Eine anamnestisch berichtete Penicillinallergie ist häufig eine Seitenkettenallergie gegen Ampicillin (makulopapulöses Exanthem); die Frage nach dem Präparat, der therapierten Erkrankung und dem Applikationsweg bringt evtl. Klarheit.

Nebenwirkungen, Probleme
- Exanthem, Urtikaria, „drug fever", Bronchospastik, Eosinophilie, Anaphylaxie (β-Lactamallergie)
- Thrombophlebitis
- Übelkeit, Durchfall, pseudomembranöse Kolitis
- Neutropenie, hämolytische Anämie, Thrombopenie
- Bei massiver Überdosierung (Niereninsuffizienz) neurotoxisch
- Selten interstitielle Nephritis
- Herxheimer Reaktion (Meningokokken)

Dosierung, klinische Anwendung
Applikation als Kurzinfusion über 30 min; 1 IE = 0,6 µg
Penicillin G soll wegen seiner hohen Aktivität bei empfindlichen Erregern immer bevorzugt werden.
- 0,05 bis 0,5 Mega IE/kg/Tag in 6 Einzeldosen
- Kinder, auch Neugeborene: 0,05 bis 0,5 Mega IE/kg/Tag
- Dosierung bei Niereninsuffizienz: Mit normaler Dosis beginnen, dann maximal für 70 kg Broca-Gewicht

GFR (ml/min)	Kreatinin (mg/100 ml)	Dosis/Tag
120	0,8	20 Mega
45	2,0	15 Mega
8	6,0	10 Mega
2	15,5	6 Mega
0,5	Dialyse 2 bis 3mal/Woche	4 Mega, davon nach Hämodialyse 1 bis 2 Mega

- Hämofiltration: Siebkoeffizient nicht bekannt

Praxis

- Zum Erreichen hoher Spitzenspiegel kann als Maximaldosis 4mal 0,15 Mega IE/kg gegeben werden
- 1 Mega IE Benzylpenicillin enthält 1,7 mmol Natrium bzw. Kalium; bei hohen Tagesdosen können die Elektrolytmengen relevant sein
- Verlangsamte Elimination durch Interaktion mit Acetylsalicylsäure, Indometacin
- Kreuzallergie mit Cephalosporinen möglich
- Verminderung der Penicillinwirkung durch bakteriostatische Antibiotika möglich
- Inkompatibel mit Glukose 5 %, Amphothericin, Cephalotin, Dopamin, Barbituraten, NaHCO3, Vitaminkomplexen, Heparin, Tetracycline, generell bei pH-Werten < 5 oder > 8
- Bei bekannter Empfindlichkeit des Erregers sicher wirksame konkurrenzlos preiswerte Therapie

Biperiden   (Akineton, 5 mg/1 ml)

B

Wirkung
- Kompetitiver Antagonist an postganglionären cholinergen Synapsen: Gute zentrale, schwächere periphere Wirkung als Atropin

Pharmakokinetik
- Bioverfügbarkeit 30 % (First-pass-Effekt)
- Wirkungseintritt: Wenige Minuten, maximale Wirkung 15 bis 20 min
- Wirkungsdauer: 4 bis 8 h, Plasma-HWZ 1,5 h und 24 h
- Plasmaproteinbindung > 90 %

Kontraindikationen
- Unbehandeltes Engwinkelglaukom
- **CAVE:** Psychosen, Epilepsie
- Magen-Darm-Stenosen, Prostataadenom
- Tachyarrhythmie

Nebenwirkungen, Probleme
- Periphere parasympatholytische Effekte: Blutdruckabfall, Tachyarrhythmie, Mundtrockenheit, Abnahme des Bronchialsekretes, Obstipation, Harnretention, Akkomodationsstörungen, Mydriasis
- Verwirrtheit, Delir, Sedierung (Antidot: Physostigmin), Halluzinationen, Gedächtnisstörungen
- Mißbrauch

Dosierung, klinische Anwendung
- Extrapyramidalmotorische Syndrome (Phenothiazinintoxikation) 0,05 bis 0,1 mg/kg, evtl. nach 30 min wiederholen
- Maximale Tagesdosis 20 mg (Erwachsene), bis 5 mg (Schulkinder)
- Fortführung der Therapie oral mit 0,1 mg/kg/Tag in drei Dosen
- Therapie ausschleichend beenden

Praxis

- Amantadin, Chinidin, trizyklische Antidepressiva, Neuroleptika, Antihistaminika, Spasmolytika und Alkohol verstärken die Wirkungen
- Langsam injizieren (! psychotische NW)
- Zur Parkinsontherapie häufig Kombination mit Dopa und Amantadin

Bupivacain   (Bupivacain-Woelm/Carbostesin 0,25%, 0,5%, 0,75%)
(Bupivacain-Woelm/Carbostesin 0,5% hyperbar)
(Bupivacain-Woelm 0,5% CO_2)

Wirkung

- Blockade von Ionenkanälen durch Volumenzunahme der Zellmembran und Bindung an Kanalproteine, Abnahme der Membranpermeabilität, vor allem für Natriumionen: Lokalanästhetikum (Amidstruktur)
- Die unterschiedliche Empfindlichkeit von Nervenfasern verschiedener Dicke führt dazu, daß die sensorischen Qualitäten in folgender Reihenfolge ausfallen: Schmerz, Temperatur, Berührung, Tiefensensibilität
- Maximale Plasmakonzentration nach
  Interkostalblockade 150 mg mit Adrenalin   1 µg/ml
  Periduralanästhesie 150 mg   1,25 µg/ml
- Toxische Plasmakonzentration (Krampfschwelle): 2 bis 4 µg/ml

Pharmakokinetik

- Bioverfügbarkeit: Entzündlich verändertes (saures) Gewebe behindert die Permeation des basischen Bupivacains zum Wirkort
- Wirkungseintritt:
  Plexus-brachialis-Block ca. 20 min
  Periduralanästhesie 6 bis 8 min, maximal 20 min
  Spinalanästhesie 5 bis 15 min
  Bupivacain-CO_2 liegt zu einem höheren Anteil als undissoziierte, lipophile Substanz vor, dadurch wird ein schnellerer Wirkungseintritt erwartet.
- Wirkungsdauer: 3 bis 5 h, abhängig von der Geschwindigkeit der Absorption in die Zirkulation: Trachealschleimhaut < Interkostalblockade < Periduralanästhesie < Plexus-brachialis-Block < Spinalanästhesie; hepatische Desalkylierung, β-HWZ 3,5 h; unverändert renale Elimination 6%
- Plasmaproteinbindung: 96% (α_1-saures Glykoproteid), in der Gravidität 92%
- Gravidität: Plazentagängig, fetomaternaler Quotient 0,3, HWZ beim

Neugeborenen 25 h → fetale Tachykardie, Apnoe, Krampfanfall
möglich; nicht teratogen
- Niereninsuffizienz: Keine wesentliche Bedeutung
- Leberinsuffizienz verlängert die HWZ auf bis zu 15 h

Kontraindikationen
- Allergie auf Lokalanästhetika mit Amidstruktur
- Intravasale Injektion
- Schleimhautanästhesie
- **CAVE:** Allergie gegen Paraphenylverbindungen
- In stark durchblutetem, z. B. entzündlich verändertem Gewebe
  beeinträchtigte Wirksamkeit bei hoher systemischer Resorption
- Leberinsuffizienz, Myasthenia gravis

Nebenwirkungen, Probleme
- Allergische Reaktionen: Urtikaria, Ödeme, Bronchospasmus, Anaphylaxie
- Toxische Frühzeichen: Linguale und periorale Taubheit, Metallgeschmack, Schwindel, verwaschene Sprache
- Toxische Reaktion: Übelkeit, Angst, Desorientiertheit, Bewußtlosigkeit, Atemlähmung, Bradykardie, Hypotension, Asystolie
- Eventuell kann die Abgrenzung von Katecholaminwirkungen Probleme bereiten: Vasokonstriktorische Zusätze zur Lokalanästhesie,
  bei akzidenteller i. v.-Gabe → Tachykardie, Arrhythmie, Erregungszustände

Dosierung, klinische Anwendung
- Spinalanästhesie: Abhängig von Alter und Eingriff 15 bis 25 mg als
  0,5 % Lösung, extreme Abweichungen der Körpergröße sind zu
  berücksichtigen
- Sattelblock: 2 ml 0,5 % Lösung, hyperbar
- Periduralanästhesie: altersabhängig 1,5 bis 1 ml 0,25 prozentige
  (Analgesie) bis 0,75 prozentige Lösung pro Segment, bei Hoch-
  schwangeren 1 ml 0,25 prozentige (Geburt) bis 0,5 prozentige (ope-
  rative Geburtshilfe) Lösung pro Segment
- Sakralanästhesie (Säuglinge) 2,5 mg/kg (0,25%ige Lösung: 1 ml/kg)
- Plexus-brachialis-Blockade: 0,25 % 40 ml
- Maximale Dosierung 2 mg/kg KG

Praxis

- Die versehentliche intravasale Injektion ist die häufigste Ursache toxischer Reaktionen
- Therapie toxischer Reaktionen: bei zentraler Stimulation Diazepam 5 bis 30 mg i. v., evtl. Thiopental bis 5 mg/kg; bei zentraler und kardiovaskulärer Depression Schocktherapie
- Bei Spinal- und Periduralanästhesie kann die Hypotonie durch die unvermeidbare Sympathikusblockade durch Vorinfusion von 500 bis 1000 ml Flüssigkeit aufgefangen werden
- Die Harnretention bei Spinal- und Periduralanästhesie macht häufig eine Katheterisierung notwendig

B

Buprenorphin (Temgesic, 0,3 mg/1 ml; 0,2 mg/Sublingualtbl.)

Wirkung
- Stimulation zentraler und spinaler µ-Opioidrezeptoren bei intravenöser, intramuskulärer oder sublingualer Applikation; partieller Agonist: analgetische Potenz 25 bis 50 (Morphin = 1)
- Sedierend
- Geringe Euphorie/Dysphorie, mäßiges Abhängigkeitspotential

Pharmakokinetik
- Bioverfügbarkeit: Sublingual ca. 55%, oral nur 15% (First-pass-Effekt)
- Plasmaproteinbindung 96%
- Wirkungseintritt: 20 bis 60 min, maximale Atemdepression nach 3 h
- Wirkungsdauer: 6 bis 8 h, bestimmt durch die hohe Affinität zum Rezeptor
- Elimination: Größter Anteil mit den Faeces, enterohepatischer Kreislauf, Ausmaß der Konjugation vom Applikationsort abhängig, maximale Plasmaspiegel i.m. nach 5 min, s.l. nach 3 h, β-HWZ 3 h
- Bei Dialysepatienten erhöhte Plasmaspiegel unwirksamer Metabolite, jedoch nicht von Buprenorphin
- Gravidität: Plazentagängig, Übertritt in die Muttermilch

Kontraindikationen
- Eingeschränkte Atemfunktion ohne Überwachung
- CAVE: Säuglinge, Kinder
  Hypothyreose
  Cholestatische Pankreatitis

Nebenwirkungen, Probleme
Die Nebenwirkungen von Buprenorphin sind qualitativ denen von Morphin gleich, jedoch teils weniger ausgeprägt.
- Sedierung, Benommenheit, Verwirrtheit
- Atemdepression (möglicherweise mit ceiling effect)

- Übelkeit, Erbrechen, Bradykardie
- Entzugssyndrom nach längerer Anwendung; langsame Entwicklung nach 1 bis 2 Tagen, in Extremfällen noch nach 14 Tagen, Symptomatik: massiver zentraler und peripherer Sympathotonus
- Schweißausbrüche, orthostatische Hypotonie
- Dysphorie mit Unruhe und Agitiertheit
- Antitussiv
- Miktionsstörungen, Minderung der Darmmotilität
- Miosis

Dosierung, klinische Anwendung

- Postoperativ Analgesie: 0,005 bis 0,01 mg/kg i. v.; 0,01 bis 0,02 mg/kg s. l., wegen des langsamen Wirkungseintrittes regelmäßige 6 bis 8stündliche Gabe besser als On-demand-Gabe
- Zur Behandlung von starken Dauerschmerzen: 3mal 0,8 mg sublingual (Buprenorphin SL-Tabletten)
- Bei Niereninsuffizienz keine Dosisanpassung erforderlich

Praxis

- Tageshöchstverschreibungsmenge für Patienten auf BTM-Rezepten:
  Temgesic 0,324 mg Amp Nr. 46 (sechsundvierzig)
  Temgesic 0,216 mg sublingual Tbl. Nr. 69 (neunundsechzig)
- Für Stationsbedarf keine Höchstmenge
- Die peridurale Anwendung ist verlassen
- Bei Opiatabhängigkeit kann durch Buprenorphin ein Entzugssyndrom ausgelöst werden: **CAVE:** Patienten, die nach Langzeitbeatmung mit Opioidsedation auf Buprenorphin umgestellt werden
- Sedierung und Atemdepression werden durch zentral wirkende Analgetika, Phenothiazine, Sedativa und Alkohol verstärkt
- Interaktion mit MAO-Hemmern: Erregungszustände
- Analgesie von reinen Opioidagonisten wird abgeschwächt
- Naloxon vermag die Buprenorphinwirkung nicht vollständig aufzuheben, außerdem ist seine HWZ mit 2,5 h zu kurz
- Hypoxiebedingte Mydriasis wird durch opioidbedingte Miosis bis zu präfinalen Zuständen überspielt

Butylscopolamin   (Buscopan, 20 mg/1 ml)

Wirkung
- Quartäres Scopolaminderivat
- Kompetitiver Antagonist des Azetylcholin an muscarinartigen und nikotinartigen (Ganglienblockade) cholinergen Synapsen: Spasmolytisch/motilitätsmindernd am Magen-Darm-Kanal, an Gallen- und Harnwegen sowie Zervix und Uterus

Pharmakokinetik
- Bioverfügbarkeit: 8 %
- Wirkungseintritt: i. v. sofort
- Wirkungsdauer: 20 bis 30 min durch renale Ausscheidung (15 % unverändert) und hepatische Metabolisierung mit biliärer und renaler Exkretion, α-HWZ 4 min, ß-HWZ 5 h
- Gravidität: Fetale Bradykardien (Hypoxiezeichen) können maskiert werden; Plazentapassage und Übertritt in die Muttermilch sind jedoch nicht zu erwarten

Kontraindikationen
- Tachyarrhythmien, Vorhofflattern mit AV-Block
- Myasthenia gravis
- CAVE: Harnverhalt, Stenosen der Hohlorgane, Gravidität

Nebenwirkungen, Probleme
- Tachykardie (problematisch bei KHK), Tachyarrhythmien, Verkürzung der AV-Überleitung
- Mundtrockenheit, Abnahme der Bronchialsekretion
- Mydriasis, Akkommodationsstörungen
- Obstipation, Harnretention
- Hyperthermie
- Exanthem, Konjunktivitis, Schock

Dosierung, klinische Anwendung

- 0,3 mg/kg i. v., nach 15 min evtl. wiederholt

Praxis

- Additive Wirkung anderer Parasympatholytika (Atropin, Phenothiazine, Chinidin, Disopyramid, Parkinsonmittel, Antihistaminika) kann die NW akzentuieren
- Resorptionsverzögerung oraler Medikationen
- Funktioneller Antagnosismus zu Metoclopramid

Cafedrin/Theodrenalin   (Akrinor, 200 mg und 10 mg/2 ml)

Wirkung
- β-sympathomimetisch:
  Die Inhaltsstoffe sind Molekularverbindungen aus Norephedrin
  bzw. Norepinephrin mit Theophyllin; der Wirkungseintritt und die
  Wirkungsdauer von Theodrenalin sind kurz, die von Cafedrin
  anhaltend

Pharmakokinetik
- Wirkungseintritt: i. v. sofort
- Wirkungsdauer: HWZ (Cafedrin) 1 h durch Demethylierung

Kontraindikationen
- Schwere Koronarinsuffizienz
- Mitralstenose
- Engwinkelglaukom

Nebenwirkungen, Probleme
- Hypertonie
- Tachykardie, Palpitationen, Extrasystolie, pektanginöse Beschwerden

Dosierung, klinische Anwendung
- Orthostatische Hypotonie: 0,5 ml, wiederholt nach wenigen Minuten

Praxis
- Bei Therapiebeginn sollte ein bestehender Volumenmangel ausgeglichen sein
- Als überbrückende Erstmaßnahme bei relativem Volumenmangel
  möglich (z. B. bei rückenmarksnahen Leitungsanästhesien, gleichzeitig sollte das Volumendefizit behoben werden) bei Hypotonie
  und Bradykardie nach Clonidin
- In Kombination mit β-Blockertherapie tritt Bradykardie auf
- Konservierungsmittel: Natriumdisulfit

Calcium

(Calcium Braun 10 %, Calcium Sandoz, Calcitrans,
ca. 1000 mg Ca^{++} = 2,3 mmol/10 ml)

Wirkung

- Regelung des Schwellenwertes des Aktionspotentials, second messenger der nervalen und muskulären Erregung: Erhöhung des Schwellenpotentials, positiv inotrop, negativ chronotrop
- Normale Plasmakalziumkonzentration 2,3 bis 2,7 mmol/l, davon ionisiertes, biologisch wirksames Kalzium ca. 50 %, toxische Konzentration > 3,7 mmol/l

Pharmakokinetik

- Wirkungseintritt: sofort
- Wirkungsdauer: Elektrolyte verteilen sich nach der Injektion in kurzer Zeit in die Körperkompartimente. Während der Akutbehandlung wird kein steady state erreicht. Die Elimination entspricht der Differenz zwischen renaler Filtration und Reabsorption und ist damit von der Ausscheidung abhängig; Sekretion in gastrointestinale Sekrete und in die Muttermilch spielt eine geringere Rolle.
- Niereninsuffizienz: starke Erhöhung der Halbwertszeit

Kontraindikationen

- CAVE: Volldigitalisierung
  Schwere Niereninsuffizienz
  Maligne Hyperthermie

Nebenwirkungen, Probleme

- SA- oder AV-Block, gesteigerte ventrikuläre Erregbarkeit
- Übelkeit, Schweißausbrüche, Kollaps
- Steigerung der gastrointestinalen Sekretion

Dosierung, klinische Anwendung

- Substitution bei Hypokalzämie (nach Massivtransfusionen, kardio-pulmonalem Bypass, Tetanie bei postoperativem Hypoparathyreoidismus): 0,05 mmol/kg (15 ml der 10%igen Kalziumglukonatlösung/70 kg) initial über etwa 5 min, Wiederholung nach Wirkung und Plasmakalziumkonzentration
- Akutbehandlung der Hyperkaliämie, Hypermagnesiämie: 0,05 mmol/kg initial (15 ml der 10%igen Kalziumglukonatlösung/70 kg)
- Kinder: 0,2 mmol/kg initial (1 ml der 10%igen Lösung/kg)

Praxis

- Paravenöse Injektion ist schmerzhaft, i. v.-Gabe erzeugt Hitzegefühl
- Interaktionen: Bedrohliche Wirkungs- und NW-Verstärkung mit Digitalisglykosiden
- Abschwächung der Wirkung von Kalziumantagonisten, auch von Dantrolene
- Inkompatibel mit Karbonat, Hydroxid oder Phosphat enthaltenden Lösungen
- Die gleiche Gewichtsmenge Kalziumchlorid enthält ca. die 4fache molare Menge Kalziumionen wie Kalziumglukonat (Dosisanpassung beachten)
- Kalzium ist zur kurzfristigen myokardialen Kontraktilitätssteigerung geeignet
- Antidot bei Fluoridintoxikation

Cefazolin   (Gramaxin 1 g/5 ml, 2 g/100 ml)

Wirkung
- β-Laktam-Antibiotikum (Cephalosporin der 1. Generation) mit guter Wirkung gegen grampositive Bakterien (auch bei β-Laktamase bildenden Stämmen) und mäßiger Wirkung gegen gramnegative Keime
- Bakterizid durch Hemmung der D-Alanin-Transpeptidase bei der Zellwandsynthese

Wirkungsspektrum
+++   Pneumokokken, Streptokokken, Staphylokokken, Meningokokken, Gonokokken, Salmonellen, Shigellen
++   E. coli, P. mirabilis, Klebsiella, Anaerobier
+   H. influenzae
Wichtige Lücken: methicillinresistente Staphylokokken, Enterokokken, B. fragilis, diverse gramnegative Bakterien
Wirksame Plasmaspiegel:
Eine Stunde nach Infusion von 1 g: 60 µg/ml
MHK < 2 µg/ml: Staph. aureus
MHK < 5 µg/ml: E. coli
MHK < 10 µg/ml: Klebsiella, Proteus mirabilis

Pharmakokinetik
- Plasma-HWZ 1,8 h
- Elimination > 80 % unverändert renal, praktisch keine Metabolisierung
- Plasmaproteinbindung 92 %

Penetration:	*gut*	*mäßig*	*schlecht*
	Pleura, Lunge		Liquor
	Peritoneum		
	Synovia		
	Galle		
	Niere, Urin		

Gute Penetration in den fetalen Kreislauf, kein Hinweis auf teratogene Wirkung

- Niereninsuffizienz führt zur Eliminationsverzögerung, akutes Nierenversagen: Plasma-HWZ 18 bis 69 h; hämodialysierbar: Etwa 45 % innerhalb von 4 h
- Hämofiltration: Siebkoeffizient keine Daten
- Leberinsuffizienz: Keine Änderung der Pharmakokinetik
- Gravidität: Fetomaternaler Quotient 0,1; Stillzeit: Milch/Plasma-Quotient 0,02, sicher

Kontraindikationen

- Cephalosporinallergie
- Patienten mit Penicillinallergie weisen in ca. 10 % eine Kreuzallergie für Cephalosporine auf

Nebenwirkungen, Probleme

- Allergische Reaktion (Erythem, Exanthem, Anaphylaxie)
- Störungen der Hämatopoese
- Gerinnungsstörungen
- Gastrointestinale Beschwerden
- Tubulotoxisch, relevant bei Niereninsuffizienz
- Krampfanfälle, Parästhesien bei Intoxikation möglich
- In Kombination mit Furosemid und Aminoglykosiden nephrotoxisch
- Phlebitis an der Injektionsstelle

Dosierung, klinische Anwendung

Kurzinfusion über 30 min

- 0,05 bis 0,1 g/kg/Tag in 3 Dosen
- Kinder: 50 mg/kg/Tag in 3 Dosen, Neugeborene in 2 Dosen

- Dosierung bei Niereninsuffizienz: Mit normaler Dosis beginnen,
dann maximal für 70 kg Broca-Gewicht

GFR (ml/min)	Kreatinin (mg/100 ml)	Dosis/Tag
120	0,8	6 g
45	2,0	3 g
8	6,0	1 g
2	15,5	0,5 g

Bei Hämodialysepatienten initial 1 g i.v., zusätzlich nach Hämodialyse 0,5 g

Praxis

- Acetylcystein inaktiviert Cephalosporine
- Erhöhtes Risiko einer Nierenschädigung (Tubulusnekrose) bei Ami-
noglykosiden, Polymyxinen, Vancomycin und/oder Furosemid
- Inkompatibel mit alkalischen Lösungen (Barbituraten), Kalzium-
glukonat, Tetrazyklinen, Erythromycin, Colistin
- Urinzucker falsch positiv
- Coombs-Test falsch positiv

Cefotaxim   (Claforan 1 g/4 ml Injektionsflasche, 2 g/40 ml Infusionsflasche)

Wirkung
- β-Laktam-Antibiotikum (Cephalosporin der 3. Generation) mit stark erweitertem Wirkungsspektrum im gramnegativen Bereich, aber reduzierter Wirkung gegen Staphylokokken
- Bakterizid durch Hemmung der D-Alanin-Transpeptidase bei der Zellwandsynthese

Wirkungsspektrum
+++   Enterobakterien, Pneumokokken, Streptokokken, Meningokokken, Gonokokken, H. influenzae
++   Staphylokokken, Anaerobier
+   P. aeruginosa, B. fragilis
Wichtige Lücken: Enterokokken, Legionellen, Clostridium difficile, Mykoplasmen, Chlamydien
Kreuzresistenz bei oxacillinresistentem Staph. aureus
Nicht zur spezifischen Therapie bekannter Erreger mit unproblematischem Resistogramm verwenden, sondern zur kalkulierten Therapie akut lebensbedrohlicher Infektionen (Sepsis, Pneumonie)
Wirksame Plasmaspiegel:
Nach Infusion von 1 g: maximal 40 µg/ml, nach 1 h: 12 bis 20 µg/ml
MHK < 0,2 µg/ml: E. coli, Salmonellen, Shigellen, Proteus mirabilis, Providentia, H. influenzae
MHK < 2 µg/ml: Serratia, Staph. aureus, Enterobacter aerogenes, Klebsiellen, Citrobacter
MHK < 64 µg/ml: Pseudomonas, Bacteroides fragilis

Pharmakokinetik
- Bioverfügbarkeit: nur parenteral
- Plasma-HWZ 1,2 h

- Elimination: 60 % unverändert renal, 20 – 25 % hepatisch metabolisiert, anschließend renal eliminiert

Penetration:	*gut*	*mäßig*	*schlecht*
	Urin	Liquor	Liquor
	Knochen	(bei Meningitis)	Muttermilch
	Wundsekret		
	Galle		

Gute Penetration in den fetalen Kreislauf und das Fruchtwasser
- Fetomaternaler Quotient: Keine Daten
- Niereninsuffizienz führt zur Eliminationsverzögerung, HWZ 2,4 bis 6,9 h
- Leberinsuffizienz: Anstieg der HWZ auf bis zu 7,5 h (strittig), Anstieg der HWZ des Hauptmetaboliten von 1,5 auf bis zu 10 h
- Hämodialysierbar
- Hämofiltration: Siebkoeffizient 0,51

Kontraindikationen
- Cephalosporinallergie
- Patienten mit Penicillinallergie weisen in ca. 10 % eine Kreuzallergie für Cephalosporine auf

Nebenwirkungen, Probleme
- Phlebitis
- Allergische Reaktion (Exanthem, Urtikaria, Anaphylaxie, Leukopenie, Thrombopenie, hämolytische Anämie)
- Erhöhung von Transaminasen und alkalischer Phosphatase
- Tubulotoxisch, relevant bei Niereninsuffizienz
- Gastrointestinale Beschwerden, pseudomembranöse Kolitis

Dosierung, klinische Anwendung
Kurzinfusion über 30 min
- 0,05 bis 0,15 g/kg/Tag in 2 bis 4 Dosen
- Kinder 50 bis 200 mg/kg/Tag in 3 bis 4 Dosen
  Neugeborene: 100 mg/kg/Tag in 2 Dosen, > 1 Woche 150 mg/kg/Tag in 3 Dosen

- Dosierung bei Niereninsuffizienz: Mit normaler Dosis beginnen,
  dann für 70 kg Broca-Gewicht

GFR (ml/min)	Kreatinin (mg/100 ml)	Dosis/Tag
120	0,8	6 g
45	2,0	6 g
8	6,0	3 g
2	15,5	2 g

- Hämodialyse: Bei Therapiezeiten bis zu 5 Tagen kann die Dosierung
  von 3mal 2 g bei jedem Grad der Niereninsuffizienz beibehalten werden; bei längerer Therapiedauer nach Hämodialyse Zusatzdosis 2 g

Praxis

- Superinfektionen (z. B. Candidainfektion 2 %)
- Erhöhtes Risiko einer Nierenschädigung (Tubulusnekrosen) bei
  Kombination mit Aminoglykosiden, Vancomycin, Polymyxinen
  und/oder Furosemid, Etacrynsäure
- Synergismus mit Aminoglykosidantibiotika möglich
- Nicht mit Aminoglykosiden mischen
- Falsch positiver Coombs-Test
- Selektive Darmkontamination (SDD): Initiale Gabe über 3 Tage zur
  Elimination der residenten Flora

Cefotiam   (Spicef 0,5 g/5 ml; 1 g/10 oder 40 ml; 2 g/50 ml)

Wirkung
- β-Laktam-Antibiotikum (Cephalosporin der 2. Generation) mit guter Wirkung gegen grampositive Bakterien (gute β-Laktamase-Stabilität) und erweitertem gramnegativen Spektrum im Vergleich zur ersten Cephalosporingeneration
- Bakterizid durch Hemmung der D-Alanin-Transpeptidase bei der Zellwandsynthese

Wirkungsspektrum
+++   Streptokokken, Pneumokokken, Staphylokokken, Meningokokken, Gonokokken, H. influenzae, E. coli, Klebsiella, P. mirabilis, Salmonellen, Shigellen
++   Anaerobier
+   Enterobacter, Indol-pos. Proteus, B. fragilis, Acinetobacter
Wichtige Lücken: Enterokokken, P. aeruginosa, Citrobacter
Wirksame Plasmaspiegel:
Eine Stunde nach Infusion von 1 g: 18,5 µg/ml
MHK < 2 µg/ml: E. coli, Klebsiella pneumoniae, Enterobac. aerog., P. mirabilis, Staphylokokken
MHK < 10 µg/ml: Oxacillinresistente Staphylokokken, Enterobacter

Pharmakokinetik

- Plasma-HWZ: 45 min
- Elimination 70 % unverändert renal, 5 % biliär

Penetration:	*gut*	*mäßig*	*schlecht*
	Galle		Liquor
	Peritonealsekret		
	Pleura, Bronchial-sekret		
	Knochen		
	Prostata, Ovarien		
	Uterus		

Gute Penetration in den fetalen Kreislauf

- Niereninsuffizienz führt zur Eliminationsverzögerung; akutes Nierenversagen: Plasma-HWZ 7 h
- Hämodialysierbar
- Hämofiltration: Siebkoeffizient keine Daten
- Leberinsuffizienz: Keine Änderung der Pharmakokinetik
- Gravidität: Fetomaternaler Quotient 2

Kontraindikationen

- Cephalosporinallergie
- Patienten mit Penicillinallergie weisen in ca. 10 % eine Kreuzallergie für Cephalosporine auf

Nebenwirkungen, Probleme

- Allergische Reaktionen (Erythem, Exanthem, Anaphylaxie)
- Störungen der Hämatopoese (Neutropenie, Thrombozytopenie)
- Erhöhung der Transaminasen
- Gastrointestinale Beschwerden
- Tubulotoxisch, relevant bei Niereninsuffizienz

Dosierung, klinische Anwendung

Kurzinfusion über 30 min

- 0,05 bis 0,1 g/kg/Tag in 3 Dosen
- Kinder, auch Neugeborene: 50 bis 100 mg/kg/Tag in 3 Dosen

- Dosierung bei Niereninsuffizienz: Mit normaler Dosis beginnen, dann maximal für 70 kg Broca-Gewicht

GFR (ml/min)	Kreatinin (mg/100 ml)	Dosis/Tag
120	0,8	6 g
45	2,0	2 g
8	6,0	0,5 g
2	15,5	0,25 g zusätzliche Dosis nach Hämodialyse 0,5 g

Praxis

- Acetylcystein inaktiviert Cephalosporine
- Erhöhtes Risiko einer Nierenschädigung (Tubulusnekrose) bei Kombination mit Furosemid, Etacrynsäure, Aminoglykosiden
- Coombs-Test falsch positiv
- Hilfsstoff: Natriumkarbonat

Ceruletid, Caerulein   (Takus, 40 µg/2 ml)

Wirkung
- Synthetisches Dekapeptid, Cholezystokininanalogon, Acetylcholin-freisetzung an Zellen mit Cholezystokininrezeptoren (Gallenblase, Darm, Pankreas)
- Stimulation des exokrinen Pankreas
- Kontraktion der Gallenblase bei Relaxation des Sphinkters
- Propulsive Dünndarmperistaltik

Pharmakokinetik
- Wirkungseintritt: Bei i. v.-Applikation sofort, bei i. m.-Applikation 5 min
- Wirkungsdauer: ca. 1 h, HWZ 3 bis 5 min
- Niereninsuffizienz: Keine Daten

Kontraindikationen
- Verdacht auf obstruktive Choledocholithiasis
- Akute Pankreatitis
- Obstruktionsileus
- Schwere Niereninsuffizienz

Nebenwirkungen, Probleme
- Bei i. m.-Injektion Schmerzen am Injektionsort
- Übelkeit, Erbrechen, initial häufig gesteigerter Reflux
- Diarrhö
- Abdominelle Schmerzen
- Allergische Reaktionen
- Orthostatische Dysregulation

Dosierung, klinische Anwendung
- Pankreasfunktionsprüfung 1 bis 2 ng/kg/min in 30 min
- Stimulation der Dünndarmperistaltik 2 ng/kg/min über 4 h bis zu 4mal täglich über mehrere Tage

Praxis

- Eine Ampulle wird mit 50 bis 500 ml Natriumchloridlösung verdünnt
- Die Infusionslösung sollte nach 24 h verbraucht sein (Lagerung im Kühlschrank)
- Wirkungsverstärkung in Kombination (auch sequentiell) mit Parasympathomimetika
- Inkompatibel mit Aminosäurelösungen
- Lichtgeschützt lagern
- Hilfsstoffe: Natriumthiomalat

Chinidin   (Chinidin Duriles, 0,25 g/Tbl.)

Wirkung
- Hemmung des schnellen Natriumeinstroms: Antiarrhythmikum (Klasse IA): Abnahme der spontanen Depolarisation und der Leitungsgeschwindigkeit, Verlängerung der effektiven Refraktärzeit
- Parasympatholytisch, α-sympatholytisch
- Antimalariamittel (Stereoisomer zu Chinin)
- Antiarrythmisch wirksame Plasmaspiegel 2 bis 5 mg/l

Pharmakokinetik
- Bioverfügbarkeit: 80 %, variabler First-pass-Effekt
- Wirkungseintritt: Oral maximale Plasmakonzentration nach 90 min, α-HWZ 3 min
- Wirkungsdauer: β-HWZ 7 h, unverändert renale Elimination (20 %), hepatische Hydroxylierung (aktive Metaboliten)
- Plasmaproteinbindung 90 %
- Gravidität: Plazentagängig, erscheint in der Muttermilch, keine teratogenen Wirkungen
- Hämodialyse: β-HWZ 9 bis 17,5 h

Kontraindikationen
- AV-Block
- Schwere Herzinsuffizienz, schwere Hypertonie
- Bei Digitalisüberdosierung

Nebenwirkungen, Probleme
- Sinuatriale Blockierung, AV-Blockierungen, Bradykardie, Asystolie
- Ventrikuläre Tachykardien („torsade de pointes"), Kammerflimmern (Vagolyse, auch durch 1:1-Überleitung)
- Verminderung der Inotropie
- Emboliegefahr durch Rhythmisierung
- Ausgeprägte Hypotonie bei i. v.-Gabe

- Verwirrtheit, Erregungszustände vor allem bei höheren Dosen
- Toxische Plasmaspiegel: Paresen, Ateminsuffizienz
- Übelkeit, abdominelle Schmerzen
- Allergische Reaktionen bis zum anaphylaktischen Schock
- Selten: Störungen der Hämatopoese, Transaminasenerhöhung

Dosierung, klinische Anwendung
- Vorhofflimmern, Vorhofflattern, supraventrikuläre Tachykardien: 5 bis 15 mg/kg/Tag in 2 bis 4 Dosen

Praxis
- Elektrolytstörungen unbedingt korrigieren
- Plasmaspiegelkontrolle wünschenswert
- Führt in therapeutischen Dosen zu leicht verlängerten PR-, QRS- und QT-Zeiten, Dosisreduktion bei QRS-Verbreiterung von > 50 % des Ausgangswertes
- Enzyminduktoren (Barbiturate, Phenytoin) senken den Plasmaspiegel
- Chinidin verdoppelt die Plasmadigoxinspiegel
- Additive Vasodilatation durch Antihypertonika, Inhalationsanästhetika, **CAVE**: Volumenmangel
- Verbesserte Wirkung bei hochnormalem Kalium
- Blockierungen bei Kombination mit anderen Antiarrhythmika (AV-Block mit Amiodaron)
- Antidepressiva, Neuroleptika und Lokalanästhetika können die Chinidinwirkung verstärken
- Gegen die schnelle Überleitung der Vorhofaktion im AV-Knoten (parasympatholytische Eigenschaften) hilft die vorherige Digitalisierung

Chlorprothixen   (Truxal Saft, 20 mg/ml)

Wirkung
- Kompetitiver Antagonist an zentralen und peripheren Dopamin-, Noradrenalin-, Azetylcholin-, Histamin-H1-Rezeptoren und Serotoninrezeptoren: Sedativ, anxiolytisch, antiemetisch, antihistaminisch, parasympatholytisch
- Wirksame Plasmakonzentration: Keine Daten

Pharmakokinetik
- Bioverfügbarkeit: 40 %, First-pass-Effekt
- Wirkungseintritt: Nach 30 bis 90 min
- Wirkungsdauer: Bis zu 10 h, < 5 % unverändert renal eliminiert, Rest hepatisch metabolisiert, β-HWZ 12 h (8 bis 20 h)
- Proteinbindung > 99 %
- Gravidität: Gut plazentagängig, Neuroleptika sind fraglich teratogen, Dystonie des Neonaten möglich

Kontraindikationen
- Schwere Leberfunktionsstörungen
- CAVE: Volumenmangel

Nebenwirkungen, Probleme
(bei Einzelgabe)
- Dyskinesien, malignes neuroleptisches Syndrom
- Orthostatische Hypotension, Reflextachykardie
- Langdauernde Müdigkeit, Desorientierung, Dysphorie
- Auslösung von zerebralen Krampfanfällen, Glaukomanfällen
- Hyperprolaktinämie
- Mundtrockenheit, verstopfte Nase, Harnretention
- Exanthem, Urtikaria, Fotosensibilisierung
- Zentral anticholinerges Syndrom

Dosierung, klinische Anwendung

- Prämedikation von Kindern: 2 mg/kg (0,1 ml/kg) 90 bis 120 min präoperativ

Praxis

- Enzyminduktoren verkürzen die Wirkungsdauer
- Wirkungsverstärkung durch Lithium (auch NW), Analgetika, Antidepressiva, Antihistaminika, andere Sedativa, Alkohol
- Verminderung der Wirkung von Levodopa, Clonidin, Guanethidin, α-Methyldopa

Cholinesterase   (Serumcholinesterase, 27 bis 83 mg Trocken-substanz/1 ml ≙ 500 ml Frischplasma)

Wirkung
- Gereinigte Butyrylcholinesterase = Pseudocholinesterase aus Humanplasma; hydrolysiert Succinylcholin, Procain, Propanidid, physiologische Rolle unbekannt
- Wirksame Plasmakonzentration > 100 IE/L

Pharmakokinetik
- Wirkungseintritt: Minuten
- Wirkungsdauer: Tage, unterliegt dem gleichen Abbau wie das körpereigene Enzym, β-HWZ 5 bis 12 Tage

Kontraindikationen
- Keine bekannt

Nebenwirkungen, Probleme
- Geringes Infektionsrisiko für Hepatitis- oder HIV-Viren, wenn das Präparat aus dem Plasma überwachter Spender (HBsAG negativ, Anti-HIV negativ) hergestellt und zusätzlich pasteurisiert wird, erhöhtes Risiko bei Poolplasma
- Enthält α- und β-Globuline

Dosierung, klinische Anwendung
- Apnoe durch Cholinesterasemangel: 30 U/kg (2100 U/70 kg entsprechend 500 ml Frischplasma)

Praxis
- Apnoen unter Succinylcholin können außerdem auf ein myasthenisches Syndrom oder einen Phase-II-Block zurückzuführen sein; Differentialdiagnose durch „Train of four" Relaxometrie
- Wie bei allen Plasmapräparaten gilt auch hier, daß die Chargennummer zu dokumentieren ist
- Im Zweifelsfall empfiehlt sich die Nachbeatmung

Ciclosporin   (Sandimmun Infusionslösungskonzentrat 250 mg/5 ml)

Wirkung
- Hemmung der Aktivierung von Helfer-T-Zellen: Unterdrückung der zellulären und humoralen Immunantwort auf T-Zell-abhängige Antigene
  Hemmung der Interleukin 1- Freisetzung aus Makrophagen und der Interleukin 2-Freisetzung aus Helfer-T-Zellen sowie der Freisetzung anderer Lymphokine
- Keine Myelosuppression: Geringe Reduktion der Bakterienabwehr
- Antiparasitär
- Therapeutische Konzentration 50 bis 300 ng/ml Vollblut (Bestimmung durch monoklonale Antikörper)

Pharmakokinetik
- Bioverfügbarkeit: 10 bis 57 %, Resorptionsmechanismus mit Sättigungscharakter, maximale Plasmaspiegel nach 2 bis 4 h
- Wirkungsdauer: α-HWZ 2 h, β-HWZ 24 h, hepatische Oxidation durch P450-Oxidasen, Exkretion über die Galle, praktisch keine renale Exkretion
- Plasmaproteinbindung: 90 %, jedoch sind 60 bis 70 % der Substanz im Kreislaufkompartiment in Erythrozyten, 10 bis 20 % in Leukozyten gebunden
- Nicht dialysierbar
- Gravidität: Plazentagängig; fetomaternaler Quotient: Keine Daten; häufig „small-for-date babies", fraglich medikamentenbedingt, Gesichtsdysmorphien
- Übergang in die Muttermilch

Kontraindikationen
- Bekannte Allergie
- Floride Infektionen

Nebenwirkungen, Probleme

- Nephrotoxisch (25–75 %), reversibel
- Hypertonie (20 %)
- Tremor (50 %) Krämpfe (**CAVE:** Magnesiummangel), Kopfschmerzen, Parästhesien, Schwindel, Übelkeit
- Lebertoxizität: Erhöhung von Transaminasen, Bilirubin
- Thromophlebitis bei peripherer Gabe
- Knochenmarksdepression mit Leukopenie, Thrombopenie, Anämie
- Sinusitis, Konjunktivitis
- Hirsutismus, Gingivahyperplasie
- Bei Kombinationstherapie maligne Lymphome
- Anaphylaxie

Dosierung, klinische Anwendung

Organtransplantation, Knochenmarktransplantation, Behandlung einer Graft-versus-host-Reaktion

- 2 bis 6 mg/kg/Tag
- Perioperativ über zentralen Venenzugang
  0,1 mg/kg/h (Infusomat, für 70 kg Patient 70 mg/250 ml: 21 ml/h), danach Korrektur nach Blutspiegel

Praxis

- Krampneigung → Ketamin und Enflurane am besten vermeiden
- Vor Regionalanästhesietechniken wegen der NW Parästhesie neurologischer Status
- Kontrolle von Blutspiegel, Nierenfunktion, Leukozyten, Thrombozyten
- **CAVE:** Kombination mit nephrotoxischen Pharmaka
- Die meisten RIA-Meßverfahren (Ausnahme HPLC und monoklonale Antikörper) bestimmen auch Metaboliten mit, bei Leberinsuffizienz sind nur die spezifischen Methoden zuverlässig.
- Verlängerung der HWZ durch Cimetidin, Kortikosteroide, Diltiazem, Erythromycin, Ketoconazol, Amphotericin B
- Verkürzung der HWZ durch Phenytoin, Barbiturate, Cotrimoxazol, Rifampicin, INH
- Ciclosporin vermindert die Digoxinausscheidung
- Ölige Lösung; Hilfsstoffe: Äthanol 33 %, Cremophor EL

- Mehrstündiger Kontakt des Infusionskonzentrates löst Phthalatweichmacher aus PVC, es dürfen nur Plastikbehälter nach der Arzneibuch (EuAB)-Vorschrift „Kunststoffbehälter für Blut" verwandt werden.
- Unter i.v.-Gabe zweitägig Serumspiegelbestimmung (maximal für 2 Wochen)
- Interaktion mit Ciprofloxacin, Anstieg des Serumkreatinin

Cimetidin   (Tagamet, 200 mg/2 ml, 400 mg/4 ml)

Wirkung

- Kompetitiver Antagonist an Histamin H2-Rezeptoren: Hemmung der basalen und der histaminstimulierten Magensäuresekretion (auch der durch i. v. Aminosäureapplikation stimulierten); Hemmung kardiovaskulärer Histaminwirkungen
- Wirksame Plasmakonzentration (50 % Sekretionshemmung) 0,5µg/ml (keine gute Korrelation mit der Säuresekretionshemmung), toxische Plasmakonzentration 2µg/ml

Pharmakokinetik

- Bioverfügbarkeit: Oral 60 %, First-pass-Effekt
- Wirkungsdauer: 6 bis 8 h, nach i. v.-Gabe unveränderte renale Elimination 90 %, 10 % hepatisch oxidiert, β-HWZ 2 h
- Niereninsuffizienz: β-HWZ 4 h, Dosisreduktion, bei akutem Nierenversagen auf 1/4, pH-Kontrolle des Magensaftes
- Hämoperfundierbar, hämodialysierbar; keine Substitutionsdosis nach Dialyse erforderlich
- Leberinsuffizienz: keine relevante Kumulation, jedoch extreme Kumulation bei gleichzeitigem Nierenversagen
- Gravidität: Fetomaternaler Quotient < 1, neonatale β-HWZ 3 h, keine Teratogenität
- Stillzeit: Milch/Plasma-Quotient 1,7

Kontraindikationen

- CAVE: Kinder und Jugendliche, Stillzeit

Nebenwirkungen, Probleme

- Kopfschmerz, Müdigkeit
- Verwirrtheitszustände bei älteren Patienten mit Nieren- und Leberfunktionsstörungen
- Übelkeit, Diarrhö, Verstopfung,
- Allergische Reaktionen

- Gynäkomastie, Impotenz (Bindung an Androgenrezeptoren, Prolaktinstimulation)
- Bradykardie, Arrhythmien, Hypotonie
- Gelenk- und Muskelschmerzen
- (selten) Thrombozytopenie, Granulozytopenie, Leberfunktionsstörung, Pankreatitis, Nephritis

Dosierung, klinische Anwendung
- Ulkusprophylaxe, Ulkustherapie: 20 mg/kg/Tag (4 bis 6 Dosen) langsam i. v.
- Zollinger-Ellison-Syndrom: Bis 30 mg/kg/Tag
- Anaphylaxieprophylaxe bei vermuteter Kontrastmittelallergie: 5 mg/kg 10 min vor dem Eingriff langsam i. v. (Kombination mit Fenistil 0,1 mg/kg, bei nachgewiesener Reaktion zusätzlich Prednisolon 3 mg/kg)
- Aspirationsprophylaxe (nicht zuverlässig): 5 mg/kg 60 min vor Narkoseeinleitung langsam i. v., bei geplantem Eingriff zur Prämedikation
- Kinder 15 bis 30 mg/kg/Tag (4 Dosen)

Praxis
- Cimetidin verändert durch die Erhöhung des Magen-pH die Resorption oraler Medikation
- Hemmung der hepatischen Cytochrom-P-450-Oxidase: Nifedipin, Metoprolol, Chinidin, Midazolam, Diazepam, Paracetamol , Phenytoin, Phenobarbital, Theophyllin, Imipramin können verzögert metabolisiert werden
- Enzyminduktoren verkürzen die β-HWZ von Cimetidin
- Verminderung des hepatischen Blutflusses führt zu HWZ-Anstieg von Lidocain
- Inkompatibel mit Barbituraten, Aminophyllin und Aminoglykosiden, Penicillinen, Cephalosporinen
- Bei Anstieg des Magen-pH über 4 bakterielle Besiedlung des Magens möglich (bei Regurgitation Aspiration mit bakterieller Kontamination der Trachea)

Ciprofloxacin   (Ciprobay 200 mg/100 ml Infusionsflasche, 100 mg/50 ml Infusionsflasche)

Wirkung

- Antibiotikum aus der Gruppe der Chinolone (Gyrasehemmer) mit breitem grampositivem und gramnegativem Spektrum, β-Laktamase stabil, Reserveantibiotikum
- Bakterizid durch Hemmung der Bakterien-DNS-Gyrase, damit also der Transskription und Replikation

Wirkungsspektrum

+++   Enterobakterien auch Enterobacter, Serratia, Proteus
       H. influenzae, Chlamydien, Legionellen

++   Staphylokokken, Pseudomonas aeruginosa, Streptokokken,
       Enterokokken

+   Anaerobier (einige), Pneumokokken, Mykoplasmen, Myko-
       bakterien

o   Bacteroides fragilis, Nocardia, Peptostreptokokken, Pepto-
       kokken, Fusobakterien, Streptococcus faecium

praktisch keine Kreuzresistenz

Wirksame Plasmaspiegel:

Eine Stunde nach Infusion von 200 mg: 1,2 µg/ml, nach 6 h noch > 0,1 µg/ml

MHK < 0,1 µg/ml: E. coli, Salmonellen, Shigellen, Neisseria, H. influenzae

MHK < 1,0 µg/ml: P. aeruginosa, Staph. aureus, Serratia, Corynebakterien

MHK > 1,0 µg/ml: Pneumokokken, Providentia

Pharmakokinetik

- Bioverfügbarkeit 75 %
- Plasma-HWZ: 4 h durch unverändert renale Elimination (60 %) und hepatische Metabolisierung (15 %), Elimination der Metaboliten teils biliär, teils renal
- Liquorkonzentration 10 bis 40 % der Plasmakonzentration

Penetration:	*gut*	*mäßig*	*schlecht*
	Urin	Liquor	
	Bronchialsekret		
	Leber		
	Niere		
	Galle		
	Muskel		
	Fettgewebe		
	Lunge		
	Knochen		
	Darmwand		

- Gravidität: Fetomaternaler Quotient, keine ausreichenden Human-daten
- Erhebliche Niereninsuffizienz erfordert Dosisreduktion (Anurie-HWZ 9 h)
- Nicht hämodialysierbar
- Hämofiltration: Siebkoeffizient keine Daten
- Leberinsuffizienz: Keine Dosisänderung

Kontraindikationen
- Allergie gegen Chinolone
- Kinder und Schwangere: Störung des Knorpelwachstums im Tier-versuch
- CAVE: ZNS-Erkrankungen, Epileptiker

Nebenwirkungen, Probleme
- Gastrointestinale Störungen (Übelkeit, Verdauungsstörungen)
- Pseudomembranöse Kolitis
- ZNS (vor allem bei älteren Patienten): Schwindel, Kopfschmerz, Psy-chosen, Krampfanfall, Sehstörungen
- Juckreiz, Ödeme, Drug fever
- Anstieg von Leberwerten
- Eosinophilie, Leukopenie, Thrombopenie, Anämie
- Thrombophlebitis, Tachykardie
- Verdacht auf Mutagenität im Tierversuch
- Verdacht auf Nierenschäden durch Auskristallisation (Diurese beachten)

Dosierung, klinische Anwendung

Kurzinfusion über 30 min

- 3 (Harnwegsinfekt) bis 7 mg/kg/Tag verteilt auf 2 Dosen
- Pseudomonassepsis 10 mg/kg/Tag
- Dosierung bei Niereninsuffizienz: Mit normaler Dosis beginnen, dann maximal für 70 kg Broca-Gewicht

GFR (ml/min)	Kreatinin (mg/100 ml)	Dosis/Tag
120	0,8	400 mg
45	2,0	
8	6,0	200 mg
2	15,5	
0,5	Dialyse 2 bis 3mal/Woche	200 mg

oder Zusatzdosis nach Hämodialyse 200 mg

Praxis

- Uricosurica vermindern die renale Clearance
- C. vermindert die Elimination von Theophyllin durch Hemmung hepatischer Monooxygenasen (Verdoppelung der Plasmaspiegel; Arzneimittelmonitoring)
- Nicht steroidale Antiphlogistika können die ZNS-Nebenwirkungen verstärken (Interaktion am GABA-Rezeptor)
- Interaktion mit Ciclosporin→Anstieg des Serumkreatinin
- Kompatibel mit NaCl-Lösung, Ringer-Laktat-, Glukose- und Fruktoselösungen
- Inkompatibel mit allen alkalischen Lösungen: pH-Wert der Ciprofloxacinlösung 4
- Lichtgeschützt aufbewahren, bei Tageslicht ca. 3 Tage haltbar
- Bei kalkulierter Therapie mit Pneumokokkenverdacht stets Kombination, z. B. mit Penicillin G (nicht erste Wahl)
- Bei P. aeruginosa wegen schneller Resistenzentwicklung Kombinationstherapie und hohe Dosierung (siehe oben)
- Resistenzentwicklung im Therapieverlauf durch Spontanmutation

Clindamycin   (Sobelin Solubile 300, 600, 900 mg/2, 4, 6 ml Ampulle)

Wirkung
- Antibiotikum aus der Gruppe der Lincosamide für Anaerobier- und Staphylokokkeninfektionen
- In therapeutischen Dosen bakteriostatisch durch Hemmung der Proteinsynthese der Bakterienzelle, bei hohen Dosen teils bakterizid

Wirkungsspektrum
+++   Anaerobier (incl. Bacteroides fragilis), Staphylokokken, Strep-
      tokokken
+   Pneumokokken
o   Enterokokken, Enterobakterien, P. aeruginosa, H. influenzae,
      Gonokokken, Meningokokken
partielle Kreuzresistenz mit Erythromycin
Wirksame Plasmaspiegel:
Bei Infusion von 600 mg: 6 µg/ml
MHK < 1 µg/ml: grampositive Bakterien
MHK < 3 µg/ml: Bacteroides fragilis

Pharmakokinetik
- Bioverfügbarkeit 90 %
- Plasmaproteinbindung 94 %
- Plasma-HWZ 3 h, unveränderte renale Elimination (ca. 20 %), weit überwiegend hepatische Metabolisierung (Demethylierung und Sulfatierung) mit Exkretion in die Galle

Penetration:	gut	mäßig	schlecht
	Urin	Bronchialsekret	Liquor
	Knochen		
	Pleurasekret		
	Aszites		
	Galle		
	Muttermilch		

- Gravidität: Fetomaternaler Quotient keine Daten, im Tierversuch nicht teratogen
- Stillzeit: Milch/Plasma-Quotient 0,3 (blutige Diarrhöen beim Neonaten möglich)
- Niereninsuffizienz erfordert keine Dosisreduktion
- Nicht hämodialysierbar
- Hämofiltration: Siebkoeffizient 0,98
- Leberinsuffizienz erfordert eine Dosisreduktion

Kontraindikationen
- Allergie gegen Lincosamide
- **CAVE:** Gravidität, Stillzeit, Neugeborene, schwere Leberfunktionsstörungen

Nebenwirkungen, Probleme
- Thrombophlebitis
- Gastrointestinale Störungen (Übelkeit, Diarrhö)
- Pseudomembranöse Kolitis
- Leberzellschädigung, Transaminasenerhöhung
- Exanthem, anaphylaktische Reaktion
- Leukopenie, Thrombopenie, Panzytopenie

Dosierung, klinische Anwendung
Kurzinfusion über 20 min; 600 mg mit 100 ml NaCl-Lösung weiter verdünnen
- 15 bis 30 mg/kg/Tag in 3 bis 4 Dosen
- Kinder: 20 bis 40 mg/kg/Tag in 3 bis 4 Dosen
- Neugeborene: 15 bis 20 mg/Tag in 3 bis 4 Dosen
- Dosierung bei Niereninsuffizienz: mit 10 mg/kg beginnen, dann maximal für 70 kg Broca-Gewicht

GFR (ml/min)	Kreatinin (mg/100 ml)	Dosis/Tag
120	0,8	2400 mg
45	2,0	
8	6,0	1200 mg
2	15,5	
0,5	Dialyse 2 bis 3mal/Woche	

- Nach Hämodialyse keine Zusatzdosis erforderlich

Praxis

- Keine Kreuzallergie zu Penicillinen
- Inkompatibel mit Vitamin-B-Komplexen
- Kompatibel mit Glukoselösungen und Elektrolytlösungen; außerdem mit Cephalotin, Gentamicin, Penicillin, Carbenicillin
- Verstärkung der Wirkung von Muskelrelaxanzien
- Hilfsstoffe: EDTA und Benzylalkohol, stabil bei pH 5,5 bis 7,0, verdünnte Lösung (siehe oben) 24 h stabil
- Bei methicillinresistenten Staphylokokken Alternative zu Vancomycin/Teicoplanin
- Durch gute Knochengängigkeit geeignet für Mund-/Kieferbereich

Clobutinol   (Silomat, 20 mg/2 ml)

Wirkung
- Zentrale Hustendämpfung
- Wirksame Plasmakonzentration 100 ng/ml

Pharmakokinetik
- α-HWZ 5 min; Elimination (nach Metabolisierung) 90 % renal, 3 % fäkal, β-HWZ 1,5 und 7,7 h, teils wirksame Metabolite
- Hämodialyse, Hämofiltration: Keine Daten

Kontraindikationen
- Erstes Trimenon der Gravidität

Nebenwirkungen, Probleme
- Schwindelgefühl, Übelkeit, Tremor
- Gastrointestinale Beschwerden
- Exanthem, Juckreiz, Anaphylaxie, Krämpfe
- Bei Überdosierung: Nausea, tonisch klonische Krämpfe, Kreislaufdepression, zentrale Depression
- Kein Suchtpotential bekannt

Dosierung, klinische Anwendung
- Zur Unterdrückung von Reizhusten: 0,3 mg/kg initial, Wiederholung bis 3mal/Tag

Praxis
- Keine Interaktionen bekannt
- Bei produktivem Husten ist eine antitussive Therapie kritisch abzuwägen

Clomethiazol   (Distraneurin, 800 mg/100 ml; 4 g/500 ml)

Wirkung
- Verstärkt möglicherweise die GABA-Wirkung: Sedativ, narkotisch, antikonvulsiv, muskelrelaxierend, antiemetisch
- Wirksame Plasmakonzentration: 1µg/ml (sedativ)

Pharmakokinetik
- Bioverfügbarkeit unklar, Kapseln > Tabletten; First-pass-Effekt
- Wirkungseintritt: Maximale Plasmaspiegel nach 20 bis 40 min, α-HWZ 50 min
- Wirkungsdauer: 2 h, hepatische Metabolisierung, β-HWZ 4 h; bei langdauernder Anwendung Kumulation, β-HWZ steigt auf 12 h
- Leberinsuffizienz: Orale Bioverfügbarkeit steigt; β-HWZ 8 h
- Dialysierbar
- Gravidität: Plazentagängig, fetomaternaler Quotient 0,9; Stillzeit Milch/Plasma-Quotient 0,9, sicher

Kontraindikationen
- CAVE: Obstruktive Atemwegserkrankungen

Nebenwirkungen, Probleme
- Massive Steigerung der Sekretion
- Atemdepression, Apnoe
- Tachykardie, Bradykardie, Hypotonie (Hypokaliämie)
- Allergische Hautreaktionen, Niesreiz, Anaphylaxie
- Schnelle Abhängigkeitsentwicklung
- Fieber
- Entzug führt gelegentlich zu Psychosen, Depressionen

Dosierung, klinische Anwendung

- Delir, speziell Alkoholentzugsdelir, Status epilepticus, Eklampsie (strenge Indikation): an der Sedation orientiert i. v., (Infusionspumpe 4000 mg/500 ml)
Initial 1 mg/kg/min über 5 bis 10 min (9 ml/70 kg/min), danach 3,5 bis 7 mg/kg/h (30 bis 60 ml/70 kg/h); maximal 250 mg/kg/Tag i. v. oder 100 mg/kg/Tag p. o. in 6 bis 8 Dosen
- Erregungszustände 30 mg/kg/Tag p. o. in 3 Dosen

Praxis

- Patienten müssen bei intravenöser Gabe überwacht werden
- Interaktionen: Kann Digitalis-NW durch Hypokaliämie verstärken
- Kombination mit Alkohol oder sedierenden Pharmaka führt zu gefährlicher Atemdepression
- Cimetidin verdoppelt die β-HWZ von Clomethiazol
- Wegen Thrombosen (0,8 %) und Phlebitiden möglichst über zentralen Venenkatheter applizieren
- Auch bei oraler Therapie eingeschränkte Verkehrstauglichkeit
- Nicht über 10 Tage lang anwenden (Abhängigkeitsgefahr), baldmöglichst auf orale Applikation übergehen
- Kühl lagern

Clonidin   (Catapresan 0,15 mg/1 ml)
(Paracefan 0,15 mg/1 ml)

Wirkung
- α2-sympathomimetisch im Zentralnervensystem, peripher gering α2-sympathomimetisch (unspezifisch), Abnahme des zentralen Sympathikustonus: Abnahme des peripheren Gefäßwiderstandes und des HZV (Senkung der Herzfrequenz)
- Peridural: Stimulation der deszendierenden inhibitorischen Bahnen
- Abnahme der Reninsekretion
- Wirksame Plasmakonzentration 0,5 bis 2 ng/ml, bei der Therapie des Delir bis 8 ng/ml
- Abschwächung zentraler adrenerger Mechanismen beim Entzugssyndrom

Pharmakokinetik
- Bioverfügbarkeit: 75 %
- Wirkungseintritt: i. v. 5 bis 10 min, oral 30 min, maximale Wirkung (auch i. v.) erst nach 1 h
- Wirkungsdauer: 3 bis 8 h; Elimination unverändert renal 60 %, Rest hepatisch metabolisiert, β-HWZ 4 bis 10 h
- Niereninsuffizienz: β-HWZ 18 bis 41 h
- Hämodialysierbar
- Gravigität: Plazentagängig; Kasuistiken über plötzlichen intrauterinen Fruchttod

Kontraindikationen
- Bradykarde Rhythmusstörungen
- Herzinsuffizienz, Hypovolämie
- Gravidität
- CAVE: Kombination mit β-Blockern, Depression

Nebenwirkungen, Probleme
- Initiale Blutdrucksteigerung möglich
- Bradykardie, AV-Block

- Mundtrockenheit (50 %)
- Müdigkeit, Depressionen, Halluzinationen
- Orthostatische Hypotonie (teils drastische Wirkung)
- Natrium-Wasser-Retention
- Hyperglykämie
- Potenzstörungen
- Abnahme der gastrointestinalen Motilität, Parotisschmerzen
- Allergische Erscheinungen, Alopezie (selten)
- Raynaudphänomen (selten)

Dosierung, klinische Anwendung
- Hypertonie, hypertensive Krise: 0,001 bis 0,002 mg/kg p. o. oder nach Verdünnung mit NaCl sehr langsam i. v., Wiederholung nach 15 min möglich
- Neugeborene: 5 bis 15 µg/kg 2 bis 3mal täglich
- Peridurale Analgesie: 4 bis 8 µg/kg in 10 ml NaCl-Lösung
- Symptomatische Behandlung des Alkohol- bzw Opiatentzugs:
Initial bis zu 0,01 mg/kg, dann 20 µg/kg/Tag
(Perfusor 1,5 mg/50 ml: 2 ml/70 kg/h)

Praxis
- Nicht abrupt absetzen: Reboundphänomen (Hypertonie, zentrale Erregung, Kopfschmerz)
- Interaktionen: Trizyklische Antidepressiva und Phenothiazine antagonisieren den Clonidineffekt
- Drastische Wirkungsverstärkungen bei Kombination mit Nitroglycerin und Kalziumantagonisten sind möglich
- Wirkungslos bei Hochdruckkrisen durch Phäochromozytom
- Die Kombination mit Diuretika verhindert das Nachlassen der Wirkung durch Natrium-Wasser-Retention
- Identisches Handelspräparat zur i. v. Delirtherapie (Paracefan)
- Ausgeprägte Bradykardien bei Kombination mit Parasympathomimetika bzw. vagalen Reflexen (endotracheales Absaugen)
- Alternative zu Pethidin bei „Shivering"

Cotrimoxazol

(Bactrim Roche: Trimethoprim 80 mg,
Sulfamethoxazol 400 mg/5 ml;
Trimethoprim 160 mg,
Sulfamethoxazol 800 mg/3 ml)

Wirkung

- Sulfonamidantibiotikum mit breitem Wirkungsspektrum und guter therapeutischer Breite
- Bakterizider Effekt durch Inhibierung der Dihydrofolsäuresynthese des Bakteriums (Sulfamethoxazol) und ihrer Reduktion zu Tetrahydrofolsäure, die essentiell für die DNS-Synthese ist (Trimethoprim)

Wirkungsspektrum

+++   Enterobakterien *(Salmonellen, Yersinien)*, V. cholerae, H. influenzae, *Nocardia*, Staphylokokken, Pneumocystis carinii, Bordetella, Plasmodium falciparum

++   Enterokokken, Pneumokokken, Meningokokken, Streptokokken

Wichtige Lücken: Pseudomonas, Bacteroides, Clostridien, Corynebakt. tuberculosis

Teilweise resistent: Staph.aureus, Enterokokken, Pneumokokken, Klebsiellen, Enterobacter

Wirksame Plasmaspiegel:

Nach Kurzinfusion von 160 mg/800 mg: 3,5 µg/ml bzw. 70 µg/ml

MHK keine Daten

Pharmakokinetik

- Bioverfügbarkeit 100 %
- Plasma-HWZ: 8 bis 10 h
- Elimination: Trimethoprim 70 %, Sulfamethoxazol 20 % unverändert renal, Rest hepatisch acetyliert und glukuronidiert

Penetration:	*gut*	*mäßig*	*schlecht*
	Urin, Niere		Gehirn
	Leber, Galle		Fettgewebe
	Prostata		
	Liquor		
	Knochen		
	Bronchialsekret		
	Pleurasekret		

- Niereninsuffizienz führt zur Eliminationsverzögerung (ANV: HWZ 25 h)
- Hämodialysierbar
- Hämofiltration: Siebkoeffizient 0,9
- Gravidität: Sulfonamide sind plazentagängig, Teratogenität unwahrscheinlich, Kernikterus möglich
- Stillzeit: Milch/Plasma-Quotient (Trimethoprim) 1,3, sicher

Kontraindikationen

- Schwangerschaft, Stillperiode, Neugeborene
- Schwere Leber- und Nierenschäden
- Sulfonamidallergie, **CAVE:** para-Allergie (z. B. Parabene, Lokalanästhetika)

Nebenwirkungen, Probleme

- Phlebitis
- Übelkeit, Erbrechen, pseudomembranöse Kolitis
- Leukopenie, Thrombopenie (reversibel), selten Agranulozytose, Megaloblastenanämie
- Verschlechterung einer vorgeschädigten Nierenfunktion
- Allergien (Exanthem, Urtikaria, selten Anaphylaxie, Stevens-Johnson-Syndrom)
- Selten: Multiorganversagen, nekrotisierende Hepatitis, Lyell-Syndrom, Verbrauchskoagulopathie, Laryngospasmus, Lungenödem

Dosierung, klinische Anwendung

Kurzinfusion über 30 min

- 5/25 mg/kg/Tag in 2 Dosen bis maximal 20/100 mg/kg/Tag in 2 bis 4 Dosen (Pneumocystis carinii, 20 Tage Therapiedauer)

- Kinder 8/40 mg/kg/Tag in 2 Dosen
- Dosierung bei Niereninsuffizienz: Mit normaler Dosis beginnen, dann maximal für 70 kg Broca-Gewicht

GFR (ml/min)	Kreatinin (mg/100 ml)	Dosis/Tag
120	0,8	
30 bis 15	2,5 bis 3,5	160/800 mg
< 15	< 3,5	nicht anwenden

- Zusatzdosis nach Hämodialyse 1 bis 5 mg/kg (unterschiedliche Angaben)

Praxis

- Wirkungsverstärkung von oralen Antikoagulantien, Antidiabetika, Phenytoin
- Inzidenz der Megaloblastenanämie höher bei Kombination mit Phenytoin, Primidon
- Alkoholunverträglichkeit vom Disulfiramtyp
- Inkompatibilität (Fällung) auch mit Glukose- und NaCl-Lösungen ist beschrieben; unmittelbar vor Anwendung zuspritzen
- Hilfsstoffe Benzylalkohol, Propylenglycol, Äthanol, Diäthanolamin, Sulfit

C

Dantrolen   (Dantrolen i.v. Röhm Pharma, 20 mg Lyophilisat)

Wirkung
- Reduzierung der Kalziumionenfreisetzung aus dem sarkoplasmatischen Retikulum: Hemmung des exzessiven Kalziumturnovers und Stoffwechsels des Skelettmuskels bei der „Malignen Hyperthermie"
- Symptomatische Besserung spastischer Paresen

Pharmakokinetik
- Bioverfügbarkeit: Oral langsame und inkomplette Resorption
- Wirkungseintritt i.v. 30 min
- Wirkungsdauer: (β-HWZ 5 h durch hepatische Oxidation, biologisch aktiver Metabolit, renale, geringe biliäre Ausscheidung der Metaboliten

Kontraindikationen
- Bei vitaler Indikation keine
- CAVE: vorbestehender Leberschaden
  Gravidität
  Myokarderkrankungen

Nebenwirkungen, Probleme
- Benommenheit, Kopfschmerz
- Muskelschwäche
- Übelkeit, Diarrhö, gastrointestinale Blutung
- Kristallurie, Harnentleerungsstörungen
- Hepatozelluläre Schädigung bei Therapiedauer > 10 Tage
- Pleuraerguß, Perikarditis
- Phlebitis
- Karzinogen im Tierversuch, teratogen

Dosierung, klinische Anwendung

- Prophylaxe: 1 mg/kg KG i. v. 45 min präoperativ
- Hypertherme Krise: 2,5 mg/kg als schnelle Kurzinfusion
  Initialdosis bis zur Beendigung der Krise evtl. mehrmals wiederholen, danach 7,5 mg/kg/24 h
  Die Gesamtdosis kann 30 mg/kg betragen

Praxis

- Parallel zur Pharmakotherapie muß die Triggersubstanz eliminiert und eine symptomatische Therapie begonnen werden. Diesen Maßnahmen kommt der gleiche Stellenwert zu wie der Pharmakotherapie. Nach erfolgreicher Therapie muß der Patient mindestens 24 h überwacht werden, um ein Wiederauftreten der Symptomatik sofort zu erkennen.
- Lichtgeschützt aufbewahren
- Haltbarkeit der Lösung 6 h
- pH-Wert der Lösung 9,5; Nichts zumischen oder zuspritzen
- Wirkungsverstärkung durch Tranquilizer
- Kardiodepression bei Interaktion mit Sympatholytika
- Interaktion mit Verapamil kann zu Kammerflimmern führen
- Dantrolen muß in jedem Anästhesiebereich vorrätig sein

D

Dexamethason

(Decadron-Phosphat, 4 mg/1 ml, 48 mg/2 ml)
(Fortecortin, 4 mg/1 ml, 8 mg/2 ml, 40 mg/
5 ml, 100 mg/10 ml)

Wirkung

- 9α-fluoriertes Glukokortikoid: Relative Potenz der Glukokortikoid-wirkung = 25 (Hydrokortison = 1), praktisch keine mineralokorti-koide Wirkung
- Antiphlogistisch, immunsuppressiv durch Minderung der leukozy-tären und lymphozytären Entzündungsreaktion
- Antiproliferativ durch Unterdrückung der Fibroblastenreaktion
- Katabol durch Erhöhung der Glukoneogenese aus Protein
- Stimulation der Bildung von Surfactant und antioxidativ wirksamen Enzymen

Pharmakokinetik

- Bioverfügbarkeit 80 %
- Liquorgängig (ca. 20 %)
- Bindung an Transkortin und Albumin 70 %
- Wirkungseintritt 20 bis 60 min
- Wirkungsdauer 36 bis 54 h (Kortikoidrezeptorkomplex im Zellkern)
- Elimination durch hepatische Metabolisierung, dann renale Aus-scheidung, β-HWZ 4 bis 5 h
- Gravidität: Plazentagängig, keine teratogenen Wirkungen bekannt
- Übertritt in die Muttermilch

Kontraindikationen

- Floride Ulcera ventriculi et duodeni
- Systemmykosen
- Lymphadenitis nach BCG-Impfung
- **CAVE:** Ulkusleiden
  Herpes, Varizellen, Amöbeninfekte, 8 Wochen vor bis 2 Wochen nach Impfungen
  Eng- und Weitwinkelglaukom
  Kinder unter 6 Jahren (Wachstumshemmung)
  Psychosen

- Intraartikuläre Injektion bei Gelenkinfekt
- Frühschwangerschaft

Nebenwirkungen, Probleme
Die einmalige Gabe ist ohne schwere Nebenwirkungen
- Gastrointestinale Blutung
- „Kortikoiddiabetes", medikamentöses Cushing-Syndrom
- Immunsuppressiv!
- Suppression der Hypothalamus-Nebennierenachse (bei Dosen von 1 bis 1,5 mg)
- Verminderte Kalziumresorption, erhöhte Phosphatausscheidung, Osteoporose, atypische Knochennekrosen, Wachstumsverzögerung bei Kindern
- Lymphozytopenie, Eosinophilopenie
- Leukozytose, Thrombozytose
- Katarakt, Glaukom
- Senkung der Krampfschwelle
- Hypertonie, Vaskulitis
- Natriumretention, Hypokaliämie
- Wundheilungsstörung
- Amenorrhö, Impotenz
- Psychische Störungen
- Lungenödem (Gabe zur fetalen Lungenreifung bei drohender Frühgeburt), vor allem durch Interaktion mit β_2-Sympathomimetika zur Tokolyse, häufig bei Gestose
- Plazentainsuffizienz, NNR-Insuffizienz des Feten (passiert die Plazenta), keine NW in der Stillzeit

Dosierung, klinische Anwendung
- Allergische Reaktion Grad II (hämodynamische Reaktion) oder Prophylaxe von Glottisödem, Transfusionszwischenfall: 0,1 mg/kg
- Anaphylaktischer Schock, Status asthmaticus (zusätzlich zu Sympathomimetika): 1,0 mg/kg
- Perifokales Ödem von Hirnmetastasen oder Hirntumoren (nicht traumatisch): 0,15 mg/kg initial, 6stündlich 0,1 mg/kg über 6 Tage, danach ausschleichen
- Fetaltherapie: Pränatale „Lungenreifung" des Feten 2mal 8 mg/24 h, Wiederholung nach 10 Tagen

- Endotoxinschock (septischer Schock, umstritten): 2 bis 4 mg/kg

Praxis

- Gefahr peptischer Ulcera steigt bei Kombination mit Salizylaten und Antirheumatika
- Erhöhter Insulinbedarf bei Diabetikern
- Verstärkte Digitaliswirkung durch Hypokaliämie
- Beschleunigter Abbau durch Enzyminduktoren (Barbiturate, Phenytoin, INH, Rifampicin)
- Inkompatibel mit Ampicillin
- Dexamethason ist wegen fehlender mineralokortikoider Wirkung nicht zur Substitutionstherapie geeignet
- Hilfsstoffe: Natriumformidylsulfoxylat, Natriumdisulfit, Editinsäure-Dinatrium-Dihydrat, Benzylalkohol, Parabene

Diazepam   (Diazepam-Lipuro, 10 mg/2 ml Emulsion)
(Valium 10 Roche, 10 mg/2 ml, Valium MM Roche 10 mg/2 ml)

Wirkung
- Allosterische Verstärkung der GABA-ergen Inhibition
- Anxiolytisch
- Sedierend
- Antikonvulsiv
- Muskelrelaxierend
- Wirksame Plasmakonzentration: > 600 ng/ml

Pharmakokinetik
- Bioverfügbarkeit: 100 %
- Plasmaproteinbindung: 95 bis 99 %
- Wirkungseintritt: i. v. sofort
- Wirkungsdauer: Dosisabhängig 15 bis 180 min durch Verteilung, α-HWZ 60 min, bei hohen Dosen durch Elimination: N-Demethylierung, Hydroxylierung, β-HWZ 28 bis 100 h (altersabhängig) zu wirksamen Metaboliten (Oxazepam, HWZ 12 h und Desmethyldiazepam, HWZ 100 h)
- Praktisch keine renale Exkretion, nicht dialysierbar, nicht hämofiltrierbar
- Hämofiltration: Siebkoeffizient 0,016
- Leberinsuffizienz: Erhöhung der β-HWZ
- Gravidität: Gut plazentagängig, fraglich teratogen bei mehr als 20 bis 30 mg Bolus oder nach Langzeittherapie
- Peripartal: „Floppy infant Syndrom" (fehlender Muskeltonus), Retardierung möglich, Entzugssymptomatik möglich
- Stillzeit: Milch/Plasma-Quotient 0,15; Einzelgaben sind sicher

Kontraindikationen
- Ateminsuffizienz
- Allergie gegen Benzodiazepine (Lösungsvermittler!)
- Myasthenia gravis, Ataxie
- Medikamentenabusus (Abhängigkeit)

- Akute hepatische Porphyrie
- Unter der Geburt (Apnoe des Neugeborenen, „floppy infant Syndrom")
- **CAVE:** Erstes Trimenon der Gravidität, bei Dauertherapie Entzugserscheinungen beim Neonaten

Nebenwirkungen, Probleme
- Zentral atemdepressiv
- Abnahme des Herzzeitvolumens bei unverändertem peripherem Widerstand → geringer Blutdruckabfall
- Selten Ikterus mit Leberschädigung
- Verlust von Libido, Potenz; Zyklusstörungen
- Unerwünscht starke Sedierung, Benommenheit, Schwäche, Artikulationsstörungen
- Psychische Veränderungen
- Abnahme der intellektuellen Leistung
- Anterograde Amnesie bei hohen Plasmaspiegeln
- Nausea, Kopfschmerzen
- Langdauernde Residualwirkungen (siehe Pharmakokinetik)
- Entzugssyndrom nach Langzeittherapie
- Paradoxe Reaktionen wie akute Erregungszustände, Angst (vor allem bei alten oder zerebralsklerotischen Patienten), Muskelspasmen

Dosierung, klinische Anwendung
Dosierung in mehreren Einzeldosen nach Wirkung
- Prämedikation vor Operation, Endoskopie, Kardioversion 0,1 bis 0,2 mg/kg, evtl. auch am Vorabend, bei höherem Lebensalter 0,05 bis 0,1 mg/kg
- Akute Angst und Erregungszustände 0,1 bis 1,0 mg/kg
- Status epilepticus 0,1 bis 0,2 mg/kg, evtl. wiederholt
- Beatmung, Tetanus 0,1 bis 0,3 mg 1- bis 4stündlich
- Neuroleptanästhesievariante initial 0,2 mg/kg, heute unüblich
- Kinderdosierung: 0,2 bis 0,5 mg/kg

Praxis

- Wirkungsverstärkung in Kombination mit zentraldämpfenden Pharmaka und Alkohol
- Beschleunigte Elimination durch Enzyminduktoren (Barbiturate, Rifampicin)
- Hemmung der Elimination durch Cimetidin, Disulfiram
- Aufhebung der Sedierung durch Aminophyllin und Physostigmin
- Verlängerung der Nachschlafdauer durch Ketamin
- Verkürzung der neuromuskulären Blockade von Succinylcholin
- Reduktion anderer Pharmaka (Sulfitgehalt)
- Die Emulsionsform ist gegen starke Verdünnung empfindlich und mit konzentrierten Lösungen inkompatibel
- Valium fällt bei Verdünnung < 1:100 aus der Lösung aus
- Antagonist Flumazenil (Anexate): siehe dort
- Injektionsschmerz abhängig von der Galenik: Valium u. andere mit Lösungsvermittler $\rightarrow$ Venenreizung; Emulsions- und Micellarpräparate (MM) problemlos
- Valium enthält die Hilfsstoffe: Benzylalkohol, Benzoesäure, Natriumbenzoat und Äthanol, Valium MM: Natriumdisulfit und Benzylalkohol

Diclofenac   (Voltaren, 75 mg/3 ml; 50 mg, 100 mg/Supp.)

Wirkung
- Hemmung der Zyklooxygenase: antiphlogistisch, analgetisch, antipyretisch
- Wirksame Plasmaspiegel 0,5 bis 2 µg/ml

Pharmakokinetik
- Bioverfügbarkeit: 60 %, First-pass-Effekt
- Wirkungseintritt: i. m. 10 bis 20 min, rektal 30 bis 60 min
- Wirkungsdauer: Unverändert renale Elimination 1 %, nach hepatischer Hydroxylierung und Konjugation renale, biliäre Elimination, α-HWZ 20 min, β-HWZ 1,5 bis 2 h
- Proteinbindung: 99,7 %
- Gravidität: Plazentagängig, Verengung des Ductus Botalli möglich
- Stillzeit: Exkretion in die Muttermilch 0,1 mg/l
- Nur geringe Eliminationsverzögerung bei Nieren- und Leberinsuffizienz; ansteigende Metabolitenkonzentrationen im Plasma
- Hämodialyse praktisch unmöglich

Kontraindikationen
- Gravidität, 3. Trimenon
- Analgetikaintoleranz (Asthma)
- **CAVE**: Blutungen, gastrointestinale Ulzera, Gravidität

Nebenwirkungen, Probleme
- Gastrointestinale Beschwerden, Ulzerationen, lokale Reizung (Suppositorien)
- Kopfschmerz, Benommenheit, Verwirrtheit
- Natrium- und Wasserretention, Hyperkaliämie
- Allergische Hautreaktionen, Anaphylaxie, Asthmaanfall möglich
- Nephrotisches Syndrom, Nephritis
- Leukopenie, Thrombopenie (in hohen Dosen), Thrombozytenaggregationshemmung

- Cholestase, Pankreatitis
- Lokale Reizung, steriler Abszeß bei i. m.-Injektion
- Gravidität, 3. Trimenon: Blutungen, Lungenödem, Wehenreduktion, Verschluß des fetalen D. Botalli

Dosierung, klinische Anwendung
- Rheumatische Schmerzen, degenerative Wirbelsäulenbeschwerden, postoperative/posttraumatische Schmerzen: 1 bis 2 mg/kg/Tag in 2 bis 3 Dosen i. m. oder als Suppositorium
- Kinder: 0,5 bis 1 mg/kg/Tag

Praxis
- Diclofenac verlängert die Digoxin- und Lithium-HWZ
- Verminderte Wirkung von Furosemid und Antihypertensiva (Erhöhung des intravasalen Volumens)
- Geringe Erhöhung der Blutungsneigung bei Kombination mit Antikoagulanzien und Thrombozytenaggregationshemmern
- Eingeschränkte Haltbarkeit der Injektionslösung 2 Jahre
- Hilfsstoffe: Natriumdisulfit, Benzylalkohol, Propylenglykol

Digitoxin   (Digimerck, 0,1 mg/1 ml, 0,25 mg/1 ml)

Wirkung
- Zunahme des sarkoplasmatischen Kalziums durch Hemmung der membrangebundenen Na^+/K^+-ATPase: Positiv inotrop
- Indirekt parasympathomimetisch: Reduzierte Depolarisierbarkeit von Sinusknoten und Vorhöfen, Hemmung der AV-Überleitung
- Wirksame Plasmaspiegel: 8 bis 30 ng/ml, Kontrolle frühestens 8 h nach der letzten Applikation

Pharmakokinetik
- Bioverfügbarkeit: 100 %
- Plasmaproteinbindung: 97 %, bei Niereninsuffizienz evtl. erniedrigt
- Wirkungseintritt: i. v. 30 bis 60 min, maximale Wirkung nach 8 h
- Wirkungsdauer: 14 bis 21 Tage
- 20 % des Gesamtkörperdigitoxins zirkulieren im enterohepatischen Kreislauf
- Elimination: 35 % unverändert renal, 40 % nach hepatischer Metabolisierung zu teils schwach wirksamen Metaboliten faecal, 8 % hepatische Metabolisierung zu Digoxin, β-HWZ 100 bis 200 h, d. h. Abklingquote 7 bis 10 %
- Bei Nierenversagen: β-HWZ 210 h; nicht dialysierbar Hämofiltration: Siebkoeffizient < 0,1
- Bei Leberinsuffizienz: HWZ unverändert
- Gravidität: Plazentagängig
- Stillzeit: Milch-/Plasma-Quotient gering, Abstillen nicht notwendig

Kontraindikationen
- Schwere Bradykardie (evtl. vorher Schrittmacher), Karotissinussyndrom, atrioventrikuläre Erregungsleitungsstörungen, WPW-Syndrom
- Geplante Kardioversion ohne verfügbaren Schrittmacher
- Hypertrophe obstruktive Kardiomyopathie
- **CAVE:** Hypokaliämie, Hyperkalzämie, Myokarditis, Leberinsuffizienz (Hypalbuminämie)

Nebenwirkungen, Probleme

- Herzrhythmusstörungen (ventrikuläre Extrasystolie, AV-Blockierungen, jede supraventrikuläre oder ventrikuläre Tachykardie möglich)
- EKG: ST-Senkung, T-Negativierung
- ZNS: Kopfschmerzen, Sehstörungen (gestörtes Gelb-Grün-Sehen), Müdigkeit, Halluzinationen, Parästhesien, Krämpfe
- GI-Trakt: Übelkeit, Diarrhö
- Allergische Reaktionen (Erythem, Thrombopenie, Lupus erythematodes)
- Gynäkomastie

Dosierung, klinische Anwendung

Individuell dosieren

- Dosis vermindern bei Hypothyreose, Hypokaliämie, Hyperkalzämie, Kardiomyopathie, hohem Alter
- Dosis erhöhen zur Behandlung supraventrikulärer Tachyarrhythmien, bei Hyperthyreose
  CAVE: Vordigitalisierung (Digitoxin und Digoxin)
- i.v. Initialdosis 0,25 bis 0,5 mg sehr langsam i.v. (Kurzinfusion), insgesamt 0,015 mg/kg/24 h
- Postoperativ Initialdosis identisch
- Erhaltungsdosis 0,001 bis 0,0015 mg/kg/Tag
- Bei nicht dringlicher Therapie über 4 Tage mit der doppelten Erhaltungsdosis beginnen
- Kinder p.o. oder i.v. Initialdosis 0,01 bis 0,04 mg/kg/Tag, Erhaltungsdosis 0,002 bis 0,004 mg/kg/Tag
- **Niereninsuffizienz:** Bei GFR < 10 ml/min Dosisreduktion auf 75%

Praxis

- Verminderung der oralen Resorption durch Antazida, Metoclopramid, Neomycin, Aktivkohle
- Beschleunigung der Elimination durch Rifampicin, Phenobarbital, Carbamazepin, Phenytoin, Spironolacton (Enzyminduktion), Aktivkohle (Unterbrechung des enterohepatischen Kreislaufs)
- Wirkungsverstärkung durch Sympathomimetika, Theophyllin, Reserpin, Kalzium, Thyroxin

- Verstärkung von Bradykardie und AV-Blockierung durch Antiarrhythmika, β-Blocker, Kalziumantagonisten, Hyperkaliämie
- Verstärkung der Toxizität durch Hypokaliämie (Diuretika, Laxanzien), Hyperkalzämie, Amphotericin B, Carbenoxolon, Penicillin G, Salizylate, Glukokortikoide, Antidepressiva
- Keine ausgeprägte Interaktion mit Chinidin
- Verstärkung der Toxizität während Hämodialyse durch Erhöhung des ungebundenen Anteils auf das 2- bis 3fache, wahrscheinlich durch Interaktion mit Heparin
- Digoxinspiegel werden unter Digitoxintherapie im therapeutischen Bereich gemessen (8 % als Metabolit, 7,6 % Kreuzreaktion des Assays)
- Hilfsstoffe: Äthanol, Propylenglykol
- Zur Akutbehandlung ist Digoxin überlegen (Pharmakokinetik)
- Tachykarde supraventrikuläre Arrhythmien können Zeichen einer *Über*digitalisierung sein
- Antidot: Fab-Antikörperfragment (Digitalisantidot BM); 4mal 8 g Colestyramin/Tag zur Unterbrechung des enterohepatischen Kreislaufs (HWZ 1 bis 2 Tage); Hämoperfusion bzw. Plasmaseparation (HWZ 20 h); forcierte Diurese und Hämodialyse sind unwirksam (Eiweißbindung)

Digoxin

(Novodigal, 0,2 mg/1 ml, 0,4 mg/2 ml)
(Lanitop, 0.2 mg Metildigoxin/2 ml)
(Lanicor 0,25 mg/1 ml)

Wirkung

- Zunahme des sarkoplasmatischen Kalziums, durch Hemmung der membrangebundenen Na+/K+-ATPase: Positiv inotrop, positiv bathmotrop, vor allem an der Kammermuskulatur
- Indirekt parasympathomimetisch: Reduzierte Depolarisierbarkeit von Sinusknoten und Vorhöfen
- Durch Hemmung der AV-Überleitung negativ chronotrop und dromotrop
- Therapeutische Spiegel: 0,5 bis 2,5 ng/ml (bei Neugeborenen 30 % höher), Kontrolle frühestens 8 h nach der letzten Applikation

Pharmakokinetik

- Bioverfügbarkeit: 70 % (Digoxin) bis 85 % (Metildigoxin), β-Acetyldigoxin wird bei der Resorption deacetyliert
- Plasmaproteinbindung: 25 %
- Wirkungseintritt: i. v. 10 min, maximal nach 1,5 bis 5 h, α-HWZ 30 bis 60 min
- Wirkungsdauer: 4 bis 8 Tage
- Elimination: 60 % unverändert renal, 30 % unverändert biliär, 10 % nach hepatischer Metabolisierung, β-HWZ 40 bis 50 h, d. h. Abklingquote 20 %
- **Bei Nierenversagen:** β-HWZ 80 bis 120 h Hämodialyserate vernachlässigbar, Hämofiltration: Siebkoeffizient 0,6
- **Bei Leberinsuffizienz:** Die reduzierte Demethylierungskapazität für Metildigoxin bei Leberinsuffizienz ist klinisch nicht relevant
- Gravidität: Keine toxischen Effekte beim Feten bekannt; Propylenglykol (in Novodigal) ist evtl. embryotoxisch
- Stillzeit: Milch/Plasma-Quotient 0,8, sicher

Kontraindikationen

- Schwere Bradykardie (evtl. vorher Schrittmacher)
- Atrioventrikuläre Erregungsleitungsstörungen, WPW-Syndrom
- geplante Kardioversion ohne verfügbaren Schrittmacher
- Hypertrophe obstruktive Kardiomyopathie
- **CAVE:** Hypokaliämie, Hyperkalzämie Myokarditis

Nebenwirkungen, Probleme

- Herzrhythmusstörungen (ventrikuläre Extrasystolie, AV-Blockie-rungen, jede supraventrikuläre oder ventrikuläre Tachykardie)
- EKG: ST-Senkung, T-Negativierung
- ZNS: Kopfschmerzen, Sehstörungen (gestörtes Gelb-Grün- Sehen), Müdigkeit, Halluzinationen, Parästhesien, Krämpfe, Agitiertheit
- GI-Trakt: Übelkeit, Diarrhö
- Allergische Reaktionen
- Gynäkomastie

Dosierung, klinische Anwendung

Individuell dosieren, Dosierung nach Broca-Gewicht
Dosis vermindern bei Hypothyreose, Hypokaliämie, Hyperkalzämie, Kardiomyopathie, hohem Alter
Dosis erhöhen zur Behandlung supraventrikulärer Tachyarrhythmien, bei Hyperthyreose
CAVE: Vordigitalisierung (Digoxin und Digitoxin)

- i. v. Initialdosis 0,4 mg, insgesamt 0,01–0,02 mg/kg/24 h
- p. o. Initialdosis 0,01 mg/kg/24 h in 3 Dosen
- Erhaltungsdosis 0, 001 bis 0,004 mg/kg/Tag
- Bei nicht dringlicher Therapie mit der Erhaltungsdosis beginnen
- Neugeborenen i. v. Initialdosis 0,015 bis 0,030 mg/kg/Tag (Erhal-tungsdosis 0,005 mg/kg/Tag)
- Kleinkinder i. v. Initialdosis 0.030 bis 0,050 mg/kg/Tag (Erhaltungs-dosis 0,010 mg/kg/Tag)
- 2 bis 10 Jahre i. v. Initialdosis 0,015 bis 0,035 mg/kg/Tag
- Zur Therapie fetaler Tachykardien müssen häufig mütterliche Spie-gel über 2,0 ng/ml erreicht werden; das Verteilungsvolumen bei Graviden erfordert dazu hohe Dosierungen

- Niereninsuffizienz:
  Bei GFR > 50 ml/min → Dosis unverändert
  Bei GFR 10 bis 50 ml/min → Dosis um ein Drittel reduzieren
  Bei GFR < 10 ml/min → Dosis halbieren

Praxis

- Novodigal-Tabletten enthalten Azetyldigoxin, nicht Digoxin (Dosis-differenz)
- Verminderung der oralen Resorption durch Antazida, Metoclopramid, Neomycin, Aktivkohle
- Erhöhung der oralen Resorption durch Erythromycin, Tetracycline
- Wirkungsverstärkung durch Sympathomimetika, Theophyllin, Kalzium (Wirkungsmechanismus) sowie Chinidin !!, Furosemid, Spironolacton, Kalziumantagonisten (Pharmakokinetik)
- Verstärkung von Bradykardie und AV-Blockierung durch Antiarrhythmika, β-Blocker, Kalziumantagonisten, Hyperkaliämie
- Verstärkung der Toxizität durch Hypokaliämie (Diuretika, Laxanzien), Hyperkalzämie, Amphotericin B, Succinylcholin
- Wirkungsabschwächung durch Aminoglykoside, Thyroxin, Phenytoin
- Erhöhte Digitalisempfindlichkeit bei Cor pulmonale
- *Digoxin*spiegel werden unter *Digitoxin*therapie im therapeutischen Bereich gemessen (8 % als Metabolit, 7,6 % durch Kreuzreaktion des Assays); umgekehrt werden die therapeutischen Plasmaspiegel von Digoxin bei irrtümlicher Digitoxinbestimmung nicht erkannt
- Beeinflussung des RIA durch Prednisolon und Spironolacton möglich
- Hilfsstoffe: Äthanol, Propylenglykol

Dihydralazin   (Nepresol, 25 mg Trockensubstanz/2 ml)

Wirkung
- Stimulation der Guanylatcyclase, Herabsetzung der myoplasmatischen Aktivator-Ca-Konzentration: vasodilatatorisch, vorwiegend arteriolär, diastolische >> systolische Blutdrucksenkung
- Zunahme der renalen, uterinen und zerebralen Perfusion

Pharmakokinetik
- Bioverfügbarkeit: Oral unklar, First-pass-Effekt ca. 20 % (genetisch determinierte Varianz)
- Wirkungseintritt: 3 bis 20 min
- Wirkungsdauer: 3 bis 5 h (in der Gefäßwand angereichert), 5 bis 15 % unverändert renale Elimination, hepatische Hydroxylierung und Acetylierung, evtl. aktive Metaboliten, β-HWZ 0,5 bis 4 h (stark streuende Angaben)
- Proteinbindung: 90 %
- Niereninsuffizienz: Verlängerung der HWZ, ANV: Dosis halbieren
- Nicht hämodialysierbar
- Gravidität: Plazentagängig, Thrombopenie beim Feten möglich
- Stillzeit: Milch/Plasma-Quotient 0,93, Risiko nicht auszuschließen

Kontraindikationen
- Erhebliche Tachykardie, hypertrophe Kardiomyopathie, Herzklappenstenose, pulmonale Hypertonie
- Gravidität, 1. Trimenon (teratogen im Tierversuch)
- Stillzeit
- CAVE: koronare Herzkrankheit

Nebenwirkungen, Probleme
- Reflektorische Tachykardie, Palpitationen, Angina pectoris (ca. 20 % der Patienten)
- Kopfschmerz, Flush, verstopfte Nase
- Müdigkeit, Angstzustände

- Orthostatische Hypotonie, Synkope (Therapie der Überdosierung besser mit Volumen als mit Sympathomimetika)
- Natrium- und Wasserretention (erhöhte Plasmareninaktivität)
- Gastrointestinale Beschwerden
- Lupus erythematodes bzw. rheumatoider Arthritis gleichende Symptomatik mit Myalgie, Arthralgie, Fieber, IgG-Antikörper, Exanthem (Hydralazinsyndrom), Häufigkeit bis 10 % bei > 200 mg/Tag und > 2 Monate Therapie
- Leukopenie, Thrombopenie, Anämie
- Neuritiden nach Dauertherapie (Vitamin B_6-inaktivierung),
- Hepatitis, Glomerulonephritis, Vaskulitis

Dosierung, klinische Anwendung

- EPH-Gestose, Hypertonus bei Gravidität: 0,05 – 0,15 mg/kg/h (Perfusor 50 mg/50 ml *NaCl*; 3,5 bis 10 ml/70 kg/h)

Praxis

- Wirkungsverstärkung durch Kombination mit Diuretika und anderen Antihypertonika, auch Inhalationsanästhetika
- Verlängerung der HWZ durch INH (gleicher Metabolismus)
- Verminderung der Wirkung durch Antidepressiva und Sympathomimetika
- Inkompatibilität mit Theophyllin, Ampicillin, Hydrocortison, Barbituraten, Verapamil
- Inkompatibel mit mehreren Zuckerlösungen, auch Glukoselösungen
- Hilfsstoffe: Methansulfonsäure
- unter 25 °C lagern

Dihydroergotoxin, Co-dergocrin   (DCCK 0,3 mg/1 ml)
(Hydergin 0,3 mg/ 1 ml; 1,5 mg/5 ml)

Wirkung
- α-sympatholytisch, durch Stimulation präsynaptischer Dopamin-rezeptoren partieller Antagonist
- Vasodilatation (zentralnervös mitbedingt)
- Tonisierung der Venen (Prostaglandininteraktion)
- Stimulation der intestinalen Muskulatur

Pharmakokinetik
- Bioverfügbarkeit: 9 %
- Wirkungseintritt: i. v. 5 min, α-HWZ 1,5 h
- Wirkungsdauer: > 8 h durch hepatische Metabolisierung und biliäre Exkretion (90 %), β-HWZ 13 h
- Plasmaproteinbindung: > 90 %
- Bei Leberinsuffizienz und Cholestase β-HWZ verlängert

Kontraindikation
- CAVE: Volumenmangel, Hypotonie
  Gravidität im letzten Trimenon (uteruskontrahierende Restwirkung)
  Zerebralsklerose (Stealphänomen)

Nebenwirkungen, Probleme
- Hypotonie, orthostatische Störungen, Bradykardie
- Übelkeit, Erbrechen
- Verstopfte Nase, Kopfschmerzen
- Flush

Dosierung, klinische Anwendung
- Anhaltende Zentralisation oder hypertone Dysregulation nach Hypothermie und Hypovolämie 0,02 mg/kg sehr langsam i. v.
- Zur Prophylaxe des Vasospasmus bei versehentlicher intraarterieller Injektion 0,6 mg/10 ml NaCl-Lösung langsam durch die liegengelassene Kanüle

- Therapie funktioneller Ileusformen 0,05 mg/kg langsam i. v., dann parasympathomimetische Stimulation
- Adjuvans bei physikalischer Kühlung hyperthermer beatmeter (**CAVE:** Atemdepression) Patienten: Zentralisation und Muskelzittern können durch „cocktail lytique" (Pethidin 100 mg/Promethazin 50 mg/Hydergin 0,6 mg oder 1,2 mg) reduziert werden, Injektion ml-weise im 5-min-Abstand bis die Peripherie ausreichend perfundiert ist (Achtung Volumenbedarf)

Praxis

- Intravenöse Gabe als Kurzinfusion unter Beachtung des arteriellen Druckes, evtl. nach Volumensubstitution
- Wirkungsverstärkung durch Antihypertonika

D

Diltiazem   (Dilzem 10 mg/2 ml, 25 mg/5 ml, 100 mg/20 ml)

Wirkung
- Hemmung des transmembranösen Kalziumfluxes („Kalziumantagonist")
- Koronare Vasodilatation
- Arterielle Vasodilatation→Abnahme des peripheren Widerstandes (Afterload)
- Pulmonalarterielle Vasodilatation (Erfolg fraglich)
- Zerebrale Vasodilatation, Hemmung des neuronalen Kalziumfluxes → zerebroprotektive Wirkung
- Gering chronotrop und dromotrop
- Negativ inotrop
- Wirksame Plasmakonzentration: Keine Daten

Pharmakokinetik
- Bioverfügbarkeit: 20 bis 50 % durch First-pass-Effekt
- Wirkungseintritt: Sofort
- Wirkungsdauer: β-HWZ 4 h durch Metabolisierung zu inaktiven Metaboliten, Exkretion 50 % renal, nur 5 % unverändert
- HWZ bei Leberinsuffizienz erhöht
- Gravidität: Im Tierversuch teratogen
- Stillzeit: Milch/Plasma-Quotient 1,0, Risiko gering (Menge)

Kontraindikationen
- Manifeste Herzinsuffizienz
- **CAVE:** AV-Blockierungen, Sick-sinus-Syndrom, Präexzitationssyndrom mit Vorhofflimmern

Nebenwirkungen, Probleme
- Hypotension durch HZV-Abfall und Vasodilatation
  SA- und AV-Block I° bis III°, Bradykardie
  Angina pectoris Anfall
- ZNS: Schwindel, Kopfschmerz, Nervosität

- Magen-Darm-Trakt: Obstipation, Übelkeit, erhöhte Leberwerte
- Exanthem, Urtikaria, Hepatitis

Dosierung, klinische Anwendung
- 0,3 mg/kg langsam i. v., evtl. nach 30 min wiederholt, danach 3 bis 15 µg/kg/min (Perfusor 100 mg/50 ml: 6,5 bis 30 ml/70 kg/h), bis maximal 300 mg/Tag

Praxis
- Diltiazemvorbehandlung von Donor und Empfänger verbessert die Transplantatfunktion bei der Nierentransplantation
- Zum Überbrücken der Nitropause (zur Vermeidung von Tachyphylaxiereaktionen) bei instabiler Angina pectoris geeignet
- Verstärkung der Wirkung und Nebenwirkungen durch β-Blocker und durch negativ inotrope (Inhalationsanästhetika) bzw. chronotrope Medikamente
- Enzyminduktoren beschleunigen die Metabolisierung (Phenytoin, Rifampicin, Barbiturate)
- Diltiazem verlängert die HWZ von Carbamazepin, Ciclosporin, Chinidin, Digoxin

Dimetinden   (Fenistil 4 mg/4 ml)

Wirkung
- Kompetitiver Antagonist an Histamin H1-Rezeptoren:
  Hemmt die Histaminwirkung an Bronchen (Konstriktion) und
  Gefäßen (Vasodilatation und erhöhte Kapillarpermeabilität)
- Gering anticholinerg und lokalanästhetisch
- Wirksame Plasmakonzentration: Keine Daten

Pharmakokinetik
- Wirkungseintritt: 3 bis 5 min
- Wirkungsdauer: Renale Elimination 10 %, Rest hepatisch metaboli-
  siert, β-HWZ 6 h
- Plazentagängig

Kontraindikationen
- Kinder < 1 Jahr

Nebenwirkungen, Probleme
- Benommenheit, selten Kopfschmerzen
- Zerebrale Stimulation, Dyskinesien, Krämpfe (speziell bei Kindern)
- Hypotension
- Muskelschwäche
- Gastrointestinale Störungen, Miktionsstörungen
- Mundtrockenheit
- Allergische Reaktionen, Knochenmarkdepression (selten)

Dosierung, klinische Anwendung
- Anaphylaxieprophylaxe bei vermuteter Kontrastmittelallergie:
  0,1 mg/kg i. v. mindestens 10 min vor dem Eingriff; Kombination mit
  Cimetidin 5 mg/kg, bei nachgewiesener Reaktion zusätzlich mit
  Prednisolon 3 mg/kg
- Allergische Reaktionen Grad I (Nutzen unklar): 0,1 mg/kg i. v.

Praxis

- Interaktionen: Verstärkt sedative Nebenwirkungen von Pharmaka und Alkohol
- Kombination mit trizyklischen Antidepressiva kann einen Glaukomanfall auslösen
- Beeinträchtigung der Verkehrstüchtigkeit

D

Dobutamin   (Dobutrex, 250 mg/Trockensubstanz)
(Dobutrex liquid Infusionslösungskonzentrat, 250 mg/20 ml)
(Dobutamin Giulini Infus 250 mg/50 ml)

Wirkung
- β_1-sympathomimetisch, partieller Agonist (ca. 15 % der maximalen Adrenalinwirkung): Positiv inotrop, gering positiv chronotrop, Senkung des linksventrikulären Füllungsdruckes
- α- und β_2-Wirkung klinisch nicht relevant

Pharmakokinetik
- Wirkungseintritt: Sofort
- Wirkungsdauer: 5 bis 10 min, durch hepatische Methylierung und Glukuronidierung, danach renale Elimination, β-HWZ 2–3 min

Kontraindikationen
- Hypertrophe Kardiomyopathie mit subvalvulärer Aortenstenose
- CAVE: Vorhofflimmern (Verbesserung der AV-Überleitung)
  Hyperthyreose
  Inhalationsanästhesie (erhöhte VES-Häufigkeit)

Nebenwirkungen, Probleme
- Tachykardie, Extrasystolie, pektanginöse Beschwerden
- Periphere Vasodilatation (bei höheren Dosierungen)
- Übelkeit, Kopfschmerz
- Dyspnoe
- Selten: Allergische Reaktionen, Bronchospastik

Dosierung, klinische Anwendung
(250 mg/50 ml, Perfusor)
- Myokardiale Insuffizienz: 2,5 bis 20 µg/kg/min ($\approx$ 2 – 17 ml/70 kg/h)

Praxis
- Wirkungsverstärkung durch MAO-Hemmer, Antidepressiva und Inhalationsanästhetika
- Hypertonie in Kombination mit β-Blockern möglich

- Kombination mit Dopamin oder Vasodilatatoren in Abhängigkeit von der Hämodynamik
- Bei Therapiebeginn sollte ein bestehender Volumenmangel ausgeglichen sein, bei Volumenmangel ausgeprägte Tachykardie möglich
- Applikation über einen zentrale Zugang empfohlen
- Bei Langzeittherapie invasives Monitoring (Pulmonaliskatheter) empfohlen
- Physikalisch inkompatibel mit Furosemid, Insulinen
- Dobutaminlösungen sind bei Raumtemperatur 6 h, bei Kühlung 48 h stabil
- Hilfsstoff: Natriumdisulfit, Mannitol (Infusionslösungskonzentrat)
- Rosafärbung zeigt Zersetzungsprodukte an (Lösung verwerfen)

Dopamin   (Dopamin Giulini 50 mg/5 ml, 250 mg/50 ml)
   (Dopamin Nattermann 200 mg/5 ml)

Wirkung
(dosisabhängig)
- DA_1- und DA_2-dopaminerg: renale und mesenteriale Perfusionssteigerung, koronare Dilatation
- β_1-sympathomimetisch: positiv inotrop, chronotrop, dromotrop, bathmotrop
- α_1-sympathomimetisch: vasokonstriktorisch
- Indirekt sympathomimetisch durch Noradrenalinfreisetzung

Pharmakokinetik
- Wirkungseintritt: Sofort
- Wirkungsdauer: 1 bis 5 min, dosisabhängig, durch neuronale Aufnahme und Hydroxylierung zu Noradrenalin (25 %) sowie Methylierung und Oxidation, renale Ausscheidung nach Konjugation (80 %/Tag), β-HWZ 1 bis 4 min

Kontraindikationen
- Phäochromozytom
- CAVE: Tachyarrhythmien
  Koronarinsuffizienz
  Hyperthyreose, massive Hypertonie
  Fortbestehende gastrointestinale Blutung
  Inhalationsanästhesie
  Engwinkelglaukom bei höheren Dosen

Nebenwirkungen, Probleme
- Tachykardie, Arrhythmien (verbesserte AV-Überleitung bei Vorhofflimmern), pektanginöse Beschwerden
- Übelkeit, Kopfschmerz
- Nekrosen, Gangrän bei längerer Infusion über einen peripheren Zugang (siehe auch Noradrenalin)

- Hemmung der Prolaktinfreisetzung
- Mydriasis

Dosierung, klinische Anwendung
(250 mg/50 ml, Perfusor)

- 1,5 bis 4 µg/kg/min → Steigerung der renalen und mesenterialen Perfusion ($\approx$ 1 bis 3 ml/70 kg/h)
- 3 bis 10 µg/kg/min → im wesentlichen positiv inotrop und chronotrop ($\approx$ 3 bis 8 ml/70 kg/h)
- 8 bis 25 µg/kg/min → überwiegend vasokonstriktorisch, auch an renalen und mesenterialen Gefäßen ($\approx$ 8 bis 20 ml/70 kg/h)

Praxis

- Vor Therapiebeginn muß ein bestehendes Volumendefizit ausgeglichen werden; Dopamin wird häufig überflüssig
- Bei fortbestehender Blutung keine „normalen" Blutdruckwerte anstreben
- Wirkungsverstärkung durch MAO-Hemmer, Antidepressiva und Diuretika
- Wirkungsabschwächung durch Neuroleptika und Metoclopramid; Phenytoin antagonisiert die positiv inotrope Wirkung (Interaktion kann zu Bradykardie, Hypotonie und Konvulsionen führen)
- Dopamin sollte über längere Zeit und in höheren Dosen nur über einen zentralvenösen Zugang appliziert werden
- Bleiben Dosierungen von 25 µg/kg/min ohne Erfolg, sollte auf ein anderes Katecholamin übergegangen werden
- Tachykardien sind häufig therapiebegrenzend
- Im septischen Schock ist die α-Wirkung von Dopamin häufig nicht ausreichend; Dopamin kann zur Zunahme des pulmonalen Shunts führen
- Verminderung des Anstieges des linksventrikulären enddiastolischen Druckes durch Kombination mit Dobutamin oder Nitroglycerin
- Physikalisch inkompatibel mit Amphotericin B
- Hilfsstoffe: Kalium- bzw. Natriumdisulfit

Droperidol   (Dehydrobenzperidol, 5 mg/2 ml; 25 mg/10 ml)

Wirkung
- Butyrophenonderivat mit starker neuroleptischer Wirkung durch Blockade zentraler Dopaminrezeptoren
- Antiemetisch
- Beeinträchtigung der zentralen Temperaturregulation
- α_1-sympatholytisch: Blutdrucksenkend

Pharmakokinetik
- Bioverfügbarkeit gering durch ausgeprägten First-pass-Effekt
- Wirkungseintritt: 1 bis 7 min, α-HWZ 10 min
- Wirkungsdauer: 2 bis 4 h durch hepatische N-Dealkylierung, renale (75 %) und fäkale (25 %) Exkretion, β-HWZ 140 min, residuelle Wirkungen 24 h
- Plasmaproteinbindung: 87 %
- Plazentagängig, Übergang in die Muttermilch
- Hämodialysierbar

Kontraindikationen
- Endogene Depressionen
- Parkinsonismus
- Hypovolämie, Schock
- CAVE: kardiale Erregungsleitungsstörungen
  Myasthenia gravis

Nebenwirkungen, Probleme
- Blutdruckabfall
- Extrapyramidalmotorisches Syndrom
- Unruhe
- Chinidinartiger antiarrhythmischer Effekt

Dosierung, klinische Anwendung

- Neuroleptanästhesie: 0,2 bis 0,3 mg/kg, Repetitionsdosis 0,1 mg/kg 2stdl.
- Kinder: 0,1 bis 0,2 mg/kg
- Antiemetisch: 0,03 mg/kg (2,5 bis 5 mg/70 kg) i. v.
- Akute Psychose: 0,1 bis 0,4 mg/kg, Wiederholung nach 6 h

Praxis

- Überadditive Wirkungsverstärkung von Analgetika
- Wirkungsverstärkung durch zentral wirkende Analgetika, Sedativa, Phenothiazine, Alkohol
- Trotz Dopaminantagonismus wird die renale Perfusionssteigerung von Dopamin nicht verhindert
- Inkompatibel mit Thiopental
- Demaskierung eines Volumenbedarfs
- Bei Überdosierung wird die Hypotonie durch Volumengabe und Katecholamine, die extrapyramidale Symptomatik durch Biperiden therapiert

Enfluran   (Ethrane 280 ml)

Wirkung
- Ausgeprägt hypnotisch wirkender halogenierter organischer Äther
- Geringe Analgesie
- Bronchodilatatorisch
- Abnahme des myokardialen Sauerstoffverbrauchs entsprechend der negativ inotropen Wirkung
- Leichte periphere Vasodilatation
- Muskelrelaxierende Wirkung (zerebrale und peripher postsynaptische Komponente)
- Minimale alveoläre Konzentration 1,68 Vol% (in O_2), 0,56 Vol% (in 70% Lachgas)

Pharmakokinetik
- Verteilungskoeffizienten: Blut/Gas = 1,9, Hirn/Blut = 1,45
- Wirkungseintritt: Äquilibrierungszeit mit dem Hirngewebe 3,3 min, chirurgisches Anästhesiestadium nach 10 min mit 4% Enflurane, abhängig von der Ventilation (alveoläre Konzentration) sowie dem Herzzeitvolumen (Plasmakonzentration/Hirngewebskonzentration), maximale Wirkung praktisch nach ca. 20 min (Konzentrationsgleichgewicht mit dem gefäßreichen Gewebe)
- Wirkungsdauer: 12 bis 20 min nach Unterbrechung der Inhalation von 1,3 MAC, 30 bis 38 min nach 1,5 MAC, nach Langzeitapplikation durch Aufsättigung tiefer Kompartimente verlängert
- Elimination: Weit überwiegend pulmonal, 2 bis 5% hepatische Oxidation, als Folge Plasmafluoridkonzentrationen bis 30 µMol/l, eine höhere Metabolisierungsrate kommt bei adipösen Patienten und nach Therapie mit INH und anderen Enzyminduktoren vor

Kontraindikationen
- Erhöhter intrakranieller Druck (Steigerung der Hirndurchblutung)
- Maligne Hyperthermie

- **CAVE:** Langdauernde Mononarkose bei bekannten Krampfpotentialen im EEG oder bei übergewichtigen Patienten
- Schwere Nierenfunktionsstörungen (Plasmafluoridkonzentrationen ab 50 µMol/l können nephrotoxisch sein, praktisch nicht relevant),
- Unklare Transaminasenanstieg oder Ikterus im Zusammenhang mit vorangegangenen Enfluraneanästhesien

Nebenwirkungen, Probleme
- Negativ inotrop
- Blutdrucksenkung durch HZV-Reduktion und Senkung des peripheren Widerstandes
- Geringe Arrhythmieneigung
- Mäßige Sensibilisierung des Herzens gegen Katecholamine
- Atemdepressorisch (flache, nicht sehr frequente Atmung), Beatmung notwendig, bronchodilatatorisch
- Halbierung des zerebralen Sauerstoffverbrauchs, Zunahme der Hirndurchblutung
- Unter hohen Konzentrationen, verstärkt durch Hypokapnie, schnelle EEG-Wellen hoher Amplitude verbunden mit Zucken oder Krampfen von Kiefer-, Gesichts- und Extremitätenmuskulatur
- Über Lebernekrosen nach wiederholten Enflurannarkosen wurde berichtet
- Uterusrelaxierend
- Leichte Salivation und tracheobronchiale Sekretion
- Übelkeit 3 bis 15%, Shivering

Dosierung, klinische Anwendung
- 1,5 bis 4,0 Vol% zur Einleitung in Kombination mit Lachgas, auch bei Verwendung eines i. v. Einleitungshypnotikums
  1,0 bis 3,0 Vol% zur Aufrechterhaltung des Toleranzstadiums

Praxis
- Die MAC wird vermindert durch Kombination mit anderen Anästhetika, Sedativa, Opioiden, Alter, Hypothermie, Schwangerschaft, Hypoxie, Anämie, Hypotension
- Die MAC wird erhöht durch Alkoholabusus, Hyperthermie
  Zur lokalen Vasokonstriktion bei Enflurananästhesie sollten ungeachtet der deutlich geringeren Sensibilisierung des Herzens gegen

Katecholamine wie bei Halothan maximal 1 µg/kg Adrenalin ver-
wandt
werden (z.B. 0,1 ml/kg einer Adrenalinlösung 1:100 000, Wieder-
holung nach 20 min), alternativ Ornipressin (POR 8 Sandoz),
Höchstdosis 2 Einheiten
- Überadditive Verstärkung der Wirkung stabilisierender Muskelrela-
xanzien (2,0 Vol% → Faktor 3)
Wiedereinsetzen der Spontanatmung häufig erst bei flacher Narkose
zusammen mit den pharyngealen und laryngealen Reflexen
- Nephrotoxische Fluoridkonzentrationen werden erst nach > 6 MAC-
Stunden erreicht
- Enflurandämpfe sind in Luft entflammbar

Epoprostenol, Prostacyclin   (Flolan 500 µg/50 ml)

Wirkung
- Das physiologische Prostaglandin Prostacyclin aus der Gefäßintima inhibiert die Thrombozytenaggregation durch Stimulation der Adenosindiphosphatase. Höhere Konzentrationen lösen Thrombozytenaggregate auf und erhöhen die subaquale Blutungszeit. Epoprostenol reduziert die Freisetzung von Heparin neutralisierendem Faktor
- Potenter Vaso- und Bronchodilatator
- Wirksame Plasmakonzentration: Keine Daten

Pharmakokinetik
- Wirkungsdauer: Minuten

Kontraindikationen
Bisher unter Hämofiltration und Hämodialyse nicht bekannt
- aufgrund fehlender Erfahrungen in der Gravidität nur bei vitaler Indikation

Nebenwirkungen, Probleme
- Prostacyclin ist ein potenter Vasodilatator speziell in Dosierungen > 5 ng/kg/min: Tachykardie, Bradykardie, Hypotension, Angina-pectoris-Beschwerden, Zunahme pulmonaler Shunts
- Hyperglykämie
- Flush
- Gastrointestinale Störungen: Übelkeit, Koliken
- Kieferschmerzen, Mundtrockenheit

Dosierung, klinische Anwendung
- Hämofiltration oder Hämodialyse: 5 ng/kg/min (2 ml/70 kg/h bei Perfusor 500 µg/50 ml) auf der arteriellen Seite des Hämofilters
- Zur Dosierung bei Kindern liegen keine Erfahrungen vor, eine Dosisveränderung im höheren Lebensalter scheint nicht erforderlich zu sein

Praxis

- Flolan wird in ca. 10 ml des beigefügten Lösungsmittels (Glycin-Puffer-Lösung) gelöst, anschließend wird die Lösung in die Lösungsmittelflasche zugespritzt. Es ergeben sich 50 ml einer Lösung mit 10 000 ng/ml. Diese Stammlösung kann mit physiologischer Kochsalzlösung weiterverdünnt werden. Beim Zuspritzen sollte der beiliegende Mikrofilter verwandt werden
- Wirkungsverlust der 1:6 mit Kochsalzlösung weiterverdünnten Stammlösung bei Zimmertemperatur maximal 10 % in 12 h
- Lagertemperatur der gefriergetrockteten Substanz 2 bis 8 °C, lichtgeschützt
- Gut steuerbare Hemmung der Gerinnselbildung an Fremdstoffoberflächen (Hämofiltration, extrakorporale Techniken)
- Epoprostenol kann die Wirkung von Heparin verstärken

Erythromycin

(Erycinum i.v. 0,5 g/i.v. 1,0 g CytoChemia Trockensubstanz)
(Erythrocin i.v. 0,5/1,0 g Trockensubstanz)

Wirkung

- Schmalspektrumantibiotikum aus der Gruppe der Makrolide gegen grampositive Keime und atypische Erreger, große therapeutische Breite
- In therapeutischen Dosen bakteriostatisch durch Hemmung der Proteinsynthese in der Bakterienzelle, bei hohen Dosen teils bakterizid auf proliferierende Keime

Wirkungsspektrum

+++ Streptokokken, Pneumokokken, Gonokokken, Meningokokken, Mycoplasma pneumoniae, Treponemen, Listerien, Aktinomyzeten, Legionellen, Bordetella pertussis, Corynebakterium diphtheriae, Campylobacter, Chlamydien

++ unterschiedliche Empfindlichkeit von Staphylokokken, Hämophilus influenzae, Clostridien

+ B. fragilis, Enterokokken

o Enterobakterien, Pseudomonas, Nocardia

Kreuzresistenz mit Clindamycin
Mittel der Wahl bei Legionella pneumophila Infekt, gute Alternative bei Penicillinallergie und empfindlichen Keimen
Wirksame Plasmaspiegel:
Eine Stunde nach Infusion von 1 g: 12 µg/ml

- MHK < 1 µg/ml: Streptokokken, Pneumokokken, Gonokokken, Bacillus anthracis, Clostridium tetani und perfringens, Mycoplasma pneumoniae
- MHK < 5 µg/ml: Legionella, Enterokokken, Meningokokken, Campylobacter, C. diphtheriae, Bordetella pertussis

Pharmakokinetik

- Bioverfügbarkeit maximal 70 % aus dem Estolat, aus anderen Salzen geringer

- Plasma-HWZ 1,5 bis 2 h durch 15 % unverändert renale und 30 % unverändert biliäre Elimination, 50 % werden hepatisch metabolisiert (Demethylierung)

Penetration:	*gut*	*mäßig*	*schlecht*
	Leber, Galle	Liquor	
	Bronchialsekret	(entzündete Meningen 10 – 20 %)	
	Urin		
	Aszites		
	Lunge		
	Sinussekrete		

Im Bronchialsekret ca. 30 % der Serumspiegel

- Gravidität: Fetomaternaler Quotient 0,1
- Stillzeit: Milch/Plasma-Quotient 0,5; sicher
- Niereninsuffizienz: Keine Dosisreduktion erforderlich, jedoch maximal 2-g-Dosierung, Anurie-HWZ 5 h
- Nicht hämodialysierbar
- Hämofiltration: Siebkoeffizient 0,37
- Leberinsuffizienz: Bei höhergradiger Leberinsuffizienz Dosisreduktion, HWZ 3,2 h bei Leberzirrhose

Kontraindikationen

- In der Gravidität einsetzbar, nicht mutagen

Nebenwirkungen, Probleme

- Thrombophlebitis, besser zentraler Zugang
- Gastrointestinale Störungen
- Cholestase mit Transaminasenerhöhung, Pankreatitis
- Exantheme, Urtikaria
- Selten: Arrhythmien, reversible Ototoxizität, Anaphylaxie

Dosierung, klinische Anwendung

Kurzinfusion über 30 min

- 20 bis 50 mg/kg in 2 Dosen/Tag
- Kinder, auch Neugeborene: 20 bis 50 mg/kg/Tag
- Dosierung bei Niereninsuffizienz: Unveränderte Dosierung, auch unter Dialyse oder Hämofiltration, jedoch maximal 2 g/Tag
- Dosierung bei Leberzirrhose: Dosisreduktion auf 20 mg/kg/Tag

Praxis

- Reduktion der Elimination von Carbamazepin, Ciclosporin, evtl. Methylprednisolon, Triazolam, Phenprocoumon, Erhöhung der Digoxin- und Theophyllinplasmakonzentration
- Interaktion mit der Katecholaminbestimmung im Urin

E

Etomidat   (Hypnomidate, 20 mg/10 ml)
(Etomidat-Lipuro, 20 mg/10 ml)

Wirkung
- Hypnotisch wirkendes Imidazolderivat
- Keine Analgesie!
- Große therapeutische Breite
- Wirksame Plasmakonzentration 200 ng/ml

Pharmakokinetik
- Wirkungseintritt: Sofort
- Wirkungsdauer 3 bis 10 min dosisabhängig durch Umverteilung in Muskel und Fettgewebe (α-HWZ 3 und 29 min, zweiphasig)
- Elimination: Hydrolyse des Esters in Leber (und Plasma), Ausscheidung der Metaboliten renal (β-HWZ 5 h)
- Fetomaternaler Quotient: 0,5 (bei Sectiogeburt)

Kontraindikationen
- Porphyrie (umstritten)
- Fehlende Beatmungsmöglichkeit

Nebenwirkungen, Probleme
- Gefäßreizend (Schmerz, Phlebitis) durch 35 % Propylenglycol als Lösungsvermittler (Hypnomidate)
- Myoklonien (ohne Krampfpotentiale), Dyskinesien
- Die ACTH stimulierte Kortisolsynthese wird schon von Einzeldosen über Stunden blockiert (klinische Bedeutung unklar), Langzeitapplikation führt zu NNR-Insuffizienz mit fraglicher Erhöhung der Mortalität
- Nur geringe Abnahme von Inotropie und peripherem Widerstand (auch koronar)
- Kurze Apnoe möglich
- Sehr selten Histaminfreisetzung

Dosierung, klinische Anwendung

- 0,15 bis 0,3 mg/kg als Einleitungshypnotikum

Praxis

- Das Auftreten von Myoklonien kann durch Vorgabe von Fentanyl oder Benzodiazepinen abgeschwächt werden
- Die Zugabe von Fentanyl zur Einleitung ist wegen der kurzen Wirkdauer und der sonst ungenügenden Dämpfung des Intubationsreizes empfehlenswert
- Der Einsatz zur Senkung des intrazerebralen Druckes ist wegen der Induktion einer NNR-Insuffizienz nicht nutzbar
- Trotz theoretisch günstiger Vorraussetzung für die Geburtshilfe ist eine abschließendes Urteil nicht möglich
- Hilfsstoffe: Propylenglycol (embryotoxisch)

Fenoterol

(Berotec 100/200 Dosier Aerosol, 0,1/0,2 mg/Aerosolstoß; Berotec Inhalationslösung, 1 mg/ml)
(Partusisten, 0,025 mg/1 ml; 0,5 mg/10 ml)

Wirkung

- Bevorzugt β_2-sympathomimetisch: Bronchodilatatorisch, Steigerung der mukoziliaren Clearance, tokolytisch, vasodilatatorisch
- β_1-sympathomimetisch (in höheren, auch tokolytischen Dosen): Positiv chronotrop, inotrop, dromotrop und bathmotrop

Pharmakokinetik

- Bioverfügbarkeit: Oral 1,5 %, gute Resorption, aber hoher First-pass-Effekt; bronchial, abhängig von der Applikation 10 bis 30 %, bis 75 % werden verschluckt
- Wirkungseintritt: i.v. sofort, bronchial in Minuten, oral 30 bis 60 min
- Wirkungsdauer: 4 bis 8 h, β-HWZ 7 h durch renale (unverändert 30 %) und fäkale Elimination nach Metabolisierung in Leber und anderen Geweben durch Sulfokonjugierung
- Gravidität: Geringer plazentarer Übergang; geringes teratogenes Risiko, evtl. fetale Tachykardie; siehe auch unter Praxis

Kontraindikationen

- Thyreotoxikose
- CAVE: Herzklappenstenosen, frischer Myokardinfarkt

Nebenwirkungen, Probleme

- Tachykardie, Palpitationen, Angina pectoris, supraventrikuläre und ventrikuläre Herzrhythmusstörungen (bei bronchialer Applikation deutlich geringer)
- Blutdruckabfall, Lungenödem, Flush, Kopfschmerz
- Unruhe, Tremor, Übelkeit
- Hyperglykämie, diabetische Ketoazidose
- Hypokaliämie

Dosierung, klinische Anwendung

- Bronchospasmolyse: 3 bis 6 µg/kg bis zu 6mal täglich inhalieren (ein Sprühstoß = 0,2 mg = 200 µg/70 kg), in Notfällen Wiederholung der Initialdosis nach 5 min möglich
- Bronchospasmolyse: 0,4 mg = 8 Tropfen/5 ml NaCl-Lösung mit Vernebler inhalieren
- i. v. Tokolyse: Im Notfall 25 µg (1 ml/5 ml verdünnt) sehr langsam i. v.
- Dauertokolyse: 0,01 bis 0,05 µg/kg/min (Perfusor 2,0 mg Fenoterol/ 50 ml: 1 bis 5 ml/70 kg/h)

Praxis

- Wirkungs- bzw. Nebenwirkungsverstärkung (zerebral und kardial) durch andere β-Sympathomimetika, Antidepressiva, Phenothiazine, Parasympatholytika, Theophyllin, Digitalisglykoside und Inhalationsanästhetika
- Wirkungsabschwächung durch β-Rezeptorenblocker
- Maternales Lungenödem vor allem bei Kombination mit Kortikosteroiden (fetale Lungenreifung) oder Verapamil (Flüssigkeitsretention und Permeabilitätssteigerung)

F

Fentanyl   (Fentanyl® Janssen, 0,1 mg/2 ml, 0,5 mg/10 ml)

Wirkung
- Stimulation zentraler und spinaler μ-Opioidrezeptoren, reiner Agonist: Analgetische Potenz 100 (Morphin = 1)
- Hypnotisch
- Euphorisierend
- Wirksame Plasmaspiegel: 10 bis 20 ng/ml

Pharmakokinetik
- Maximale Wirkung nach 5 min
- Wirkungsdauer: 10 min (Hypnose), 20 bis 40 min (Analgesie) durch Umverteilung (α-HWZ 13 min)
- Elimination: Dealkylierung in der Leber, renale Ausscheidung (70 % in 4 Tagen), β-HWZ 2,5 h
- Gastroenterosystemische Rezirkulation: Für lipophile Opioide besteht an der Diffusionsgrenze Blutbahn/Magenlumen ein Konzentrationsgradient zum sauren Magensaft hin. 1 bis 4 h später wird dieser bei der Passage des alkalischen Darmmilieus umgekehrt. Fentanyl (10 bis 20 % der Dosis) wird reabsorbiert und es kann zu einer späten Ateminsuffizienz kommen („Remorphinisierung", „silent death")

Kontraindikationen
- Fehlende Beatmungsmöglichkeit
- Opioidabhängigkeit
- Sectio: Bis zur Abnabelung
- Stillzeit (atemdepressive Konzentrationen in der Muttermilch)

Nebenwirkungen, Probleme
- Atemdepressiv: Deutlicher Abfall von Atemzugvolumen und Atemfrequenz bis Apnoe bei 3 µg/kg Fentanyl
- Geringe Vasodilatation und Herzfrequenzabnahme, zentral bedingt

- Rigor der Skelettmuskulatur → Thoraxrigidität
- Keine relevante Histaminliberation
- Tonuserhöhung der glatten Muskulatur (Sphincter Oddi)
- Miosis
- Emesis, Obstipation (seltener als bei Morphin), Miktionsbeschwerden
- Antitussiv
- Abhängigkeit, Entzugssyndrom

Dosierung, klinische Anwendung

- 0,005 bis 0,010 mg/kg als Einleitungsanalgetikum
- Repetitionsdosen: 0,1 bis 0,3 µg/kg ($\approx$ 0,05 bis 0,2 mg/70 kg)
- 0,05 bis 0,15 mg/kg zur Fentanylnarkose in der Kardiochirurgie
- 0,002 mg/kg zur Supplementierung einer Inhalationsanästhesie

Praxis

- Verschreibung nur auf BTM-Rezepten bzw. Anforderungsscheinen
  Fentanyl-Janssen 0,157 mg Amp. z. B. Nr. 250 (zweihundertfünfzig),
  keine Mengenbegrenzung
  Fentanyl-Janssen 0,785 mg Amp. z. B. Nr. 150 (einhundertfünfzig),
  keine Mengenbegrenzung
- Die Thoraxrigidität läßt sich durch Kombination mit einem Benzodiazepin abschwächen
- Benzodiazepine, Neuroleptika, aber auch MAO-Hemmer verstärken die atemdepressive und hypotensive Wirkung
- Eine qualifizierte mehrstündige postnarkotische Überwachung muß sichergestellt sein
- Nach Antagonisierung der Fentanylwirkung durch Naloxon muß wegen der kürzeren HWZ des Naloxons und der gastroenterosystemischen Rezirkulation mit „Remorphinisierung" gerechnet werden
- Die Patienten erwachen ohne Desorientiertheit
- Zusatz zur kontinuierlichen Periduralanalgesie (z. B. peripartal, nach großen Baucheingriffen) 0,05 bis 0,1 mg/50 ml 0,25%ig Bupivacainlösung

Flucloxacillin   (Staphylex 1 g/20 ml Injektionsflasche, 2 g/ 20 ml Injektionsflasche)

Wirkung
- β-Laktam-Antibiotikum, β-Laktamase stabil, deshalb gute Staphylokokkenwirksamkeit
- Bakterizid durch Hemmung der D-Alanin-Transpeptidase bei der Zellwandsynthese

Wirkungsspektrum
+++   Staphylokokken, auch Penicillinase bildende
++   Streptokokken, Pneumokokken, Gonokokken, Anaerobier
+   Meningokokken
Wichtige Lücken: Sämtliche Enterobakterien, Enterokokken, Pseudomonas, Bakteroides fragilis; Oxacillin resistente Staphylokokken
Mittel der Wahl bei Staphylococcus aureus Infektionen;
Ausnahmen: Bei Penicillin G sensiblen Keimen höhere Wirksamkeit von Penicillin G ausnutzen, bei Oxacillin (Methicillin) resistenten Keimen nach Resistogramm therapieren, bei Lebensgefahr Vancomycin oder Teicoplanin (kalkulierte Therapie)
Wirksame Plasmaspiegel:
Eine Stunde nach Infusion von 0,5 g: 18 µg/ml
MHK < 1 µg/ml: Staph. aureus, Penicillinase bildend
MHK < 16 µg/ml: H. influenzae, Strept. faecalis
MHK < 25 µg/ml: Klebsiellen, Bakteroides fragilis, Enterobakter

Pharmakokinetik
- Bioverfügbarkeit: 60 %
- Plasmaproteinbindung 95 %
- Plasma-HWZ: 0,75 h
- Elimination 50 % unverändert renal, Rest hepatisch metabolisiert, teils biliär ausgeschieden

Penetration:	*gut*	*mäßig*	*schlecht*
	Urin	Liquor	Liquor
	Pleurasekret	(bei Meningitis)	
	Perikard		
	Peritoneum		
	Knochen		

- Niereninsuffizienz führt zu geringer Eliminationsverzögerung, Anurie-HWZ 3 h
- Nicht hämodialysierbar
- Hämofiltration: Siebkoeffizient keine Daten, vermutlich analog zu anderen Penicillinen ca. 0,7

Kontraindikationen
- Penicillinallergie: Eine anamnestisch berichtete Penicillinallergie ist häufig eine Seitenkettenallergie gegen Ampicillin (makulopapulöses Exanthem); Frage nach dem Präparat, der therapierten Erkrankung und dem Applikationsweg

Nebenwirkungen, Probleme
- Schmerzen, Phlebitis bei Injektion statt Kurzinfusion
- Allergische Reaktionen (Exanthem, Urtikaria, Drug-fever, Angioödem, Anaphylaxie)
- oral: gastrointestinale Beschwerden, pseudomembranöse Kolitis
- Bei hohen Dosen (> 8 g) neurotoxisch bis zum Krampfanfall
- Toxische Neutropenie, Granulozytopenie, selten Agranulozytose
- Selten Nephropathie, interstitielle Nephritis; Nierenversagen bei hohen Dosen im Kindesalter
- Selten Hepatopathien, Transaminasenerhöhung

Dosierung, klinische Anwendung
Kurzinfusion über 30 min
- 0,05 bis maximal 0,1 g/kg/Tag in 3 bis 4 Dosen
- Kinder 100 bis 200 mg/kg in 4 Dosen, Neugeborene: 50 mg/kg/Tag

- Dosierung bei Niereninsuffizienz: Mit normaler Dosis beginnen, dann maximal für 70 kg Broca-Gewicht

GFR (ml/min)	Kreatinin (mg/100 ml)	Dosis/Tag
120	0,8	8 g
45	2,0	8 g
8	6,0	4,5 g
2	15,5	3 g

- Keine Zusatzdosis nach Hämodialyse

Praxis

- Verlangsamte Elimination durch Interaktion mit Diuretika und schwachen Säuren (Acetylsalicylsäure)
- Allergische Hautreaktionen häufiger in Kombination mit Allopurinol
- Kreuzallergie mit Cephalosporinen möglich
- Kombination mit bakteriostatischen Antibiotika verschlechtert die Wirkung
- Inkompatibilität mit Glukoselösungen

Flucytosin   (Ancotil Roche 2,5 g/250 ml Infusionsflasche)

Wirkung

- Antimykotikum
- Fungistatisch durch Wirkung als Antimetabolit in der Pilzzelle nach Metabolisierung zum Zytostatikum 5-Fluorouracil: Hemmung der Protein- und der DNS-Synthese
- Schmales Spektrum

Wirkungsspektrum

+++   Candida, Cryptococcus, Aspergillus fumigatus, Torulopsis
+   Andere Aspergillus Species
o   Bakterien, Blastomyces coccidioides, Mucor, Histoplasma

In Kombination mit niedrig dosiertem Amphotericin B bei Candidasepsis Therapie der Wahl, jedoch primäre Resistenz von Candida ca. 20 %
Wirksame Plasmaspiegel:
Bei Infusion von 30 mg/kg: 35 bis 70 µg/ml
Toxische Plasmaspiegel > 100 µg/ml
MHK < 12,5 µg/ml: Die meisten Candidaarten
MHK > 12,5 µg/ml: Aspergillus, Candida tropicalis, gilt als Resistenzgrenze

Pharmakokinetik

- Bioverfügbarkeit: 90 %
- Flucytosin wird vom Menschen praktisch nicht metabolisiert.
- Plasma-HWZ 3 bis 6 h durch glomeruläre Filtration der unveränderten Substanz (98 %), Rest nach Metabolisierung renal eliminiert

Penetration:	*gut*	*mäßig*	*schlecht*
	Peritonealsekret	Synovialsekret	
	Urin	Kammerwasser	
	Liquor (75 %)		
	Bronchialsekret		
	(100 %)		

- Niereninsuffizienz führt zu massiver Eliminationsverzögerung, zwischen der Elimination von Flucytosin und der Kreatininclearance besteht eine lineare Beziehung, Anurie-HWZ 150 h
- Sehr gut hämodialysierbar; während einer Dialyse werden 75 bis 100 % der Substanz entfernt

Kontraindikationen
- In der Gravidität nur bei vitaler Indikation (teratogen an der Ratte)

Nebenwirkungen, Probleme
- Gastrointestinale Störungen (Übelkeit, Diarrhö); Enterokolitis
- Leukopenie, Thrombopenie, Anämie
- Anstieg der Transaminasen, Hepatomegalie, Agranulozytose
- Exanthem

Dosierung, klinische Anwendung
Kurzinfusion über 30 min
- Candidasepsis: 150 mg/kg/Tag in 4 Dosen
- Kinder, auch Neugeborene: 150 mg/kg/Tag
- Dosierung bei Niereninsuffizienz: Anfangsdosierung 40 mg/kg, dann

GFR (ml/min)	Kreatinin (mg/100 ml)	mg/kg/Tag
120	0,8	150
45	2,0	75
10	6,0	40
2	15,5	20 (Plasmakonzentration bestimmen, Soll 20–50 µg/ml)
0,5	Dialyse 2 bis 3mal/Woche	10

- Hämodialyse: Zusatzdosis 50 mg/kg
- Intrakavitäre Instillation ist möglich

Praxis
- Während der Therapie mit Flucytosin wurde bei empfindlichen Stämmen Resistenzentwicklung gefunden. Es empfiehlt sich bei längerer Therapiedauer eine Sensibilitätsprüfung vorzunehmen.

- Flucytosin senkt die MHK von Amphotericin B, Amphotericin B vermindert die renale Elimination von Flucytosin; die Kombination verlangsamt die Resistenzentwicklung, daher stets als Kombination empfohlen
- Bei fehlender positiver Kultur und vitaler Bedrohung ist auch die präemptive Therapie indiziert.
- Aufbewahrung zwischen 15 und 23 °C, unter 15 °C ist Auskristallisieren möglich, kann im Wasserbad (30 min bei bis zu 80 °C) wieder gelöst werden
- Flucytosin und Amphotericin B sind inkompatibel
- Zahlreiche Inkompatibilitäten (übersättigte Lösung), keinesfalls mit anderen Pharmaka mischen

F

Flumazenil (Anexate 0,5, 1,0; 0,5 mg/5 ml, 1 mg/10 ml)

Wirkung

- Kompetitiver Antagonist am Benzodiazepinrezeptor: Aufhebung der zentralen Benzodiazepinwirkung
- Sehr schwacher Agonist und inverser Agonist (Aufwachreaktion)
- Wirksame Plasmakonzentration > 10 ng/ml

Pharmakokinetik

- Bioverfügbarkeit: 16 %, First-pass-Effekt
- Wirkungseintritt: i.v. 3 bis 5 min, α-HWZ 10 min
- Wirkungsdauer: 1 bis 2 h, komplette hepatische Demethylierung und Hydrolyse, renale Elimination der konjugierten inaktiven Metabolite, β-HWZ 1 h
- Proteinbindung: 50 %, ohne Relevanz
- Nicht hämodialysierbar
- Gravidität: Vermutlich plazentagängig
- Stillzeit: Geringe Exkretion in die Muttermilch
- Leberinsuffizienz: β-HWZ 2 h
- Niereninsuffizienz: Nicht relevant

Kontraindikationen

- Ungenügende Überwachungsmöglichkeit des Patienten; die beschränkten Erfahrungen mit Flumazenil lassen noch keine abschließenden Angaben zu
- Relaxanzienüberhang, Opioidüberhang
- Antiepileptische Benzodiazepindauermedikation
- CAVE: Leberinsuffizienz, Kinder, Suizidtendenz

Nebenwirkungen, Probleme

- Übelkeit
- Angst, Herzklopfen (nach rascher Injektion)
- Hypertension

- Auslösung eines Entzugssyndroms bei Benzodiazepinabhängigkeit: Träume, Angst, Erregung, Schwitzen, Krampfanfall, Psychose

Dosierung, klinische Anwendung

Keine fixe Dosis, titrieren!

- Zur Antagonisierung der Benzodiazepinwirkung nach Anästhesien: 0,003 mg/kg (0,2 mg/70 kg) initial, in Intervallen von 1 bis 3 min Wiederholung der halben Anfangsdosis (0,1 mg/70 kg) bis zum Erwachen des Patienten (üblicherweise 0,3 bis 0,6 mg, maximal 1,0 mg)
- Die Antagonisierung paradoxer Benzodiazepinreaktionen ist beschrieben
- Benzodiazepinintoxikation: Vorgehen siehe oben, maximal 0,03 mg/kg (diagnostisch, siehe auch Praxis)

Praxis

- Die Pharmakokinetik von Benzodiazepinen wird von Flumazenil nicht beeinflußt. Abhängig von der Dosis des Antagonisten kann die Benzodiazepinwirkung nach 1 bis 2 h erneut auftreten; seine HWZ ist nur 40 % der HWZ von Midazolam bzw. 5 % der HWZ von Diazepam
- Flumazenil vermag evtl. die atemdepressive Wirkung der Benzodiazepine nicht vollständig aufzuheben
- **Gefahren:** Patienten werden in Anbetracht der möglichen Antagonisierung unnötig tief sediert
  Bei Kombinationsvergiftungen kann die Antagonisierung der Benzodiazepinkomponente zu Krampfanfällen und kardiovaskulären Komplikationen führen

Flunitrazepam   (Rohypnol, 2 mg/1 ml)

Wirkung
- Allosterische Verstärkung der GABAergen Inhibition: Stark sedierend, hypnotisch, amnestisch, muskelrelaxierend, anxiolytisch
- Wirksame Plasmakonzentration: > 50 ng/ml

Pharmakokinetik
- Bioverfügbarkeit: 80 bis 90 %
- Wirkungseintritt: i.v. 2 bis 4 min, maximal nach 1 h, α-HWZ 1,8 h
- Wirkungsdauer: Dosisabhängig 2 bis 8 h, β-HWZ 15 bis 22 h, komplexe Metabolisierung, teils aktive Metaboliten (HWZ 23 bis 31 h), Elimination der Metaboliten 90 % renal, 10 % biliär, keine ausgeprägte Altersabhängigkeit der β-HWZ
- Niereninsuffizienz: Verlängerung der Wirkungsdauer nur bei Dauertherapie
- Gravidität: Plazentagängig („floppy infant Syndrom")
- Stillzeit: Milch/Plasma-Quotient 0,5, Einzeldosen sind sicher

Kontraindikationen
- Ateminsuffizienz, Schlafapnoesyndrom
- Myasthenia gravis, myasthenisches Syndrom
- Allergie gegen Benzodiazepine (Lösungsvermittler)
- Akute hepatische Porphyrie
- Unter der Geburt (Apnoe des Neugeborenen), Cave Stillzeit
- Neonaten (enthält Benzylalkohol)

Nebenwirkungen, Probleme
- Zentral atemdepressiv
- Hypotension (Abnahme des peripheren Widerstands)
- Paradoxe Reaktionen, vor allem bei alten oder zerebralsklerotischen Patienten
- Phlebitis, Thrombose am Injektionsort

- Anterograde Amnesie (abhängig von der Anflutungsgeschwindig-keit)
- Tremor, unwillkürliche Muskelbewegungen, Schluckauf, Laryngo-spasmus
- Langdauernde Residualwirkungen
- Benommenheit, Kopfschmerzen

Dosierung, klinische Anwendung

- Prämedikation (z.B. Herzchirurgie) 0,03 mg/kg p.o.
- Zur Narkoseeinleitung nach Wirkung 0,01 bis 0,03 mg/kg über 3 min i.v.
- Zur Analgosedierung bei Beatmung nur bei großen Sedierungspro-blemen

Praxis

- Interaktionen: Wirkungsverstärkung mit zentral wirksamen Phar-maka
- Hilfsstoffe: Äthanol, Benzylalkohol, Propylenglykol
- Flunitrazepam unterliegt der Betäubungsmittelverschreibungsver-ordnung

F

Furosemid, Frusemide   (Lasix, 20 mg/2 ml; 40 mg/4 ml; 250 mg/25 ml)

Wirkung
- Blockierung des Na-/Cl-Transportes in der Henleschen Schleife (Schleifendiuretikum): diuretisch, d.h. Steigerung der Elektrolyt- und Wasserausscheidung
- Temporäre Erhöhung des renalen Plasmaflusses

Pharmakokinetik
- Bioverfügbarkeit: p.o. 60 %
- Wirkungseintritt: i.v. 2 bis 10 min, p.o. 0,5 bis 1 h, Maximum nach 1 bis 2 h
- Wirkungsdauer: i.v. 2 bis 3 h durch renale Exkretion (bis 75 % unverändert) und fäkale Exkretion nach Glukuronidierung, β-HWZ 60 min
- Bei Niereninsuffizienz β-HWZ erhöht
- Plasmaproteinbindung: 98 %
- Hämodialyse und Hämofiltration durch hohe Proteinbindung klinisch nicht relevant
- Gravidität: Plazentagängig, kann das fetale Plasmavolumen reduzieren, nicht teratogen
- Stillzeit: Übergang in die Muttermilch

Kontraindikationen
- Prä- (Volumenmangel) und postrenale Anurie
- CAVE: Schwere Leberinsuffizienz (Lebernekrosen im Tierexperiment, klinische Relevanz fraglich)
  Spätschwangerschaft, bei inadäquater Plazentaperfusion
  Porphyrie

Nebenwirkungen, Probleme
- Ototoxisch, reversible Taubheit bei Infusionsraten > 4 mg/min
- Kopfschmerz
- Orthostatische Störungen, Hypovolämie

- Hypokaliämie, Arrhythmien, Muskelkrämpfe
- Hämokonzentration, Thrombosegefahr
- Hypokalzämie, hypochlorämische Alkalose
- Allergische interstitielle Nephritis, Hautreaktionen
- Nausea, Diarrhö, Pankreatitis, Anorexie
- Hyperurikämie
- Selten Leukopenie, Thrombopenie
- Hyperglykämie

Dosierung, klinische Anwendung
- Initial 0,1 bis 1 mg/kg, evtl. dreistündlich wiederholt
- Bei Niereninsuffizienz Dosiserhöhung erforderlich aufgrund der Beeinträchtigung der aktiven Sekretion ins Tubuluslumen
- Anurie (terminales Nierenversagen) initial 250 mg über 1 h, bei Nichtansprechen 1000 mg/12 h (= Maximaldosis 2 g/24 h), bei ungenügender Wirkung Dialyse oder Hämofiltration
- Im Kindesalter höhere Dosen, 1 mg/kg

Praxis
- Dosen > 40 mg sollten über Perfusor appliziert werden (Plasmaspiegel > 25 µg/ml sind ototoxisch)
- Die kontinuierliche Gabe ist wirksamer als gleich hohe Bolusgaben
- Plasmakaliumspiegel bestimmen, bei Alkalose unter Langzeittherapie Kalium und Chlorid normalisieren (Diamox 500 mg oder Salzsäureinfusion)
- Verstärkung der Oto- und Nephrotoxizität von Aminoglykosid- und Cephalosporinantibiotika
- Konkurrenz um die Plasmabindung (Antikoagulanzien)
- **CAVE:** Hypokaliämie und Digitalis, Muskelrelaxanzien
- Wirkungsverstärkung von Antihypertonika
- Wirkungsminderung durch Cyclooxygenasehemmer (Indometacin), Enzyminduktoren
- Inkompatibel mit Pancuronium

F

Glyceroltrinitrat, Nitroglyzerin

(Nitrolingual Ampullen 5 mg/5 ml;
Konzentrat 50 mg/10 ml)
(Nitro-Pohl, 50 mg/50 ml)
(Aquo-Trinitrosan, 50 mg/50 ml)
(perlinganit Lösung, 50 mg/50 ml)
(Nitrolingual-Spray, 0,4 mg/Sprühstoß)

Wirkung

- Stimulation der Guanylatcyclase durch enzymatische und nicht-enzymatische Metabolisierung zu Stickstoffmonoxid (NO) → Vaso-dilatation vornehmlich der Kapazitätsgefäße, damit
  Senkung der Vorlast und des myokardialen O_2-Verbrauchs,
  Blutdrucksenkung, Minderung des pulmonalvaskulären Wider-standes
  Relaxierung der glatten Muskulatur der Bronchien, Gallen- und Harnwege
- Wirksame Plasmaspiegel: 1 bis 5 ng/ml

Pharmakokinetik

- Bioverfügbarkeit: p. o. minimal durch First-pass-Effekt, sublingual 40 %, perkutan 55 %
- Wirkungseintritt: i. v. sofort, sublingual 2 min
- Wirkungsdauer: i. v. 5 min, sublingual 15 bis 30 min, Metabolisie-rung durch hepatische Nitratreduktase, dann renale Elimination, β-HWZ 3 min, leberperfusionsabhängig
- Bei Leberinsuffizienz Erhöhung der β-HWZ

Kontraindikationen

- Verdacht auf erhöhten intrakraniellen Druck
- CAVE: Differenzierte Therapie kardiogener Schockformen
  Engwinkelglaukom

Nebenwirkungen, Probleme

- Vasomotorischer Kopfschmerz, erhöhtes intrakranielles Blutvolu-men

- Unerwünscht starker Blutdruckabfall, reflektorische Tachykardie (große interindividuelle Streuung der Reaktion)
- Erhöhter pulmonaler Shunt
- Flush, Hitzegefühl
- Unruhe, Benommenheit
- Übelkeit
- Toleranzentwicklung nach Therapie > 12 h, bei intermittierender Gabe vermeidbar
- Methämoglobinämie bei sehr hohen Dosen, Zyanose, bei Intoxikation Antidottherapie (Methylenblau 1–2 mg/kg sehr langsam i.v.)

Dosierung, klinische Anwendung

- Angina pectoris Anfall: Sublingual oder i. v.-Bolus 0,01 mg/kg, wiederholt evtl. mehrfach 5minütlich
- Perioperative Myokardischämie: Initial 0,3 µg/kg/min
- Intensivmedizin (kardiogener Schock, kardiochirurgisches Low-output-Syndrom): i. v. 0,3 bis 3,0 µg/kg/min (Perfusor 50 mg/50 ml; 1 bis 10 ml/70 kg/h), häufig in Kombination mit β-Sympathomimetika
- Bei Gallen- und Nierensteinkoliken 0,03 mg/kg

Praxis

- Kopfschmerz ist auch in therapeutischer Dosierung häufig
- Drastische Wirkungsverstärkung durch Antihypertensiva, trizyklische Antidepressiva
- Kreuztoleranzentwicklung mit Langzeitnitraten, klingt in 24 h ab
- Adsorption an PVC, geeignete Infusionsbestecke sollten aus Polyaethylen hoher Dichte bestehen, weitere Inkompatibilitäten sind nicht bekannt
- Lichtgeschützt aufbewahren
- Hilfsstoff (Nitrolingual): Alkohol
- Verringert die Wirkung von Heparin

Glycopyrroniumbromid   (Robinul 0,2 mg/1 ml)

Wirkung
- Kompetitiver Antagonist des Azetylcholin an muskarinartigen cholinergen Synapsen:
  sekretionshemmend (ca. fünffach stärker als Atropin)
  spasmolytisch, bronchodilatatorisch
- Magensaftsekretionshemmung

Pharmakokinetik
- Bioverfügbarkeit: Gering
- Wirkungseintritt: i. v. 1 bis 2 min, s. c. oder i. m. 30 min
- Wirkungsdauer: s. c. 6 h, Elimination größtenteils unverändert biliär und renal, α-HWZ 2 min, β-HWZ kurz
- Gering plazentagängig

Kontraindikationen
- Engwinkelglaukom
- Stenosen im Magen-Darm-Kanal, Megakolon, Restharn
- Kinder < 12 Jahren, Gravidität
- **CAVE**: Tachykardie
  Myasthenia gravis

Nebenwirkungen, Probleme
- Periphere parasympatholytische Effekte
- Obstipation, Harnretention
- Akkomodationsstörungen, Mydriasis

Dosierung, klinische Anwendung
- Sekretionshemmung 0,002 mg/kg s. c. 4 bis 6mal tgl.
- Kinder: 0,010 mg/kg i. v.
- Reduktion der Hypersekretion bei der Antagonisierung von Muskelrelaxanzien 0,006 mg/kg i. v.

Praxis

- Bei sekretionshemmenden Dosen ist kaum mit kardialen Wirkungen zu rechnen
- Segensreich bei Bronchoskopie und Intubation in Lokalanästhesie

Haloperidol   (Haldol-Janssen, 5 mg/1 ml)

Wirkung
- Blockade zentraler Dopaminrezeptoren; Butyrophenonderivat mit starker neuroleptischer Wirkung; antipsychotisch, antiemetisch
- Wirksame Plasmakonzentration 2 bis 40 ng/ml

Pharmakokinetik
- Bioverfügbarkeit: 60 % (30 bis 70 %), First-pass-Effekt
- Wirkungseintritt: α-HWZ 15 min
- Wirkungsdauer: 24 h, hepatischer Metabolismus, enterohepatischer Kreislauf, β-HWZ 18 h (10 bis 40 h)
- Proteinbindung: 92 %
- Gravidität: Plazentagängig, evtl. später emotionelle Störungen beim Kind, teratogen (Gliedmaßen), zerebrale Retardierung möglich
- Stillzeit: Milch/Plasma-Quotient 0,7 $\rightarrow$ nicht stillen
- Leberinsuffizienz: Verlängerte HWZ
- Nicht hämodialysierbar, nicht hämofiltrierbar

Kontraindikationen
- Intoxikationen mit zentral wirksamen Pharmaka und Alkohol
- M. Parkinson
- Kinder < 14 Jahre
- **CAVE:** Leberfunktionsstörungen

Nebenwirkungen, Probleme
- Dyskinesien, Parkinson-Syndrom (Antidot Biperiden, siehe dort)
- Orthostatische Hypotension, Reflextachykardie
- Durchgangssyndrom, Depressionen
- Zerebraler Krampfanfall
- Hyperprolaktinämie, Amenorrhö, Gynäkomastie
- Pigmentierung von Cornea und Linse
- Transaminasenerhöhung, Cholestase
- Allergische Reaktionen

- Hyperthermie
- Malignes neuroleptisches Syndrom (erhöhte Temperatur, Muskelsteife; Lebensgefahr, selten)
- Akathisie
- Agranulozytose, Panzytopenie

Dosierung, klinische Anwendung
- Akute Psychose, Halluzinationen, Entzugssyndrome, Delirium, zerebralsklerotisch bedingte Erregungszustände: 0,1 bis 0,2 mg/kg i. v. initial, Wiederholung stündlich bis maximal 1 mg/kg möglich

Praxis
- Wirkungsverstärkung durch zentral wirksame Pharmaka, Valproinsäure, Lithium und Alkohol möglich
- In Kombination mit Propranolol schwere Bradykardie
- Wirkungsminderung durch Enzyminduktoren
- Verminderung der Wirkung von Levodopa, Clonidin, α-Methyldopa
- Inkompatibel mit Heparin

H

Halothan   (Fluothane 250 ml)
(Halothan Hoechst 250 ml)

Wirkung
- Ausgeprägt hypnotisch wirkender halogenierter Kohlenwasserstoff
- Geringe Analgesie
- Bronchodilatatorisch
- Abnahme des myokardialen Sauerstoffverbrauchs durch negativ inotrope Wirkung
- Minimale alveoläre Konzentration 0,75 Vol% (in O_2), 0,3 % (in 70 % Lachgas), für Kinder 1,0 % (in O_2)

Pharmakokinetik
- Verteilungskoeffizienten: Blut/Gas = 2,3, Hirn/Blut = 2,6
- Wirkungseintritt: Äquilibrierungszeit mit dem Hirngewebe 4,8 min, abhängig von der Ventilation (alveoläre Konzentration) sowie dem Herzzeitvolumen (Plasmakonzentration, Hirngewebskonzentration), maximale Wirkung praktisch nach ca. 30 min (Konzentrationsgleichgewicht mit den gefäßreichen Geweben)
- Wirkungsdauer 14 bis 25 min nach Unterbrechung der Inhalation von 1,3 MAC, 25 bis 41 min nach 1,5 MAC, nach Langzeitapplikation durch Aufsättigung tiefer Kompartimente (Muskel, Fett) stark verlängert
- Elimination: Überwiegend pulmonal, 11 bis 25 % hepatische Oxidation zu Trifluoressigsäure, Cl^-- und Br^--Ionen, unter besonderen (evtl. hypoxischen) Bedingungen auch reduktiver Metabolismus, der für Lebernekrosen verantwortlich gemacht wird

Kontraindikationen
- Erhöhter intrakranieller Druck (Steigerung der Hirndurchblutung)
- Maligne Hyperthermie
- Allergie gegen Thymol
- Hepatische Prophyrie
- Unklares Fieber, Ikterus oder Transaminasenanstieg im Zusammenhang mit vorangegangenen Inhalationsnarkosen

- Frühschwangerschaft
- Patient unter Strahlentherapie (lebertoxische Metabolite)
- **CAVE:** Wiederholte Halothannarkosen in kurzer Zeit (3 Monate, ausgenommen bei Kindern), bei Patienten mit Übergewicht oder schweren Leberschäden

Nebenwirkungen, Probleme

- Negativ inotrop (Reduktion des HZV um ca. 20 %, nach 2 bis 5 h Narkosedauer durch Sympathikuswirkung wieder normalisiert)
- Blutdrucksenkung ohne Abfall des peripheren Widerstandes
- Verkürzung der Refraktärzeit → Extrasystolie
- Begünstigung der AV-Dissoziation, vor allem in Kombination mit Atropin und kompetitiven Muskelrelaxanzien
- Sensibilisierung des Myokards gegen Katecholamine
- Atemdepressorisch (frequente, flache Atmung), bronchodilatatorisch
- Abnahme des zerebralen Sauerstoffverbrauchs, Zunahme der Hirndurchblutung
- Hepatotoxisch („Halothanhepatitis" mit Fieber, Übelkeit, Ikterus 2 bis 14 Tage nach Anästhesie, 1:10 000, Letalität 25 %)
- Uterusrelaxierend (gute Bedingungen für die innere Wendung, andererseits Gefahr der atonischen Nachblutung erhöht)
- Bei Langzeitexposition soll das Gestationsrisiko erhöht sein
- Gering muskelrelaxierend durch zentrale Dämpfung

Dosierung, klinische Anwendung

- 1 bis 3 Vol% zur Einleitung in Kombination mit Lachgas, auch bei Verwendung eines i. v. Einleitungshypnotikum (Erwachsene bis 2 Vol%, Kinder bis 3 Vol%, ältere Patienten bis 1,5 Vol%)
- 0,3 bis 1,5 Vol% zur Aufrechterhaltung des Toleranzstadiums

Praxis

- Die Patientenangabe „Halothanallergie" kann eine maligne Hyperthermie meinen
- Die MAC wird vermindert durch:
  Kombination mit andern Anästhetika, Sedativa, Opioiden
  Alter, Hypothermie, Schwangerschaft, Hypoxie, Anämie, Hypotension

- Die MAC wird erhöht durch Alkoholabusus, Hyperthermie
- Beste Kriterien für ausreichende Narkosetiefe sind: Blutdruck, Herzfrequenz, Bewegungen auf chirurgische und anästhesiologische Stimuli
- Zur lokalen Vasokonstriktion bei Halothananästhesie dürfen maximal 1 µg/kg Adrenalin verwandt werden (z. B. 0,1 ml/kg einer Adrenalinlösung 1:100 000, Wiederholung nach 20 min), alternativ Ornipressin (POR 8 Sandoz), Höchstdosis 2 Einheiten
- Halothan ist gut gummilöslich, bei Verdacht auf maligne Hyperthermie Narkosegerät komplett wechseln
- Zündbar, jedoch keine Explosionszwischenfälle bekannt
- Stabilisator: Thymol 0,01 %
- Gutes Inhalationsnarkotikum für Asthmatiker
- Die Inzidenz hepatotoxischer Nebenwirkungen läßt Halothan als Standardnarkotikum ungeeignet erscheinen. Vor der Diagnosestellung „Halothanhepatitis" müssen vorbestehende Lebererkrankungen, transfusionsbedingter Bilirubinanstieg, Hepatitis, Schock jeder Genese, Bilirubinanstieg infolge Obstruktion des Galleabflusses und hepatotoxische Wirkungen anderer Medikamente ausgeschlossen sein.

Heparin-Natrium (Heparin-Natrium Braun, 5000 IE/0,5, 10 000 IE/1 ml; 25 000 IE/5 ml Durchstichflasche)
(Liquemin N, 5000 IE/0,5 ml; 10 000 oder 20 000 IE/1 ml; 25 000 IE/5 ml Ampullenflasche)

Wirkung

- Polyanionisches (saures) Mucopolysaccharid (MG 6000 bis 20 000)
- Cofaktor von Antithrombin III (α-Globulin) und Heparin Cofaktor II, Wirkung als Komplex
- Inhibition von Faktor Xa und Thrombin (low dose)
- Inhibition der Faktoren XIIa, Kallikrein, XIa, Xa, IXa, IIa, XIIIa
- Thrombozytenaggregations- und Adhäsionshemmung (hohe Dosen)
- Freisetzung von Lipoproteinlipase: Anstieg der lipolytischen Aktivität
- Wirksame Plasmakonzentration 0,3 bis 0,4 IE/ml

Pharmakokinetik

- Wirkungseintritt: i.v. in Minuten, s.c. nach 2 bis 3 h
- Wirkungsdauer: 2 bis 4 h durch hepatische Desulfatierung, β-HWZ 1 bis 5 h, dosisabhängig (100 bis 800 IE/kg i.v.), unverändert renale Ausscheidung nach hohen Dosen bis 50 %
- Plasmaproteinbindung: 95 %
- Bei Nieren- und Leberinsuffizienz verlängerte HWZ
- Nicht hämodialysierbar (hohe Proteinbindung)
- Nicht hämofiltrierbar aber Adsorption an Filtermaterial
- Gravidität: Nicht plazentagängig, keine Wirkung beim Feten, jedoch durch Comorbidität Rate der Totgeburten > 10 %, der Aborte 1,5 %, der Frühgeburten 24 %; schwere Blutungskomplikationen der Mutter 10 % (2 % Mortalität); daher während der Wehentätigkeit maximal 15 000 IE/Tag

Kontraindikationen

Vollheparinisierung:

- Hämorrhagische Diathese, schwere Gerinnungsstörungen
- Spinal und Periduralanästhesie
- Magen-Darm-Ulzera

- Dekompensierter Hypertonus, subakute bakterielle Endokarditis
- Verdacht auf Malignom mit Blutungsgefahr
- Schwere Leber- und Nierenfunktionsstörungen
- Augenoperation
- Aktive Tbc
- Drohender Abort
- **CAVE:** Gravidität, Heparinisierung nicht > 3 Monate, auch keine Low-dose-Heparinisierung
- Heparinallergie
- Verdacht auf Hirnblutung, Neurochirurgie

Nebenwirkungen, Probleme

- Blutungen (Punktionsstellen, Druckstellen, Operationsgebiet, nach i.m.-Injektion)
- Allergie: Fieber, Urtikaria, Asthma, Schock
- Thrombozytopenie nach 2 bis 10 Tagen
- Osteoporosen mit Spontanfrakturen (Langzeittherapie)
- Haarausfall (reversibel)
- Hemmung der sauren Leukozytenphosphatase
- Störung der Labormethoden für Lipoproteine, Prothrombin, Kortikosteroide, Glukose
- Heparininduzierte Thrombopenie zusammen mit venösen und arteriellen Thrombosen (hohe Letalität), Hautnekrosen
- Selten: Hyperkaliämie, Hypoaldosteronismus, metabolische Azidose, Anstieg der Transaminasen, γ-Glutamyl-Transpeptidase, Lipase

Dosierung, klinische Anwendung

- Zur Vollheparinisierung ist eine individuelle Dosierung nach der partiellen Thromboplastinzeit erforderlich, Therapieziel: PTT 3 h nach Therapiebeginn auf das 1,5 bis 2,5fache erhöht, TZ auf das 2 bis 3fache erhöht
- Thrombose, Embolie: initial 100 IE/kg langsam i.v., dann 300 bis 800 IE/kg/Tag (Perfusor)
- Kinder: 300 bis 400 IE/kg/Tag
- Extrakorporale Elimination: Systemfüllung enthält 1000 IE, insgesamt unter Therapiekontrolle $\approx$ 20 IE/kg/h

- Extrakorporale Zirkulation: 300 IE/kg unter Kontrolle der activated clotting time (ACT)
- Thromboseprophylaxe postoperativ und bei Immobilisation 200 IE/kg/Tag i. v. (Perfusor) oder s. c. in 2 oder 3 Tagesdosen

Praxis

- Heparinperfusor: Tagesdosis/50 ml, 2 ml/h
- Wirkungsverstärkung durch Dextran, Acetylsalicylsäure, Dicoumarol, Fibrinolytika, Antihistaminika
- Bei allen Pharmaka mit hoher Plasmaproteinbindung kann mit einer Beeinflussung der Heparinwirkung gerechnet werden
- Wirkungsabschwächung bei Antithrombin III-Mangel (bei unerwartet geringer Heparinwirkung kontrollieren) und bei Glyzeroltrinitratinfusion
- häufige Inkompatibilitäten: Glukoselösungen, zahlreiche Antibiotika, Morphin, Pethidin, Promethazin, Hydocortison → nicht mischen
- Antagonist: Protaminsulfat oder -chlorid 1 mg/100 IE Heparin
- Bei heparininduzierter Thrombopenie Antikoagulation mit dem Heparinoid Orgaran® möglich (15 000 Anti-Xa-Einheiten = 1,2 ml/Tag, maximal 14 Tage lang)
- Hilfsstoffe: Benzylalkohol (Braun Mehrdosenbehälter), Chlorokresol (Roche Mehrdosenbehälter)

H

Hydrocortison, Cortisol   (Hydrocortison Hoechst, 100 mg/20 ml)

Wirkung
- Physiologisches Glukokortikoid mit mineralokortikoider Wirkung
- Erhaltung der Homöostase
- Antiphlogistisch und immunsuppressiv durch Minderung der leukozytären und lymphozytären Entzündungsreaktion (geringe Wirkungsstärke)
- Geringe antiproliferative Wirkung durch Unterdrückung der Fibroblastenreaktion
- Physiologische Spiegel: 160 ng/ml (8.00 h), 40 ng/ml (16.00 h); die Nebennierenrinde eines Gesunden produziert 15 bis 60 mg/Tag Cortisol und ist bis zu 240 mg/Tag stimulierbar

Pharmakokinetik
- Bioverfügbarkeit 80 %
- Plasmaproteinbindung 95 % (hohe Affinität zu Transkortin, niedrige zu Albumin)
- Wirkungseintritt 30 min
- Wirkungsdauer 8 bis 12 h (Kortikoid-Rezeptor-Komplex im Zellkern)
- Elimination durch hepatische Metabolisierung, Glukuronidierung und renale Exkretion, β-HWZ 1,5 h

Kontraindikationen
- Keine, da Substitutionstherapie

Nebenwirkungen, Probleme
(bei Dauertherapie mit pharmakodynamisch wirksamen Dosen)
- Gastrointestinale Blutung
- „Kortikoiddiabetes"
- Immunsuppressiv
- Suppression der Hypothalamus-Nebennierenachse
- Natrium- und Wasserretention, verminderte Kalziumresorption, erhöhte Phosphatausscheidung, Osteoporose

- Lymphozytopenie, Thrombozytose
- Katarakt, Glaukom
- Wachstumshemmung bei Kindern
- Euphorische oder depressive Stimmungsänderung

Dosierung, klinische Anwendung
- Substitutionstherapie 0,3 bis 0,6 mg/kg/Tag
- Substitutionstherapie bei Streß (z. B. operativer Eingriff, hyperthyreote Krise) 3 mg/kg/24 h (Perfusor 200 mg/50 ml: 2 ml/h/70 kg), dann nach Situation reduzieren
- Addison-Krise initial 100 mg i. v., dann siehe oben

Praxis
- Beschleunigter Abbau durch Enzyminduktoren (Barbiturate, Phenytoin, INH, Rifampicin)
- Inkompatibel mit Fruktose, einigen Antibiotika, Heparin
- Hilfsstoff: Benzylalkohol

H

Imipenem/Cilastatin   (Zienam 500 mg/100 ml Infusionsflasche)

Wirkung
- β-Laktam-Antibiotikum (Thienamycin plus Cilastin, Inhibitor der Imipenem metabolisierenden renalen Dipeptidase) mit sehr breitem Spektrum und hoher β-Laktamase-Stabilität
- Bakterizid durch Hemmung der bakteriellen Zellwandsynthese

Wirkungsspektrum
+++   Enterobakterien, P. aeruginosa, B. fragilis und andere Anaerobier, H. influenzae, Streptokokken, Pneumokokken, Meningokokken, Campylobakter
++   Staphylokokken, Enterokokken, Proteus
+   Enterococcus faecium
Lücken: Einige Pseudomonasarten (maltophilia, cepacia), einige oxacillinresistente Staphylokokken, einige Streptokokken der Gruppe D
Zurückhaltend einsetzen, „Panzerschrankantibiotikum"; zur Therapie von Pseudomonasstämmen Kombination mit einem Aminoglykosid sinnvoll
Wirksame Plasmaspiegel:
Bei Infusion von 500 mg: 40 µg/ml, 1 h danach 20 µg/ml
MHK < 0,5 µg/ml: S. aureus, Streptokokken, E. coli, Klebsiellen, Neisserien, Salmonellen, Shigellen, Legionellen
MHK < 2 µg/ml: S. epidermidis, Strept.faecalis, Enterobacter, Citrobacter, Clostridium perfr.
MHK < 4 µg/ml: H. influenzae, Proteus mirabilis, Providentia, P. aeruginosa, Clostridien
MHK < 8 µg/ml: oxacillinresistente Staphylokokken

Pharmakokinetik
- Plasma-HWZ: 1 h durch ca. 70 % unverändert renale Elimination, Rest nach hepatischer Metabolisierung renal

Penetration:	*gut*	*mäßig*	*schlecht*
	Urin	Liquor	Liquor
	Galle	(bei Meningitis)	
	Pleurasekret		
	Synovialsekret		
	Knochen		
	Pankreas		

- Niereninsuffizienz führt zu Eliminationsverzögerung
- Hämodialysierbar
- Hämofiltration: Siebkoeffizient keine Daten

Kontraindikationen

- Imipenem/Cilastin Allergie
- Gravidität (keine Zulassung)

Nebenwirkungen, Probleme

- Schmerzen, Phlebitis an der Infusionsvene
- Neurotoxisch (Kopfschmerz, Verwirrtheit, Krampfanfall)
- Nephrotoxisch (vor allem bei Vorschädigung)
- Übelkeit, Erbrechen, selten pseudomembranöse Kolitis
- Eosinophilie, Leukopenie, Thrombopenie
- Verlängerung der Prothrombinzeit
- Selten: Exanthem, Fieber, Anaphylaxie
- Vereinzelt Braunfärbung der Zunge

Dosierung, klinische Anwendung

Kurzinfusion über 30 min

- 25 bis 50 mg/kg/Tag in 3 bis 4 Dosen
- Neugeborene: 60 bis 100 mg/kg/Tag in 3 bis 4 Dosen
- Kinder < 3 Jahre 100 mg/kg/Tag, > 3 Jahre 60 mg/kg/Tag in 4 Dosen

- Dosierung bei Niereninsuffizienz: Mit normaler Dosis beginnen, dann maximal für 70 kg Broca-Gewicht

GFR (ml/min)	Kreatinin (mg/100 ml)	Dosis/Tag
120	0,8	3,5 g
45	2,0	2 g
8	6,0	1,5 g
2	15,5	1 g

- Zusatzdosis nach Hämodialyse: 0,5 g

Praxis

- Antagonismus bei Kombination mit Breitspektrumpenicillinen oder Cephalosporinen
- Kreuzallergie mit Penicillinen oder Cephalosporinen möglich
- Superinfektionen z. B. durch Candida
- Falsch positiver Coombs-Test
- Inkompatibilität mit laktathaltigen Lösungen, Aminoglykosiden

Insulin human

(H-Insulin Hoechst, 400 IE/10 ml)
(Insulin Actrapid HM, 400 IE/10 ml)
(Velasulin human, 400 IE/10 ml)
(Huminsulin Normal 400 IE/10 ml)

Wirkung

- Erhöhung des cGMP/cAMP-Quotienten an der Zielzelle → Erleichterung des Glukosetransports über die Zellmembran speziell in Muskel, Fett und Leber
- Steigerung der Glykogen- und Triglyzeridsynthese
- Senkung der Plasmaglukosekonzentration
- Physiologische Plasmakonzentration (nüchtern) bis 20 µE/ml; wirksame Plasmakonzentration stark von Rezeptorstatus und Insulinantikörperkonzentration abhängig, Insulinbedarf bei Diabetikern ohne Insulinresistenz 0,1 bis 0,5 IE/kg/Tag

Pharmakokinetik

- Wirkungseintritt: 15 bis 30 min (s.c.)
- Wirkungsdauer: i.v. 2 h, i.m., s.c. 5 bis 8 h, Abbau in Leber, Niere und Muskel, Exkretion bis 40 % renal, 40 % fäkal, β-HWZ i.v. 6 min, Plasma HWZ i.m. 2 h, s.c. 4 h
- Bei Leber- und Niereninsuffizienz HWZ verlängert
- Nicht hämodialysierbar

Kontraindikationen

- CAVE: Schwere Allergie vom Soforttyp gegen Insulin oder Konservierungsmittel

Nebenwirkungen, Probleme

- Insulinallergie (bei Humaninsulin selten, aber auch durch Konservierungsmittel)
- Lipodystrophie, Lipohypertrophie
- Transitorische Ödeme
- Reaktive Hyperglykämie (nach vor allem nächtlichen Hypoglykämien)
- Insulinresistenz (Antikörper)
- Hypokaliämie

Dosierung, klinische Anwendung

- Diabetische Stoffwechsellage beim perioperativen oder Intensiv-
  patienten: 0,01 bis 0,1 IE/kg/h i. v. (Perfusor); therapeutisches Ziel:
  Blutglukose 5 bis 10 mMol/l (90 bis 180 mg/100 ml), bei Schädel-
  Hirn-Trauma < 5 mMol/l (< 100 mg/100 ml)
- Coma diabeticum 0,1 bis 0,2 IE/kg i. v., neben der Rehydratation
- Zur Therapie gefährlich erhöhter Plasmakaliumkonzentrationen
  0,2 IE/kg/h parallel mit 0,6 g/kg/h Glukose ($\approx$ Insulinperfusor 14
  IE/h und Glukose 40%-Infusion 100 ml/h für einen 70 kg Patien-
  ten), Blutglukosekontrolle halbstündlich, in der Regel nach 1 h
  Dosisreduktion

Praxis

- **CAVE**: Schwere Hypoglykämien bei der Umstellung von tierischem
  Insulin auf Humaninsulin beschrieben
  Verschleierung der Hypoglykämiesymptome durch β-Blocker
- Therapiekontrolle initial 2stündlich, Kaliumkontrolle
- Wirkungsverstärkung durch α- und β-Rezeptorenblocker, orale
  Antidiabetika, MAO-Hemmer, Methyldopa, Paracetamol, Phenyl-
  butazon, Salizylsäure, Tetrazykline
- Wirkungsminderung durch Antidepressiva, Barbiturate, Chlorpro-
  thixen, Katecholamine, Kortikosteroide, Diazoxid, Diuretika, Pheny-
  toin, Thyroxin, Kontrazeptiva
- Insulin wird zu 10 bis 30% an Glas und PVC-Infusionsbestecke
  adsorbiert, dies sollte bei der Dosierung in Rechnung gestellt wer-
  den; die Adsorption kann durch Kolloide vermindert werden
- Perfusor: 40 IE/40 ml, d. h. Verdünnung 1 ml/40 ml NaCl
- Inkompatibel mit alkalischen Lösungen (Natriumhydrogenkarbo-
  nat, Barbiturate)
- Hilfsstoffe: m-Cresol
- Als Zumischung zu Infusionslösungen 24 h haltbar

Isofluran

(Forene, 250 ml)
(Isofluran Lilly, 100 ml, 250 ml)
(Isofluran Pharmacia, 100 ml)

Wirkung

- Ausgeprägt hypnotisch wirkender halogenierter organischer Äther, Strukturisomer zu Enfluran
- Geringe Analgesie
- Bronchodilatatorisch
- Periphere Vasodilatation, nur geringe Abnahme des HZV
- Koronardilatation
- Minimale alveoläre Konzentration (MAC) 1,3 % (in O2), 0,5 % (in 70 % Lachgas); MAC (Kinder) 1,5 %

Pharmakokinetik

- Verteilungskoeffizienten: Blut/Gas = 1,43, Hirn/Blut = 2,6
- Wirkungseintritt: Äquilibrierungszeit mit dem Hirngewebe 5 min, chirurgisches Anästhesiestadium mit 2,5 % in 70 % Lachgas nach 7 bis 10 min, maximale Wirkung praktisch nach ca. 30 min (Konzentrationsausgleich mit den gefäßreichen Geweben)
- Wirkungsdauer: 15 bis 21 min nach Unterbrechung der Inhalation von 1,3 MAC, 35 bis 41 min nach 1,5 MAC, nach Langzeitapplikation durch Aufsättigung tiefer Kompartimente verlängert
- Elimination: Fast ausschließlich pulmonal, 0,2 % hepatische Oxidation zu Trifluoressigsäure

Kontraindikationen

- Erhöhter intrakranieller Druck (Steigerung der Hirndurchblutung)
- Maligne Hyperthermie
- **CAVE:** Unklarer Transaminasenanstieg oder Ikterus im Zusammenhang mit vorangegangenen Inhalationsanästhesien

Nebenwirkungen, Probleme

- Blutdrucksenkung durch Abnahme des peripheren Widerstandes, bei 2 MAC auf 50 % des Ausgangswertes

- Geringe Sensibilisierung des Herzens gegen Katecholamine: Arrhythmogene Wirkung von Adrenalin ca. 1/5 der unter Halothananästhesie
- Atemdepressorisch (flache, nicht sehr frequente Atmung), Beatmung notwendig
- Halbierung des zerebralen Sauerstoffverbrauchs, Zunahme der Hirndurchblutung
- Herabsetzung des Uterustonus
- Atemanhalten und Husten bei Inhalationseinleitung (leicht stechender Geruch)
- Übelkeit, Shivering

Dosierung, Klinische Anwendung

- 1,5 bis 3,5 Vol% zur Einleitung in Kombination mit Lachgas, auch bei Verwendung eines i.v. Einleitungshypnotikums
- 0,7 bis 1,4 Vol% zur Aufrechterhaltung des Toleranzstadiums

Praxis

- Die MAC wird vermindert durch
  Kombination mit anderen Anästhetika, Sedativa, Opioiden, Alter, Hypothermie, Schwangerschaft, Hypoxie, Anämie, Hypotension
- Die MAC wird erhöht durch Alkoholabusus, Hyperthermie
- Zur lokalen Vasokonstriktion bei Isoflurananästhesie sollten maximal 5 µg/kg Adrenalin verwandt werden (z.B. 0,1 ml/kg einer Adrenalinlösung 1:20 000)
- Verstärkung der Wirkung nicht depolarisierender Muskelrelaxanzien (Faktor 2)
- Isofluran ist in Luft und Sauerstoff nicht entflammbar oder explosiv

Isosorbiddinitrat

(Isoket Spray, 1,25 mg/Sprühstoß)
(Iso-Mack Spray, 1,25 mg/Sprühstoß)
(Isoket Lösung 0,1% pro infusione,
100 mg/100 ml)

Wirkung

- Stimulation der Guanylatcyclase durch enzymatische und nichtenzymatische Metabolisierung zu Stickstoffmonoxid (NO): Vasodilatation vornehmlich der Kapazitätsgefäße, damit
- Senkung der Vorlast und des myokardialen O_2-Verbrauchs des Myokards
- Relaxierung der glatten Muskulatur, z. B. der Gallen- und Harnwege

Pharmakokinetik

- Bioverfügbarkeit: p. o. 25 % (First-pass-Effekt) sublingual 60 %
- Wirkungseintritt: Sublingual 1 bis 5 min, maximal nach 6 bis 10 min
- Wirkungsdauer: 10 bis 180 min; Metabolisierung durch hepatische und extrahepatische Nitratreduktase (β-HWZ 30 min) zu Isosorbidmononitraten (pharmakologisch aktiv, HWZ 2 bzw. 5 h)
- Renale Ausscheidung 78 %/24 h
- Bei Niereninsuffizienz unveränderte HWZ und Elimination
- Bei Leberinsuffizienz Plasmakonzentration erhöht
- Hämodialyse 3 %

Kontraindikationen

- Verdacht auf erhöhten intrakraniellen Druck
- Schock
- **CAVE:** Hypotonie
  Engwinkelglaukom

Nebenwirkungen, Probleme

- Vasomotorischer Kopfschmerz
- Orthostatische Fehlregulation, Reflextachykardie, Synkope
- Transitorische Ischämie
- Übelkeit
- Flush, Hitzegefühl, Erythem
- Periphere Ödeme

- Toleranzentwicklung bei Therapie > 12 h, erneut gutes Ansprechen nach 12 h Pause; Toleranzentwicklung durch intermittierende Therapie vermeidbar; Entzugssyndrom nach hohen Dosen
- Methämoglobinämie, bei sehr hohen Dosen Zyanose, bei Intoxikation Antidottherapie

Dosierung, klinische Anwendung
- Angina pectoris Anfall: Sublingual 0,03 mg/kg, evtl. wiederholt
- i. v. 0,5 bis 2,5 µg/kg/min (Perfusor 50 mg/50 ml: 2 bis 10 ml/70 kg/h)
- Bei Gallen- und Nierensteinkoliken 0,1 mg/kg

Praxis
- Kopfschmerz ist auch in therapeutischer Dosierung häufig
- Wirkungsverstärkung durch Antihypertensiva, β-Blocker, trizyklische Antidepressiva
- Kreuztoleranzentwicklung mit allen Nitraten
- Adsorption an PVC, geeignete Infusionsbestecke sollen aus Polyäthylen hoher Dichte bestehen, weitere Inkompatibilitäten sind nicht bekannt

Kaliumcanrenoat   (Aldactone, 200 mg/10 ml)
(Osyrol, 200 mg/10 ml)

Wirkung
- Kompetitiver Antagonist des Aldosterons am distalen Tubulus und Sammelrohr, Metabolit von Spironolacton
- Gering diuretisch: Steigerung der Natrium-, Wasser- und Hydrogenkarbonatausscheidung, Hemmung der Kaliumausscheidung
- Verminderung des Plasmavolumens, Vor- und Nachlastsenkung

Pharmakokinetik
- Bioverfügbarkeit: 80 % (nur i. v. anwenden, orale Therapie mit Spironolacton)
- Wirkungseintritt: 3 bis 6 h, maximale Wirkung nach 7 Tagen
- Wirkungsdauer 72 h; Biotransformation durch Hydroxylierung und Glukuronidierung; Exkretion renal 48 %, fäkal 14 % in 5 Tagen, β-HWZ 10 bis 50 h, terminale HWZ 43 h (Metabolite)
- **CAVE:** Kumulation
- Plasmaproteinbindung 98 %
- Bei Leberinsuffizienz Verdopplung der β HWZ möglich
- Niereninsuffizienz siehe Kontraindikationen
- Gravidität: Plazentagängig
- Stillzeit: Milch/Plasma-Quotient 0,6, vermutlich sicher
- Hämodialyse: Praktisch unmöglich (Proteinbindung)
- Hämofiltration: Siebkoeffizient keine Daten

Kontraindikationen
- Hyperkaliämie, Hyponatriämie
- Niereninsuffizienz mit Plasmakreatinin > 200 µMol/l ($\approx$ 2 mg/100 ml), bzw. einer Kreatininclearance < 30 ml/min
- Schwangerschaft und Stillzeit

Nebenwirkungen, Probleme

- Hyperkaliämie, Hyperurikämie
- Tumoren und Leukämien unter oraler Langzeitgabe an Ratten
- Schwindel, Kollaps, Muskelschmerzen (Hyponatriämie)
- Gastrointestinale Störungen, Anstieg harnpflichtiger stickstoffhaltiger Substanzen
- Exanthem
- Benommenheit, Verwirrtheit, Ataxie
- Gynäkomastie, Impotenz, Amenorrhö, Hirsutismus
- Heiserkeit, Veränderung der Stimmlage, teilweise irreversibel
- Lokaler Venenschmerz

Dosierung, klinische Anwendung

- Primärer Hyperaldosteronismus; sekundärer Hyperaldosteronismus bei schweren Lebererkrankungen mit Ödemen und Aszites; chronische dekompensierte Herzinsuffizienz mit Stauungsödem: Initial 3 bis 6 mg/kg/Tag für 3 Tage, dann 1 bis 4 mg/kg/Tag, sehr langsam i. v.
- Kinder: 1,5 bis 3 mg/kg/Tag

Praxis

- Wirkungsverstärkung (**CAVE:** Hyperkaliämie) durch ACE-Hemmer, Amilorid und Triamteren, Furosemid, Antihypertonika
- Wirkungsminderung durch Acetylsalicylsäure, Indometacin und andere Prostaglandinsynthesehemmer
- Verminderung der Gefäßreaktion auf Noradrenalin
- **CAVE:** Muskelrelaxanzien bei Hyperkaliämie

Ketamin
(Ketanest 50 mg/5 ml, 200 mg/20 ml Injektionsflasche; 100 mg/2 ml, 500 mg/10 ml Injektionsflasche)

Wirkung

- Thalamische und neokortikale Depression sowie Unterbrechung von Assoziationsbahnen, partielle Aktivierung des limbischen Systems: Gute analgetische, mäßige hypnotische Wirkung, Amnesie („dissoziative Anästhesie")
- Interaktion mit zentralen und spinalen Opioidrezeptoren, Antagonist an NMDA-Rezeptoren (N-Methyl-D-Aspartat-Rezeptoren)
- Erhaltene Reflexe (auch laryngeal und pharyngeal)
- Zentrale und periphere Sympathikusaktivierung: Bronchodilatatorisch
- Plasmakonzentration: > 150 ng/ml (Analgesie); > 650 ng/ml (Anästhesie)

Pharmakokinetik

- Bioverfügbarkeit: Oral und rektal (Kinder) ca. 20 % durch First-pass-Effekt, i. m. 93 %
- Wirkungseintritt: i. v. sofort, i. m. 5 min, oral 20 min, rektal 10 bis 15 min
- Wirkungsdauer: (2 mg/kg i. v.) Anästhesie 10 bis 15 min, Analgesie 40 min, Amnesie 1 bis 2 h; (5 mg/kg i. m.) Anästhesie 15 bis 25 min; Wirkungsende durch Rückverteilung, α-HWZ 7 bis 18 min
- CAVE: Kumulation bei repetitiver Gabe; bei Langzeitgabe Wirkungsabfall entsprechend der hepatischen Metabolisierung, HWZ 1 bis 3 h, unter anderem Demethylierung zu schwach wirksamem Norketamin
- Niereninsuffizienz: Praktisch keine Eliminationsbeeinflussung
- Leberinsuffizienz: Keine Verlängerung der Wirkdauer einer Einmaldosis, Kumulation möglich
- Gravidität: Fetomaternaler Quotient 1, keine teratogene Wirkung, keine fetale Depression bis 2 mg/kg i. v.
- Stillzeit: Keine Daten

K

Kontraindikationen

- Erhöhter intrakranieller Druck ohne Beatmung
- Fehlende Beatmungsmöglichkeit
- Schwere Hypertonie (Eklampsie, zerebraler Insult, Thyreotoxikose)
- Pulmonale Hypertonie, Herzklappenstenosen
- Glaukom, perforierende Augenverletzung
- **CAVE:** Krampfleiden, psychiatrische Erkrankungen, rhinolaryngologische Eingriffe, schwere koronare Herzkrankheit, Myokardinfarkt in den letzten 6 Monaten, manifeste Herzinsuffizienz

Nebenwirkungen, Probleme

- Erhöhter Muskeltonus, Zunahme des intraokkularen Druckes
- Spontanbewegungen, heftige Reaktionen auf Stimulation
- Erhöhung der zerebralen Durchblutung und damit des intrakraniellem Druckes
- Delirante Erregung, Halluzinationen (50 %), speziell bei Reizüberflutung in der Aufwachphase, ! psychiatrische Patienten
- Geringe Atemdepression (apnoische Phasen), abgeschwächter Hustenreflex
- Langer Nachschlaf (Stunden)
- Übelkeit, Erbrechen
- Blutdruckanstieg (ca. 25 %) durch HZV- und Frequenzerhöhung
- Salivation, bronchiale Sekretion
- Gravidität: Steigerung des Uterustonus (bei Dosierung > 1,1 mg/kg) und der Wehenfrequenz (**CAVE:** Anästhesie bei Wendung, drohende Uterusruptur)

Dosierung, klinische Anwendung

- Analgesie: 0,25 bis 0,5 mg/kg i.v., evtl. 0,5 bis 1,0 mg/kg i.m.
- Anästhesie: 1 bis 3 mg/kg langsam i.v., 4 bis 8 mg/kg i.m., im Schock 0,5 bis 1 mg/kg i.v., Nachinjektionen 1 mg/kg i.v.
- Intensivmedizin: Analgosedierung 0,4 bis 3,0 mg/kg/h in Kombination mit einem Benzodiazepin (maximal für 4 bis 6 Wochen)
- Status asthmaticus: bis 7 mg/kg i.v.

Praxis

- Keine Nasen-/Rachenraumeingriffe in Ketamin-Mononarkose, zusätzlich Atropinvorgabe empfohlen (pharyngeale und laryngeale Reflexe)
- Zur Reduktion der Aufwacherlebnisse durch Ketanest ist die Gabe von Benzodiazepinen oder Droperidol bzw. die Kombination mit Inhalationsanästhetika obligat
- Inkompatibilität mit Barbituraten (Ausfällung)
- Verlängerung der Wirkung nicht depolarisierender Muskelrelaxanzien durch Cholinesterasehemmung
- Der Einsatz zur Therapie des intraoperativen Singultus wird beschrieben (1 mg/kg)
- Einleitungsnarkotikum der Wahl bei Volumenmangel, Asthmapatienten
- Absenken der Krampfschwelle in Kombination mit Theophyllin möglich
- Die gleichzeitige Behandlung mit T_3/T_4-Präparaten und Sympathomimetika wirkt synergistisch kardiovaskulär stimulierend
- Intoxikation ab 50 mg/kg (zentrale Krämpfe)
- Bei schneller Injektion Apnoe
- Verkehrsfähigkeit ab 12 h nach Ketaminanästhesie
- Hilfsstoff: Benzethoniumchlorid

Lachgas, Distickstoffmonoxid, Nitrous oxide, N_2O (3 l, 11 l Stahlzylinder)

Wirkung
- Ungenügend hypnotisch wirkendes inertes Gas
- Gutes Analgetikum ($F_i N_2O$ 0,2 $\approx$ 5 mg Morphin)
- Minimale Alveoläre Konzentration (MAC) 105%, nur bei Überdrucknarkose erreichbar, somit kann Lachgas nur zur Kombinationsnarkose eingesetzt werden

Pharmakokinetik
- Verteilungskoeffizienten: Blut/Gas = 0,47, Hirn/Blut = 1,06
- Wirkungseintritt: Äquilibrierungszeit mit dem Hirngewebe 2,2 min, abhängig von der Ventilation, der eingeatmeten Lachgaskonzentration sowie dem Herzzeitvolumen, maximale Wirkung nach 15 min (90% Äquilibrierung)
  Konzentrationseffekt: Die rasche Aufnahme klinisch bedeutsamer Volumina von Lachgas ins Blut führt bei Erhöhung der eingeatmeten Lachgaskonzentration zu einer überproportionalen Beschleunigung der Gleichgewichtseinstellung
  Second-Gas-Effekt: Die rasche Aufnahme des „verdünnenden" Lachgases führt gleichzeitig zur Konzentrationszunahme eines zugemischten Narkosegases (z. B. Halothan)
- Wirkungsdauer: keine Daten (Mononarkose unmöglich)
- Elimination: Fast vollständig pulmonal, geringe Mengen kutan, Metabolisierung nicht meßbar; Eliminationszeit 1 bis 4 min auch nach längerer Exposition
  Diffusionshypoxie: Lachgas löst sich 34mal besser in Blut als Stickstoff. Nach Unterbrechen der Lachgaszufuhr diffundieren etwa 1 l/min Lachgas in den Alveolarraum zurück. Bei Hypoventilation mit Luft führt diese „Verdünnung" des Sauerstoffanteils zur Hypoxie

Kontraindikationen
- Erhöhter intrakranieller Druck (Steigerung der Hirndurchblutung)
- **CAVE:** Diffusion in luftgefüllte Hohlräume, siehe Nebenwirkungen
- Kein Trigger der malignen Hyperthermie

Nebenwirkungen, Probleme
- Lachgas diffundiert bei maximaler Partialdruckdifferenz wegen seiner guten Löslichkeit im Blut wesentlich schneller in luftgefüllte Räume, als Stickstoff diese verläßt:
  - → Trachealschädigung durch Cuffdruckanstieg
  - → Zunahme eines undrainierten Pneumothorax
  - → Blähung von Darmschlingen bei Ileus
  - → Aggravierung einer intraoperativen Luftembolie
  - → Erhöhung des Mittelohrdruckes (Tympanoplastik)
- Atemdepression beim Neugeborenen durch > 50 % Konzentrationen
  – Diffusionshypoxie
- Knochenmarksdepression bei Anwendung über 6 h
- Kardiozirkulatorische Wirkungen uneinheitlich; in Kombination mit Halothan, Enfluran, Isofluran mindert Lachgas deren kardiozirkulatorische Nebenwirkungen, bei Kombination mit Opioiden wirkt es gering kardiodepressiv
- In Kombination mit Hypoxie möglicherweise teratogen
- Anstieg des pulmonalvaskulären Widerstandes

Praxis
- Cuffdruck bei längerer Narkosedauer messen und korrigieren
- Nach Unterbrechung der Lachgaszufuhr 3 bis 5 min mit reinem Sauerstoff beatmen (Diffusionshypoxie)
- Lachgas ist geruchlos und 1,5mal schwerer als Luft (schonender Narkosebeginn bei Kindern möglich)
- Lachgas liegt in den Druckflaschen in flüssiger Form vor. Der Manometerdruck ist deshalb kein Maß für die Füllung: Restmenge (l) = Flaschengewicht – aufgestanzte Tara mal 500
- Lachgas unterhält wie Luft oder Sauerstoff die Verbrennung
- Kosten ca. 0,02 DM/l

Lidocain (Xylocain 2%, 100 mg/5 ml;
Xylocain schwer 5%, 100 mg/2 ml)

Wirkung
- Blockade des Natriumkanals durch Erhöhung der positiven Ladung und Volumenzunahme der Membran. Abnahme der Membranpermeabilität für Natrium:
  1. Antiarrhythmikum (Klasse I B): Abnahme der Leitungsgeschwindigkeit, Verkürzung der Refraktärzeit (praktisch keine EKG-Veränderung)
  2. Lokalanästhetikum (Amidstruktur)
- Negativ inotrop
- Antiarrhythmisch wirksame Plasmaspiegel: 1,5 bis 5 mg/l

Pharmakokinetik
- Bioverfügbarkeit: Oral 30 % (hoher First-pass-Effekt) intramuskulär fast vollständig
- Schlechte Penetration in entzündlich verändertes Gewebe (Lokalanästhesie)
- Wirkungseintritt: i. v. sofort
- Wirkungsdauer: ca. 20 min durch Verteilung (α-HWZ 8 min) und hepatische oxidative Desalkylierung (β-HWZ 2 h), unverändert renale Exkretion nur 5 %, renale Exkretion der Metaboliten
- Gravidität: Plazentagängig, > Bupivacain; postnatale neurologische Verhaltensstörungen sind beschrieben
- Einschränkung der Leberdurchblutung (Schock) oder schwere Leberinsuffizienz verlängern die HWZ unter Umständen drastisch
- Hämodialyse: Keine Dosisanpassung erforderlich

Kontraindikationen
- Höhergradige kardiale Blockaden
- Bradykarde Rhythmusstörungen
- Überempfindlichkeit gegen Lokalanästhetika vom Amidtyp
- **CAVE:** Adams-Stokes-Anamnese
  Leberinsuffizienz

Nebenwirkungen, Probleme

- Bei relativer Überdosierung oder zu schneller i. v.-Gabe: Tremor, Übelkeit, Metallgeschmack, periorale Parästhesien
- Intoxikation: Bewußtseinstrübung, Krämpfe, Atemstillstand, AV-Blockade, Sinusbradykardie, Hypotension
- Folgen der negativ inotropen Wirkung treten in der Regel nur bei vorgeschädigtem Herzen bzw. toxischen Dosen auf, sind jedoch bei der Reanimation relevant
- Vasokonstriktorische Zusätze zur Lokalanästhesie bei akzidenteller i. v.-Gabe: Tachykardie, Arrhythmie, Erregungszustände

Dosierung, klinische Anwendung

- Ventrikuläre Arrhythmien: Loading dose 1 bis 1,5 mg/kg KG über 2 min i. v. (100 mg/70 kg); Bolus evtl. mit 0,5 mg/kg nach 5 min wiederholen; **CAVE:** Stark reduzierte Dosen im Schock!
- Kammerflimmern 1,5 mg/kg i. v.; 3 mg/kg endobronchial, wenn i. v.-Gabe nicht möglich
- Alternativ nach loading dose 0,01 bis 0,07 mg/kg/min (Perfusor 1000 mg/50 ml: 2 bis 14 ml/70 kg/h), Höchstdosis 40 mg/kg/Tag
- Lokalanästhesie: 0,5 bis 2 % Lösung, im Bereich der Akren kein Adrenalinzusatz; Höchstdosis 3 mg/kg, mit Vasokonstriktor 7 mg/kg
- Spinal- oder Periduralanästhesie, Leitungsanästhesie: 2 % Lösung, Höchstdosen beachten

Praxis

- Verlängerung der HWZ durch β-Blocker oder Cimetidin
- MAC von Inhalationsanästhetika ist erniedrigt (Halothan 20 %)
- Additive Wirkung von Antiarrhythmika, β-Blockern und Ca-Antagonisten
- Wirkungsverstärkung von Muskelrelaxanzien (auch Succinylcholin, klinisch nur bei Überdosierung relevant)
- Inkompatibel mit alkalischen Lösungen
- Lidocain zur antiarrhythmischen Therapie darf keinen Katecholaminzusatz enthalten
- Test zur Abschätzung der Leberstoffwechselleistung: Gabe von Lidocain 1 mg/kg, danach Bestimmung der Monoethylglycilxylidid-Plasmakonzentration nach 15 und 30 min (MEGX-Test)
- Lidocainampullen und Belocampullen sehen sich fatal ähnlich

L

Magnesiumsulfat   (Mg5-Sulfat Amp 50%, 5 g/10 ml)

Wirkung
- Entscheidende Beteiligung an der synaptischen Reizübertragung (Wirkungsmechanismus bei Gestose unklar): Prophylaxe oder Therapie des eklamptischen Krampfanfalls
- Kalzium-Magnesium-Antagonismus am Aktin-Myosin-Komplex: blutdrucksenkend und tokolytisch bei EPH-Gestose
- Hemmung der Acetylcholinfreisetzung: Muskelrelaxierend
- Bronchodilatatorisch
- Antiarrhythmisch in hohen Dosen
- Wirksame Plasmaspiegel 2 bis 4 mmol/l
- Erlöschen des Patellarsehnenreflexes bei 5 mmol/l, Narkose bei 8 mmol/l, Antidot Kalzium 1 bis 2 g langsam i. v.

Pharmakokinetik
- Bioverfügbarkeit: Oral etwa 45 %
- Wirkungseintritt: i. v. sofort
- Wirkungsdauer: Konzentrationsabhängig, α-HWZ niedriger Dosen wenige Minuten, β-HWZ 4 h durch renale Ausscheidung
- Niereninsuffizienz: Rasche Kumulation, renale Ausscheidung durch Diuretika stimulierbar, hämodialysierbar und hämofiltrierbar
- Leberinsuffizienz: Unveränderte HWZ
- Gravidität: Plazentagängig, fetale gleich maternaler Plasmakonzentration, β-HWZ beim Neugeborenen 43 h, Antidot Kalzium
- Stillzeit: Auch bei i. v.-Therapie kaum erhöhte Mg-Konzentrationen in der Muttermilch, sicher

Kontraindikationen
- Höhergradige Niereninsuffizienz
- AV-Block, höhergradig, Schenkelblock
- Myasthenia gravis
- CAVE: Oligurie

Nebenwirkungen, Probleme

- Wärmegefühl, Flush, Schwitzen, Tremor
- Übelkeit
- Hypotension
- Atemdepressiv bei Mg-Plasmaspiegeln > 6 mmol/l
- Negativ dromotrop bei Mg-Plasmaspiegeln > 10 mmol/l, diastolischer Herzstillstand > 12 mmol/l
- Hemmung der Thrombozytenaggregation

Dosierung, klinische Anwendung

- Eklamptischer Krampfanfall, loading dose: 25 bis 50 mg/kg sehr langsam i. v. (1,75 bis 3,5 g/70 kg KG)
- Danach 10 bis 25 mg/kg/h (bei zentralem Venenzugang Perfusor 25 g/50 ml: 1,4 bis 3,5 ml/70 kg)
- Torsade de pointes: 8 mmol Magnesium (Bolus) entsprechend 4 ml Magnesiumsulfatlösung 50 % oder 16 ml Magnesiumascorbatlösung 20 %

Praxis

- Magnesiumsulfatlösung 50 % enthält 49,3 g/l = 2,025 Mol/l Mg^{++}
  Magnesiumascorbatlösung (Magnorbin 20 %) enthält 13 g/l = 0,535 Mol/l Mg^{++}
  Orale Therapie mit Magnesiumdragees oder Kautabletten entspricht nur einem Bruchteil der i. v.-Dosierung
- Inkompatibel mit Polymyxin B, mit Tartraten, Phosphaten, Karbonaten, Bromiden, Fettemulsionen, Kalzium
- Auf ausreichende Diurese achten, > 50 ml/h, Kreatinin < 2 mg/dl
- Erheblicher Blutdruckabfall in Kombination mit Nifedipin
- Zur periphervenösen Applikation nur 20 %ige Lösung verwenden, evtl. mit Natriumchloridlösung weiterverdünnen
- Verlust der tiefen Sehnenreflexe bei > 5mmol/l

M

Mepivacain   (Meaverin/Scandicain 0,5%, 1%, 2%)
(Meaverin 4% hyperbar/Scandicain 4% hyperbar)

Wirkung
- Blockade von Ionenkanälen durch Volumenzunahme der Zellmembran und Bindung an Kanalproteine; Abnahme der Membranpermeabilität, vor allem für Natriumionen: Lokalanästhetikum (Amidstruktur)
- Die unterschiedliche Empfindlichkeit von Nervenfasern verschiedener Dicke führt dazu, daß die sensorischen Qualitäten in folgender Reihenfolge ausfallen: Schmerz, Temperatur, Berührung, Tiefensensibilität
- Maximale Plasmakonzentration nach 2%iger Lösung: Interkostalblockade 6 bis 8 μg/ml, Periduralanästhesie 2 bis 5 μg/ml, Plexus brachialis Blockade 4 μg/ml
- Toxische Plasmakonzentration (Krampfschwelle): 5 bis 12 μg/ml

Pharmakokinetik
- Bioverfügbarkeit: Entzündlich verändertes (saures) Gewebe behindert die Permeation des basischen Mepivacain zum Wirkort
- Wirkungseintritt:
  Infiltrationsanästhesie 1 bis 3 min
  Plexus brachialis Block 20 bis 40 min
  Periduralanästhesie 7 min, maximal 20 min
  Spinalanästhesie 4 bis 6 min (nicht geeignet, siehe Nebenwirkungen)
- Wirkungsdauer: 1,5 bis 2,5 h, abhängig von der Geschwindigkeit der Absorption in die Zirkulation: Trachealschleimhaut > Interkostalblockade > Periduralanästhesie > Plexus brachialis Blockade > Spinalanästhesie; hepatische Desalkylierung, β-HWZ 1,9 h; unverändert renale Elimination < 10%
- Plasmaproteinbindung: 70% (α_1-saures Glykoproteid)
- Gravidität: Plazentagängig, fetomaternaler Quotient 0,7; HWZ beim Neugeborenen 9 h, neurologische Verhaltungsstörungen beim Neugeborenen beschrieben

- Niereninsuffizienz: Keine wesentliche Bedeutung
- Leberinsuffizienz verlängert die HWZ

Kontraindikationen
- Allergie auf Lokalanästhetika mit Amidstruktur
- Intravasale Injektion
- **CAVE:** Allergie gegen Paraphenylverbindungen (Mehrdosenbehälter)
- **CAVE:** Hohe Dosen in stark durchblutetem, z. B- entzündlich verändertem Gewebe, Leberinsuffizienz, Myasthenia gravis

Nebenwirkungen, Probleme
- Allergische Reaktionen: Urtikaria, Ödeme, Bronchospasmus, Anaphylaxie
- Toxische Frühzeichen: Linguale und periorale Taubheit, Metallgeschmack, Schwindel, verwaschene Sprache
- Toxische Reaktion: Übelkeit, Angst, Desorientiertheit, Bewußtlosigkeit, Atemlähmung, Bradykardie, Hypotension, Asystolie
- Bei der Spinalanästhesie brennende Schmerzen im Ausbreitungsgebiet nach Abklingen der Anästhesie für 1 bis 3 Tage
- Beim Parazervikalblock: Fetale Bradykardie, Krämpfe
- Bei Katecholaminzusatz kann die Abgrenzung von Katecholaminwirkungen Probleme bereiten
- Vasokonstriktorische Zusätze zur Lokalanästhesie bei akzidenteller i. v.-Gabe: Tachykardie, Arrhythmie, Erregungszustände

Dosierung, klinische Anwendung
- Sakralblockade: 2 ml Mepivacain 4 % hyperbare Lösung
- Periduralanästhesie: Altersabhängig 1,5 bis 1 ml der 1 bis 2 %igen Lösung pro Segment
- Plexus-brachialis-Blockade: 1 % 40 ml, zur kontinuierlichen Blokkade: Perfusor 500 mg/50 ml; 10 ml/h
- Intravenöse Lokalanästhesie des Armes: Mepivacain 0,5 %, 1 ml/kg; Mindestfixationszeit 20 min
- Maximale Dosis 5 mg/kg KG, mit Vasokonstriktor 7 mg/kg

Praxis

- Die versehentliche intravasale Injektion ist die häufigste Ursache toxischer Reaktionen
- Therapie toxischer Reaktionen: Bei zentraler Stimulation Diazepam 5 bis 30 mg i. v., evtl. Thiopental bis 5 mg/kg; bei zentraler und kardiovaskulärer Depression Schocktherapie
- Bei der Periduralanästhesie kann die Hypotension als Folge der unvermeidbaren Sympathikusblockade durch Vorinfusion von 500 bis 1000 ml Flüssigkeit vermieden werden
- Inkompatibel mit alkalischen Lösungen
- Lichtgeschützt aufbewahren
- Hilfsstoffe: Parabene in Mehrdosenbehältern

Metamizol, Dipyrone, Novaminsulfon   (Novalgin 1000 mg/2 ml)

Wirkung
- Beeinflussung der Prostaglandinsynthese: Antipyretisch, analgetisch, gering antiphlogistisch
- Spasmolytische Wirkkomponente

Pharmakokinetik
- Bioverfügbarkeit 100 % als „prodrug" für Methyl-aminoantipyrin
- Wirkungseintritt i. v. 1 bis 8 min
- Wirkungsdauer 3 bis 5 h, hepatische Metabolisierung, renale Elimination, β-HWZ 1,8 bis 4,6 h
- Gravidität: Plazentagängig
- Stillzeit: Übergang in die Muttermilch
- Hämodialysierbar
- Hämofiltration: Siebkoeffizient 0,4 (fraglich)

Kontraindikationen
- Porphyrie
- Glukose-6-Phosphatdehydrogenase-Mangel
- Gravidität

Nebenwirkungen, Probleme
- Agranulozytose (**CAVE:** Differentialdiagnose bei Sepsis); die Angaben zur Häufigkeit differieren von 1:1 Million bis zu 1:100 000; Thrombopenie
- Allergische Hauterscheinungen, Asthmaanfall
- Natrium- und Wasserretention
- Anaphylaktischer Schock bei i. v.-Injektion (auch späte Reaktion)
- Toxisch: Schock, Reflexsteigerung, zerebraler Krampfanfall, Koma, Schnappatmung (bei schneller i. v.-Injektion)

M

Dosierung, klinische Anwendung

- Schwere Schmerzzustände, Koliken: 15 mg/kg i. v. bis maximal 75 mg/kg/Tag
- Nicht beherrschbare Hyperthermie: 15 mg/kg

Praxis

- Rotfärbung des Urins durch Metabolit Rubazonsäure möglich
- Interaktionen: HWZ verkürzt durch Enzyminduktoren, verlängert durch Cimetidin
- Schwere Hypothermie bei Kombination mit Phenothiazinen
- Kann Blutungsneigung verstärken

Methohexital   (Brevimytal Natrium, Trockensubstanz, 100 mg, 500 mg)

Wirkung
- Barbiturat
- Hemmt dosisabhängig die Aktivität aller erregbaren Strukturen, das ZNS ist besonders empfindlich; modifiziert die Freisetzung inhibitorischer und exzitatorischer Transmitter, unter anderem GABA-erger Effekt: Sedativ, hypnotisch
- Reduktion des neuronalen Stoffwechsels, proportionale Reduktion der Hirnperfusion, Abnahme eines erhöhten intrakraniellen Drucks
- Nicht analgetisch
- Hypnotisch wirksame Plasmakonzentration 5 µg/ml

Pharmakokinetik
- Bioverfügbarkeit: Rektal ca. 70 %, variabel
- Wirkungseintritt: i. v. sofort, rektal 8 – 10 min
- Wirkungsdauer: i. v. 5 bis 10 min, rektal 45 min, dosisabhängig, durch Umverteilung, α-HWZ 6 min, Elimination ausschließlich durch hepatische Metabolisierung, β-HWZ 1,6 bis 4 h
- Niereninsuffizienz nicht relevant
- Leberinsuffizienz führt bei Dauertherapie zur Kumulation
- Plazentagängig, maximale fetale Spiegel nach 4 min, schnelle fetale Elimination

Kontraindikationen
- Schock
- Porphyrie
- Fehlen einer sicheren Beatmungsmöglichkeit

Nebenwirkungen, Probleme
- Hypotension, speziell bei Volumenmangel (Ausfall der adrenergen Stimulation, Abnahme des HZV um 10 bis 20 %)
- Irritation des Gefäßendothels (pH 11), Schmerz, Thrombophlebitis
- Atemdepression, Atemstillstand

M

- Laryngo-, Bronchospasmus
- Tremor, unwillkürliche Muskelbewegungen
- Allergische Hautreaktionen, Anaphylaxie (1:1 Mio)
- Induktion mikrosomaler Leberenzyme

Dosierung, klinische Anwendung
- Hypnotisch (Narkoseeinleitung): 1 bis 2 mg/kg i.v.
  Kinder 20 bis 30 mg/kg *rektal*

Praxis
- Lösung zur rektalen Instillation bei Kindern: 500 mg/10 ml Wasser;
  Lösung ist hyperosmolar und alkalisch, schleimhautreizend, deshalb häufig umgehend laxierend
- Interaktion mit Antihypertonika, Phenothiazinen: schwere Hypotension
- Inkompatibilität: Zumischen zu schwach sauren Pharmaka führt zu Fällungen, z. B. Atropin, Zugang nach Injektion durchspülen
- Bei der operativen Geburtshilfe werden atemdepressive fetale Methohexitalkonzentrationen erst bei mütterlichen Dosen > 1,5 mg/kg erreicht
- Nachinjektion führt zur Kumulation, Dosis verringern
- Bei alkoholabhängigen Patienten können erheblich höhere Dosen notwendig sein
- Injektionszeit 20 bis 30 s: Schnelle Injektion führt zu Hypotonie, bei sehr langsamer Injektion sind exzitatorische Nebenwirkungen ausgeprägter
- Gelöst bei 4 °C 2 Wochen haltbar, jedoch mikrobiologische Sicherheit nicht gegeben

Metoclopramid   (Paspertin, 10 mg/2 ml, 50 mg/10 ml)

Wirkung
- Dopaminantagonist, zentral (Area postrema) und peripher; Interaktion mit Serotoninrezeptoren (5-HT3-Antagonist, 5-HT4-Agonist), cholinerg
- Antiemetisch
- Beschleunigung von Magenentleerung und Dünndarmpassage

Pharmakokinetik
- Bioverfügbarkeit: 80 %
- Wirkungseintritt: 5 bis 10 min
- Wirkungsdauer: 60 min, durch Verteilung und hepatische Desulfatierung und Glukuronidierung, renale Exkretion 78 %/24 h, 22 % unverändert; α-HWZ 30 min, β-HWZ 4,5 h
- Bei Niereninsuffizienz β-HWZ 9 bis 18 h, Kumulationsgefahr
- Hämodialyse klinisch nicht relevant
- Hämofiltration: Keine Daten
- Stillzeit: Milch/Plasma-Quotient 2,0, Stillen nur in begründeten Ausnahmen

Kontraindikationen
- Mechanischer Ileus
- Phäochromozytom
- **CAVE:** Morbus Parkinson
  Kinder unter 14 Jahren (Konvulsionen)

Nebenwirkungen, Probleme
- Dyskinesien (Kopf-, Schulterbereich), vor allem bei Kindern und jungen Erwachsenen; Antidot Akineton
- Erregung, Unruhe, Verwirrung, Krämpfe
- Müdigkeit, Depression
- Galaktorrhö, Gynäkomastie
- Hypertensive Krise bei Phäochromozytom

M

Dosierung, klinische Anwendung

- Antiemetisch 0,15 mg/kg
- Postoperative Magen-Darm-Atonie 0,5 mg/kg/Tag in 3 bis 4 Dosen, d. h. 3mal 10 mg/60 kg
- Für Kinder dürfen bei strenger Indikationsstellung 0,5 mg/kg/Tag nicht überschritten werden

Praxis

- Wirkungsminderung durch Anticholinergika (cholinerge „NW")
- Verstärkt die Nebenwirkungen von Neuroleptika
- Veränderte Absorption vieler Pharmaka (z. B. verminderte Absorption von Digoxin), abhängig vom Absorptionsort
- Inkompatibel mit vielen Antibiotika, Kalzium, Natriumhydrogenkarbonat
- Interaktion mit Dopamintherapie minimal

Metoprolol   (Beloc, Lopresor, 5 mg/5 ml)

Wirkung
- β-sympatholytisch, vorwiegend β1-Rezeptoren blockierend, β2-blockierende Wirkung = 1/50 Propranolol, ohne intrinsische sympathomimetische Aktivität: Negativ inotrop, chronotrop, dromotrop; dadurch Senkung des O_2-Bedarfs des Herzens
- Vermindert die Plasma-Renin-Aktivität
- Wirksame Plasmakonzentration: 25 ng/ml

Pharmakokinetik
- Bioverfügbarkeit: 50 % durch First-pass-Effekt
- Wirkungseintritt: Wirkungsmaximum 90 min
- Wirkungsdauer: 3 bis 4 Halbwertszeiten, 10 % unverändert renale Elimination, Rest hepatisch hydroxyliert , β-HWZ 3 h (pharmakogenetisch unterschiedlich bis zu 7 h)
- Niereninsuffizienz: HWZ unverändert, hämodialysierbar (2 %)
- Leberinsuffizienz: Kumulationsgefahr
- Gravidität: Plazentagängig, jedoch nicht teratogen, keine Wehen-induktion, kritische Reduktion der Plazentaperfusion (umstritten), Senkung der CTG-Basalfrequenz
- Stillzeit: Milch/Plasma-Quotient 3,0, Stillen unter Überwachung des Säuglings möglich

Kontraindikationen
- Chronisch obstruktive Atemwegserkrankungen
- Sick sinus syndrome
- Höhergradige AV-Blockierung
- **CAVE:** Diabetes mellitus, periphere Durchblutungsstörungen Herzinsuffizienz, Bronchospastik, eventuell zunächst digitalisieren

M

Nebenwirkungen, Probleme

- AV-Block
- Herzinsuffizienz, Hypotonie (auch durch β_2-sympatholytische Wirkung)
- Bronchospasmus in höherer Dosierung
- Hypoglykämie, Unterdrückung der Gegenregulation und Symptome
- Benommenheit, Depression, Kopfschmerz
- Übelkeit
- Knochenmarksdepression (selten)
- Verstärkung von Durchblutungsstörungen
- Hauterscheinungen: Juckreiz

Dosierung, klinische Anwendung

- Sinustachykardie, supraventrikuläre Tachykardie: 0,05 mg/kg sehr langsam (5 min) i. v., eventuell wiederholt, maximal 0,3 mg/kg; zur Langzeittherapie Perfusor (50 mg/50 ml) 0,05 mg/kg/h
- Besser per os: initial 1 mg/kg/Tag, bis maximal 5 mg/kg/Tag
- Hypertonie: 1 mg/kg/Tag per os bis maximal 5 mg/kg/Tag

Praxis

- β-Sympatholytika nie abrupt absetzen, Entzugssyndrom mit Tachykardie, Tremor, Angina pectoris bis zum Infarkt (Adrenozeptor-up-Regulation)
- Bei Dauertherapie in der Regel am Op.-Tag zusammen mit der Prämedikation geben
- Verstärkung der negativ inotropen Wirkung von Inhalationsanästhetika sowie der Wirkung von Muskelrelaxanzien (geringe Probleme)
- Verstärkung der Wirkung von Antiarrhythmika (auch Digitalisglykoside) und Antihypertonika
- Gefährliche Rhythmusstörungen bei Kombination mit Verapamil oder Diltiazem (Asystolie)
- Cimetidin erhöht die HWZ von Metoprolol, Metoprolol die von Lidocain
- Kombination mit Noradrenalin: Gefährliche Vasokonstriktion ohne kardiale Reaktionsmöglichkeit
- Bei Hypoglykämie keine Gegenregulation

- Bei Blutung keine Gegenregulation
- Bei Phäochromozytom vor β-Blockade immer α-Blockade (Phen-oxybenzamin (Dibenzyran), Phentolamin (Regitin, in Deutschland nicht mehr im Handel)
- Bei unsicherer Indikation besser zunächst β-Blocker mit kurzer Halbwertszeit verwenden, Esmolol (Brevibloc)

M

Metronidazol   (Clont i.v. 500 mg/100 ml Infusionsflasche)

Wirkung

- Nitroimidazolantibiotikum: Spektrum Anaerobier, Protozoen
- Bakterizid durch Hemmung der Nukleinsäuresynthese

Wirkungsspektrum

+++   *Bakteroides*, Clostridien, Campylobacter, Fusobakterien, Pepto-
streptokokkus, Protozoen

++   Enterokokken, Peptokokkusarten, Veillonella

+   Aktinomyzeten

Aerobe oder fakultativ aerobe Keime werden nicht gehemmt

Wirksame Plasmaspiegel:

Eine Stunde nach Infusion von 500 mg: 15 µg/ml

MHK < 2 µg/ml: Fast alle Anaerobier, außer Propionibakterium und
Actinomyces, Entamoeba histolytica

MHK < 4 µg/ml: Trichomonas vaginalis

Pharmakokinetik

- Bioverfügbarkeit: 100 %
- Plasma-HWZ 8 h, Elimination 10 % unverändert renal
  Rest durch hepatische Metabolisierung, enterohepatischer Kreislauf

Penetration:	*gut*	*mäßig*	*schlecht*
	Liquor, Hirn		
	Leber, Galle		
	Lunge		
	Knochen		
	Vaginalsekret, Uterus		
	Peritonealsekret		

- Verlängerte Halbwertszeit bei Neugeborenen und Säuglingen
- Niereninsuffizienz führt zur Eliminationsverzögerung (ANV: HWZ
  8 bis 15 h), schwere Leberinsuffizienz ebenso

- Hämodialysierbar, nicht peritoneal dialysierbar
- Hämofiltration: Siebkoeffizient 0,86
- Gravidität: Gute Penetration in das Fruchtwasser, Mutagenität und Teratogenität beim Menschen eher unwahrscheinlich, jedoch möglich
- Stillzeit: Milch/Plasma-Quotient 1,0; signifikante Dosis beim Neonaten, nicht stillen

Kontraindikationen
- Schwangerschaft, 1. Trimenon, Stillperiode
- Aktive ZNS-Erkrankungen, hämatopoetische Erkrankungen

Nebenwirkungen, Probleme
- Alkoholintoleranz
- Gastrointestinale Störungen (Übelkeit, Abdominalschmerzen), selten Pankreatitis
- Periphere Neuropathie, Schwindel, Krämpfe, Ataxie, Verwirrtheit
- Leukopenie
- Exanthem, Pruritus, anaphylaktischer Schock
- Fraglich kanzerogen
- Dysurie, Zystitis, Urinverfärbung
- Phlebitis

M

Dosierung, klinische Anwendung
Infusion über 60 min
- 20 mg/kg/Tag in 2 bis 3 Dosen, für Parasiten eventuell höhere Dosierung
- Kinder ebenfalls 20 mg/kg/Tag in 2 Dosen
- Dosierung bei Niereninsuffizienz: Mit normaler Dosis beginnen, dann bei Anaerobierinfektion für 70 kg Broca-Gewicht

GFR (ml/min)	Kreatinin (mg/100 ml)	Dosis/Tag
120	0,8	1,5 g
< 15	3,5	1,0 g

- Keine Zusatzdosis nach Hämodialyse
- Bei schwerer Leberinsuffizienz zur Langzeittherapie Dosis halbieren
- Perioperative Prophylaxe: Einmalig 0,5 g vor Op.-Beginn

Praxis

- Komplette Kreuzresistenz mit andern Nitroimidazolen, keine Resistenzentwicklung unter der Therapie
- Abschwächung der Wirkung durch Barbiturate und Phenytoin
- Beschleunigte Elimination nach Enzyminduktoren (z. B. Barbiturate)
- Erhöhte Plasmaspiegel durch Lithium und durch Cimetidin möglich
- Verstärkung der Wirkung oraler Antikoagulantien
- Alkoholunverträglichkeit vom Disulfiramtyp
- Hilfsstoffe: Citronensäure, Natrium, Monohydrogenphosphat
- Baypen und Clont sind kompatibel, zur Flüssigkeitsreduktion ist es möglich, Baypen in Clont zu lösen (6 h haltbar)

Mezlocillin   (Baypen 2 g/20 ml, 4 g/40 ml, 5 g/50 ml etc.)

Wirkung
- β-Laktam-Antibiotikum (Acylureidopenicillin mit stark erweitertem Spektrum im gramnegativen Bereich)
- Bakterizid durch Hemmung der D-Alanin-Transpeptidase bei der Zellwandsynthese
- Weder β-Laktamase- noch säurestabil

Wirkungsspektrum
+++   E. coli, Proteus, Enterokokken, H. influenzae (teils resistent), Salmonellen, Shigellen, Streptokokken, Pneumokokken, Meningokokken, Gonokokken

++   Anaerobier, Enterobakter, Serratia, Indol-pos. Proteus

+   Pseudomonas aeruginosa, Klebsiellen, Staphylokokken

Wichtige Lücke: penicillinasebildende Keime, z. B. Staphylokokken

Wirksame Plasmaspiegel:
- Nach Infusion von 5 g werden nach 1 h 124 µg/ml, nach 3 h noch 19 µg/ml erreicht
- MHK < 1 µg/ml: Streptokokken, auch S. faecalis
- MHK < 3 µg/ml: Proteus mirabilis
- MHK < 25 µg/ml: Klebsiellen, Bakteroides, Pseudomonas, Enterobacter

Pharmakokinetik
- Plasma-HWZ 0,6 bis 1,2 h, Neugeborene 1,8 h
- Elimination 65 % unverändert renal, 35 % nach hepatischer Metabolisierung teilweise biliär (10 bis 20 %)

Penetration:	gut	mäßig	schlecht
	Galle, Pankreas	Liquor	Liquor
	Bronchialsekret	(bei Meningitis)	
	Fruchtwasser	Kammerwasser	
	Lunge		
	Niere		

M

- Trotz guter Penetration in den fetalen Kreislauf keine Schäden bekannt
- Niereninsuffizienz führt zur Eliminationsverzögerung: Anurie-HWZ 5 h
- Selbst bei hochgradiger Leberinsuffizienz wird Mezlocillin mit der Galle ausgeschieden
- Hämodialysierbar: 25 %/4 h
- Hämofiltration: Siebkoeffizient 0,68

Kontraindikationen

- Penicillinallergie
- **CAVE:** Allergie gegenüber anderen β-Laktam-Antibiotika, Polyallergiker
  Anamnestisch berichtete Penicillinallergie ist häufig eine Seitenkettenallergie gegen Ampicillin (makulopapulöses Exanthem); Frage nach dem Präparat, der therapierten Erkrankung und dem Applikationsweg

Nebenwirkungen, Probleme

- Thrombophlebitis, Schmerzen an der Infusionsvene
- Gastrointestinale Beschwerden, pseudomembranöse Kolitis
- Toxische Neutropenie, hämolytische Anämie, Agranulozytose
- In hohen Dosen (oder Normdosen bei Niereninsuffizienz) neurotoxisch
- Allergien (Exanthem, Urtikaria, Drug-fever, Bronchospastik, Anaphylaxie)
- Interstitielle Nephritis
- Hepatotoxisch: Anstieg von Transaminasen, alkalischer Phosphatase und Bilirubin, Kreatininanstieg, Hypokaliämie
- Koagulopathien, speziell in Verbindung mit Leberinsuffizienz

Dosierung, klinische Anwendung

Kurzinfusion über 30 min

- 0,1 bis 0,3 g/kg/Tag in 3 bis 4 Einzeldosen
- Kinder gleiche Dosierung, Neugeborene: 75 bis 150 mg/kg/Tag, älter als 1 Woche: 300 mg/kg/Tag

- Dosierung bei Niereninsuffizienz: Mit normaler Dosis beginnen, dann maximal für 70 kg Broca-Gewicht

GFR (ml/min)	Kreatinin (mg/100 ml)	Dosis/Tag
120	0,8	maximal 20 g
45	2,0	16 g
8	6,0	6 g
2	15,5	4 g
nach Dialyse		Zusatzdosis 2 bis 3 g

- Bei schwerer Leberinsuffizienz Dosis halbieren

Praxis

- 1 g Mezlocillin enthält 1,85 mmol Natrium; bei hohen Tagesdosen können die Elektrolytmengen relevant sein
- Allergische Reaktionen sind häufiger in Kombination mit Allopurinol
- Kombination mit bakteriostatischen Antibiotika kann die bakterizide Wirkung beeinträchtigen
- Falsch positiver Proteinnachweis im Harn
- Inkompatibel mit alkalischen Lösungen (Thiopental), Noradrenalin, Aminoglykosidlösung, Tetrazyklinen
- Kombination mit Sulbactam-Natrium (Combactam 1,0 g) zur Ausweitung des Spektrums auf β-laktamasebildende Erreger möglich

M

Midazolam   (Dormicum, 5 mg/1 ml, 15 mg/3 ml)
(Dormicum V 5 mg/5 ml)

Wirkung
- Allosterische Verstärkung der GABA-ergen Inhibition
- Anxiolytisch
- Sedierend, anterograde Amnesie
- Antikonvulsiv, Minderung von zerebralem O_2-Verbrauch und zerebraler Perfusion
- Muskelrelaxierend
- Hypnotisch wirksame Plasmakonzentrationen: 0,1 bis 1,0 µg/ml, sehr variabel

Pharmakokinetik
- Bioverfügbarkeit: 50 %, nach i. m.-Injektion bis 90 %
- Wirkungseintritt: 3 min, α-HWZ 12 bis 30 min
- Wirkungsdauer: i. v. 45 min durch Verteilung und hepatische Hydroxylierung und Glukuronidierung zu inaktiven Metaboliten, β-HWZ 2,2 h; renale (70 %) und fäkale (30 %) Ausscheidung
- Plasmaproteinbindung: 96 %
- Bei Leberinsuffizienz Verlängerung der HWZ auf bis zu 21 h
- Bei Niereninsuffizienz höhere Initialdosis bei vergrößertem Verteilungsvolumen erforderlich
- Nicht dialysierbar
- Gravidität: Plazentagängig → „floppy infant" Syndrom
- Stillzeit: Milch/Plasma-Quotient 0,3, bei kurzzeitiger Therapie sicher

Kontraindikationen
- Myasthenia gravis
- Ateminsuffizienz ohne Überwachung und Beatmungsmöglichkeit
- Unbehandeltes Engwinkelglaukom

Nebenwirkungen, Probleme
- Zentrale Atemdepression
- Müdigkeit, residuelle Wirkungen

- Amnesie, im wesentlichen anterograd
- Blutdruckabfall (15 %)
- Paradoxe Reaktionen, vor allem bei alten oder zerebralsklerotischen Patienten
- Hinter „Benzodiazepinallergie" kann eine Lösungsvermittlerallergie stehen; Midazolam ist ohne solche Zusätze löslich, deshalb in diesen Fällen verwendbar
- Zentrales anticholinerges Syndrom

Dosierung, klinische Anwendung

- Wegen des verzögerten Wirkungseintrittes und der großen interindividuellen Streubreite Dosierung sehr langsam i. v. bzw. in Teildosen nach Wirkung, Vorsicht bei hohem Alter und schlechtem Allgemeinzustand
- Medikamentöse Prämedikation vor diagnostischen Eingriffen, Vollnarkosen, zur Sedation während Regionalanästhesien
  i. v. 0,05 mg/kg 20 min präoperativ bzw. nach Anlegen der Leitungsanästhesie
  i. m. 0,05 bis 0,1 mg/kg 30 min präoperativ
  p. o. (Kinder) 0,5 mg/kg 20 min präoperativ
- Narkoseeinleitung (NLA und Atar-Analgesie) 0,15 bis 0,2 mg/kg i. v.
- Repetitionsdosis 0,05 mg/kg nach 1 bis 2 h (Dauer des Bewußtseinsverlustes in Kombination mit Lachgas sehr variabel)
- Analgosedierung Perfusor-Mischspritze (Midazolam 45 mg, Fentanyl 2,0 mg) 2 bis 10 ml/70 kg/h; keine Inkompatibilität
- Status epilepticus 0,2 mg/kg i. v. (Beatmungsmöglichkeit notwendig)

Praxis

- Midazolam verstärkt die Wirkung und Nebenwirkungen von Anästhetika (Ketamin), zentral wirksamen Analgetika (überadditiv), Antidepressiva, Hypnotika, Neuroleptika, Muskelrelaxanzien, Alkohol
- Beschleunigte Elimination nach Enzyminduktoren (Barbiturate, Rifampicin, Phenytoin)
- Zur präzisen Dosierung sollte der Inhalt der 5 mg/1 ml- bzw. 15 mg/3 mg-Ampulle mit NaCl-Lösung auf 5 bzw. 15 ml verdünnt werden; die verdünnte Lösung enthält 1 mg Midazolam/ml

Morphin

(Morphin Merck 10/20/100, 10 mg/1 ml, 20 mg/1 ml, 100 mg/10 ml)

(MSI 10/20 Mundipharma, 10 mg/1 ml, 20 mg/1 ml, 100 mg/10 ml)

(MST 10, -30, -60, -100 Mundipharma, 10 mg, 30 mg, 60 mg, 100 mg, 200 mg/Retardtablette)

Wirkung

- Stimulation zentraler und spinaler μ- und $\varkappa$-Opioidrezeptoren bei intravenöser, periduraler oder oraler Applikation; reiner Agonist
- Stark analgetisch, auch durch Änderung des Schmerzerlebens
- Hypnotisch
- Euphorisierend, hohes Abhängigkeitspotential
- Zentral parasympathomimetisch
- Wirksame Plasmaspiegel: 15 bis 400 ng/ml bei Dauertherapie, intrathekal bereits unter 10 ng/ml

Pharmakokinetik

- Bioverfügbarkeit: oral 15 bis 65% durch variablen First-pass-Effekt
- Wirkungseintritt: i. v. 5 bis 10 min, α-HWZ 2 min, maximaler Effekt nach 20 min; oral 30 bis 90 min
- Wirkungsdauer: 3 bis 5 h (altersabhängig) Abbau durch hepatische Glukuronidierung (wirksamer Metabolit); teils biliäre, vorwiegend renale Exkretion (80%/24 h); β-HWZ 1,7 bis 4,5 h
- Gastroenterosystemische Rezirkulation (s. bei Fentanyl)
- Hämofiltration: Siebkoeffizient 0,47
- Gravidität: Plazentagängig, teratogen, Entzugssymptome beim Neonaten nach längerem Gebrauch; peripartal: 10 mg Morphin führen nur in Kombination mit weiteren Faktoren zur Depression des Neugeborenen
- Stillzeit: Einzeldosen ohne Nebenwirkung beim Säugling

Kontraindikationen

- Eingeschränkte Atemfunktion ohne Überwachung, fehlende Beatmungsmöglichkeit
- Sectio: Vor der Abnabelung
- CAVE: Hypothyreose
  Multiple Sklerose
  Hypovolämie

Nebenwirkungen, Probleme

- Zentrale Atemdepression, i. v. dosisabhängig, bei periduraler Gabe selten mit bis zu 24stündiger Latenz
- Sedierung, Benommenheit, Dysphorie
- Übelkeit, Erbrechen, Bradykardie (zentral parasympathomimetisch, auch nach periduraler Gabe möglich)
- Toleranz, Abhängigkeit, Entzug
- Erhöhung des Sphinkterentonus, Minderung der Darmmotilität, Obstipation, Harnverhalt (auch bei periduraler Gabe)
- Miosis
- Endokrinologische Veränderungen: Libido-, Potenz- und Zyklusstörungen
- Histaminfreisetzung mit Pruritus, Urtikaria bis (selten) Schocksymptomatik und Bronchokonstriktion
- Hypotonie durch direkte Vasodilatation
- Nach chronischer Anwendung Enzugssyndrom nach 1 bis 2 Tagen oder unmittelbar nach Antagonisierung, durch massiven zentralen und peripheren Sympathotonus gekennzeichnet

Dosierung, klinische Anwendung

- Akutes Schmerzereignis: 0,05 bis 0,15 mg/kg nach Alter und Allgemeinzustand, Wiederholung nach 10 min möglich
- Postoperative Analgesie: 0,1 bis 0,2 mg/kg
  CAVE: Hypovolämie
- Peridural: 0,05 mg/kg in 10 ml NaCl oder Lokalanästhetikum
- Zur Behandlung von starken Dauerschmerzen: 0,5 bis 2 mg/kg/Tag, oral, nach Gewöhnung sind selten extreme Dosen bis zu 1000 mg/ Tag notwendig
- Patientenkontrollierte Analgesie (PCA-Pumpe): Bolus 2 mg, Lockout time (Applikationspause) 15 min, keine Taildosis (Basisdosierung)

M

Praxis

- Tageshöchstverschreibungsmenge für Patienten auf BTM-Rezepten:
  Morphin 10 mg Amp. Nr. 200 (zweihundert)
  Morphin 20 mg Amp. Nr. 100 (einhundert)
  MST 10 (30, 60, 100, 200) Mundipharma Tbl. a 10 mg Nr. 200 (zwei-
  hundert), a 30 mg Nr. 66 (sechundsechzig), a 60 mg Nr. 33 (dreiund-
  dreißig), a 100 mg Nr 20 (zwanzig), a 200 mg Nr. 10 (zehn)
- Für Stationsbedarf keine Höchstmenge
- Synergismus mit Phenothiazinen, trizyklischen Antidepressiva,
  Muskelrelaxanzien
- Wirkungsverstärkung durch MAO-Hemmer mit Auslösung von
  Hypertonie, Delir, zerebralen Krampfanfällen
- Naloxon hebt als μ-Antagonist praktisch alle Morphinwirkungen auf
  (auch eventuellen Pruritus), partielle Antagonisten (Buprenorphin,
  Pentazocin) reduzieren die Morphinwirkungen
- Behandlung spastischer Schmerzzustände erfordert die Kombina-
  tion mit einem Spasmolytikum (→ Tonussteigerung der glatten
  Muskulatur der Sphinkteren durch Morphin)
- Auch die peridurale Gabe ist nur unter engmaschiger Überwachung
  möglich; die parallele intravenöse Gabe nur unter Intensivüberwa-
  chung

Naloxon   (Narcanti, 0,4 mg/1 ml)
(Narcanti Neonatal 0,04 mg/2 ml)

Wirkung
- Reiner Antagonist an μ- und (ϰ-Opioidrezeptoren, teilweise Antagonisierung von σ-Effekten
- Aufhebung der Analgesie, Atemdepression, Sedation von Opioidagonisten und partiellen Agonisten
- Antagonisierung der psychotischen Effekte partieller Agonisten nur mit hohen Dosen (0,15 bis 0,2 mg/kg)
- Auslösen eines Entzugssyndromes bei Opioidabhängigkeit, höhere Dosen können bereits nach einigen Stunden Opioidmedikation entzugsähnliche Phänomene auslösen
- Hypertonie bei Gabe von > 0,005 mg/kg an Gesunde ohne Opioidmedikation

Pharmakokinetik
- Bioverfügbarkeit: 2 %
- Wirkungseintritt: i. v. sofort
- Wirkungsdauer: 1 bis 4 h durch hepatische Glukuronidierung, β-HWZ 1 h

Kontraindikationen
- Opioidvollwirkspiegel bei Narkosen
- Pulmonale Hypertonie
- CAVE: Opioidabhängigkeit
  Koronare Herzkrankheit, Hypertonie

Nebenwirkungen, Probleme
- Durch plötzliches Wiederauftreten von Schmerzen gefährliche sympathomimetische Kreislaufreaktion
- Entzugssyndrom bei Opioidabhängigkeit

Dosierung, klinische Anwendung

- Zur Antagonisierung einer opioidbedingten Atemdepression nach Anästhesien 0,001 mg/kg initial, in Intervallen von 3 bis 4 min mehrfach wiederholte Gabe bis zur suffizienten Funktion (maximal 0,01 mg/kg)
- Bei opioidbedingter Neugeborenenasphyxie 0,01 mg/kg
- Zur Antagonisierung der Heroinintoxikation 0,002 bis 0,004 mg/kg initial, mehrfach wiederholt; 1 mg Naloxon antagonisiert 25 mg Heroin, HWZ beachten!

Praxis

- Zur Dosierungserleichterung empfiehlt sich die Weiterverdünnung der Ampulle (0,4 mg) auf 4 ml: 0,1 mg/1 ml
- Bei erheblicher Opioidrestwirkung ist der Nachbeatmung der Vorzug zu geben
- Die HWZ von Naloxon ist kürzer als die der meisten klinisch verwendeten Opioide sowie kürzer als die HWZ von Heroin! Bei kompletter Antagonisierung entzieht sich der Süchtige in der Regel der weiteren Therapie!

Neostigmin   (Prostigmin, 0,5 mg/1 ml)

Wirkung
- Blockade des esteratischen Zentrums der Cholinesterasen → Erhöhung der Halbwertzeit des Azetylcholins an muskarin- und nikotinartigen Rezeptoren
- Negativ chronotrop, negativ dromotrop
- Steigerung der Sekretion (intestinal, bronchial, Schweißdrüsen)
- Steigerung des Tonus und der Peristaltik glatter Muskulatur (intestinal, speziell Kolon, bronchial, Uterus, Ureter, Blase)
- Aufhebung der Restwirkung kompetitiver Muskelrelaxanzien durch Überwiegen des Agonisten an der motorischen Endplatte
- In hohen Dosen Blockierung autonomer Ganglien und der motorischen Endplatte („unendliche" Azetylcholin-HWZ)

Pharmakokinetik
- Bioverfügbarkeit 2 %
- Wirkungseintritt: 1 bis 3 min, maximale Wirkung nach 10 min
- Wirkungsdauer: Bis 3 h, durch hepatischen Metabolismus Abbau zu pharmakologisch deutlich geringer aktiven Metaboliten; renale Ausscheidung 60 %, fäkale Ausscheidung 40 %, β-HWZ 80 min
- Bei Anurie HWZ 3 h

Kontraindikationen
- Mechanische intestinale oder Harnwegsobstruktion
- Vollrelaxierung
- Dekompensierte Herzinsuffizienz, Thyreotoxikose, Myokardinfarkt
- **CAVE:** Ulcus ventriculi et duodeni
  Bradykardie, Hypotension
  Asthma bronchiale
  Epilepsie, Morbus Parkinson

Nebenwirkungen, Probleme

- Bradykardie, Blutdruckabfall, Arrhythmie
- Schweißausbruch, Muskelzittern, Hypersalivation
- Diarrhö, Darmtenesmen, Dysphagie, Erbrechen
- Harndrang, Inkontinenz
- Bronchospasmus
- Verwirrtheit, Krämpfe, Lähmungen
- Miosis

Dosierung, klinische Anwendung

- Postoperative Darmatonie, atonische Obstipation 0,02 mg/kg über 0,5 bis 2 h i. v.
- 0,01 mg/kg mehrmals täglich s. c.
- Aufhebung der Muskelrelaxation 0,02 – 0,07 mg/kg in Kombination mit 0,01 mg/kg Atropin
- Myasthenische Krise (Myasthenia gravis pseudoparalytica) 0,01 mg/ kg sehr langsam i. v., danach Infusion nach Wirkung

Praxis

- Überdosierung von Cholinesterasehemmern führt zur neuromuskulären Blockade
- Vollrelaxierte Patienten sollten besser nachbeatmet werden
- Empfehlenswert: Kontrolle der Relaxierung durch Nervenstimulator; bei „normalem" Train of four sind noch 75 % der Rezeptoren blockiert
- Verlängerung der Succinylcholinwirkung
- Aufhebung des Phase II-Blocks nach hohen Dosen Succinylcholin möglich
- Interaktion: Verstärkung der Wirkung von Opioiden und Barbituraten

Netilmicin   (Certomycin 50 mg/1 ml Amp, 100 mg/1 ml Amp, 150 mg/1,5 ml Amp)

Wirkung

- Aminoglykosidantibiotikum
- Bakterizid; Inhibition der bakteriellen Proteinsynthese durch irreversible Bindung an die Ribosomen; Resistenzen durch Mutation des Ribosoms bzw. Inaktivierung des Antibiotikums durch Plasmid bedingte Enzyme

Wirkungsspektrum

+++   Enterobakterien (E. coli, Klebsiellen, Proteus, Salmonellen, Shigellen, Citrobacter, Acinetobacter)

++   Enterobacter, Pseudomonas aeruginosa, Staphylokokken

Wichtige Lücken: Enterokokken, Anaerobier, Streptokokken, Pneumokokken, Pseudomonas cepacia

Bei Streptokokken und Enterokokken sind synergistische Effekte mit den β-Laktamantibiotika therapeutisch nutzbar (z. B. bei Endokarditis)

Wirksame Plasmaspiegel:

Eine Stunde nach einer Infusion von 2 mg/kg: 8 µg/ml

MHK < 1 µg/ml: E. coli, Klebsiella spp, Enterobacter spp, Serratia spp, Pseudomonas aeruginosa

MHK 8 µg/ml: Staph. aureus, koagulasenegative Staphylokokken

Pharmakokinetik

- Plasma-HWZ 2,7 h durch 60 bis 90 % unverändert renale Elimination, die HWZ in der Endolymphe ist > 10 h

Penetration:	gut	mäßig	schlecht
	Urin	Bronchialsekret	Liquor (auch bei
	Niere	Pleuralsekret	Meningitis)
	Synovia	Perikard	Galle
		Peritonealsekret	Prostata
			Knochen

- Niereninsuffizienz führt zu drastischer Eliminationsverzögerung, Plasma-HWZ 40 h
- Leberinsuffizienz: Erhöhung der Nephrotoxizität möglich
- Hämodialysierbar
- Hämofiltration: Siebkoeffizient > 0,9
- Gravidität: Plazentagängig; mäßige Penetration in den fetalen Kreislauf; Verdacht auf Nephrotoxizität und Ototoxzität beim Feten

Kontraindikationen
- Allergie gegen Netilmicin
- Niereninsuffizienz ohne Dosiskorrektur
- CAVE: Vestibuläre oder cochleäre Vorschädigung

Nebenwirkungen, Probleme
Die Häufigkeit von Nebenwirkungen soll bei einmal täglicher Dosierung niedriger sein; bei Einmaldosierung nur den Talspiegel bestimmen (< 1 mg/l)
- Ototoxizität: Hörverlust für hohe Frequenzen, Nystagmus, Schwindel, Tinnitus (häufig irreversibel)
- Nephrotoxizität: Oligurie, Proteinurie (in der Regel reversibel)
- Neuropsychiatrische Störungen: Parästhesien, Tremor; Depression, Verwirrung
- Muskelrelaxation
- Allergische Hautreaktionen, Larynxödem
- Selten: Thrombopenie, Leukopenie, Anämie
- Übelkeit, Erbrechen, Durchfall
- Transaminasenerhöhung

Dosierung, klinische Anwendung
Kurzinfusion über 30 min in NaCl-Lösung
- 4 bis 6 mg/kg/Tag in 3 Dosen oder als Einmaldosierung
- Kinder, auch Neugeborene: 6 mg/kg/Tag in 3 bzw. 2 Dosen

- Dosierung bei Niereninsuffizienz: Mit normaler Dosis beginnen,
  dann maximal für 70 kg Broca-Gewicht

GFR (ml/min)	Kreatinin (mg/100 ml)	Dosis/Tag
120	0,8	450
45	2,0	200
8	6,0	50
2	15,5	30

- Zusatzdosis nach Hämodialyse 1,5 mg/kg

Praxis

- Wegen der hohen Toxizität bei Kumulation und der individuell
  schwankenden Pharmakokinetik ist die Messung der Plasmaspiegel
  notwendig: Bei der Applikation von 3 Dosen sollte der Spitzenspie-
  gel 6 bis 8 mg/l, der Talspiegel < 2 mg/l betragen
- Bei langdauernder Therapie: Audiometrie
- Verstärkung der Oto- und Nephrotoxizität durch Vancomycin
- Verstärkte Nephrotoxizität durch Interaktion mit Cephalosporinen,
  Cisplatin, Polymyxin
  CAVE: Zusätzliche Schleifendiuretika
- Verlangsamte Elimination durch alkalischen Urin bei Interaktion
  mit Natriumbikarbonat
- Verstärkung der Wirkung von Muskelrelaxanzien
- Bei Gabe von Furosemid, Etacrynsäure auf gute Hydratation achten
- Wirkungsabschwächung durch Inkompatibilität mit Penicillinen
- Inkompatibel mit Furosemid (Ausfällung)
- Hilfsstoffe: Benzylalkohol, Natriumdisulfit, Parabene

N

Nifedipin   (Adalat, 5, 10, 20 mg/Kapsel;
Adalat pro infusione 5 mg/50 ml;
Adalat intracoronar 0,2 mg/2 ml)

Wirkung
- Hemmung des transmembranösen Kalziumfluxes („Kalziumantagonist")
- Arterielle Vasodilatation → Abnahme des peripheren Widerstandes (Afterload)
- Koronardilatation
- Negativ inotrop

Pharmakokinetik
- Bioverfügbarkeit: 60 % (First-pass-Effekt)
- Wirkungseintritt: Sublingual 5 bis 10 min, p. o. 20 min, i. v. sofort; maximale Wirkung p. o. 60 min
- Hepatische Metabolisierung, Ausscheidung der Metabolite renal, β-HWZ 1,7 bis 3,4 h
- Plasmaproteinbindung: 95 %
- Leberinsuffizienz: Erhebliche Verlängerung der HWZ
- Niereninsuffizienz: Klinisch nicht relevant
- Hämodialyse: Gering (hohe Proteinbindung, kleines Verteilungsvolumen)
- Gravidität: Plazentagängig
- Stillzeit: Übergang in die Muttermilch; keine sicheren Daten

Kontraindikationen
- Schwere Hypotension

Nebenwirkungen, Probleme
- Zu rascher Blutdruckabfall: Orthostatische Störungen, Schwindel, Angina pectoris Beschwerden
- Bradykardie, bei Hypotension Reflextachykardien
- Kopfschmerzen, Flush
- Urtikaria, Parästhesien

- Magen-Darm-Beschwerden, Gingivahyperplasie, intrahepatische Cholestase, Transaminasenanstieg

Dosierung, klinische Anwendung
- Zur Anfallsprophylaxe bei koronarer Herzkrankheit 0,5 bis 1,5 mg/kg/Tag p. o.
- Hypertensiver Notfall 10 mg p. o., evtl. wiederholt nach 20 min; oder 5 mg i. v. über 4 bis 8 h = 7 bis 12 ml/70 kg/h (Perfusor 5 mg/50 ml)
- Koronarspasmus (Prinzmetal-Angina) 0,01 bis 0,02 mg/h i. v.

Praxis
- Nifedipin ist gegen Licht chemisch instabil, deshalb lichtdicht gefärbte Kapseln, lichtgeschütztes Infusionssystem; Haltbarkeit bei Tageslicht 1 h
- Wirkungsverstärkung durch Antihypertonika, β-Blocker, Cimetidin
- Senkung der Chinidinplasmaspiegel
- Inkompatibel mit konzentrierten Lösungen
- Der schnellste Wirkungseintritt von Nifedipin p. o./s. l. wird erreicht, wenn der Patient die Kapsel zerbeißt und den Inhalt herunterschluckt; evtl. Kapsel mit Kanüle anstechen und den Kapselinhalt in die Mundhöhle ausdrücken
- Adalat pro infusione enthält 18 % Äthylalkohol, Propylenglycol
- Intoxikation: Antidot Kalzium

N

Nitroprussid-Natrium   (Nipruss, 60 mg Trockensubstanz/ 5 ml)

Wirkung
- Stimulation der Guanylatcyclase durch Freisetzung von NO-Radikalen: Vasodilatatorisch, arteriolär und venolär

Pharmakokinetik
- Bioverfügbarkeit: Oral keine
- Wirkungseintritt: Sofort
- Wirkungsdauer: Bis Infusionsende; Metabolisierung: Dissoziation des Komplexes unter Bildung von Zyanid, β-HWZ 5 min, Umsetzung durch hepatische Rhodanasen mit Thio-Aminosäuren oder Thiosulfat zu Thiozyanat (renale HWZ 4 Tage)
- Thiozyanat ist dialysierbar
- Bei Niereninsuffizienz erhöhte Gefahr der Thiozyanatintoxikation

Kontraindikationen
- Hypertrophe Kardiomyopathie, Herzklappenstenose, Aortenisthmusstenose
- Vitamin B12-Mangel
- Hypovolämie
- CAVE: Hypothyreose, intrapulmonaler Shunt

Nebenwirkungen, Probleme
- Alle Folgen übermäßiger oder sehr rascher Bludrucksenkung: Übelkeit, Schwitzen, Unruhe, Kopfschmerzen, Palpitationen, Angina pectoris
- Reflektorische Tachykardie, meist nicht sehr ausgeprägt
- Zyanidintoxikation bei ungenügender Thiosulfatzufuhr (bei Dosierungen > 2 µg/kg/min)
- Toxische Psychose durch Thiozyanat, speziell bei Niereninsuffizienz oder Hyponatriämie
- Toxische Thiozyanatkonzentrationen im Plasma: > 0,1 mg/ml
- Toxische Zyanidkonzentrationen im Plasma: > 1 µg/ml

- Störung der Jodaufnahme in die Schilddrüse möglich
- Rebounderscheinungen bei abruptem Absetzen

Dosierung, klinische Anwendung
Dosierung stets nach Wirkung, siehe auch „Praxis"
- Kontrollierte Hypotension: 0,5 bis 10 µg/kg/min, initial 0,2 µg/kg/min (Perfusor 60 mg/3 ml Lösungsmittel + 47 ml 5 % Glukoselösung; 0,7 ml/70 kg/h); maximale empfohlene Infusionsmenge 10 µg/kg/min für max 48 h
- Therapierefraktäre hypertone Krise: Initial 1 µg/kg/min
- Low-output-Syndrom bei kardiogenem Schock: 0,5 µg/kg/min

Praxis
- Nitroprussid-Natrium-Perfusor: Inhalt der Ampulle in beiliegender Natriumzitratlösung lösen (3 ml); auf 50 ml mit 5 %iger Glukoselösung aufziehen, gut durchmischen; Perfusorspritze lichtdicht umwickeln (instabil bei Licht)
- Blutdrucküberwachung mit arterieller Kanüle
- Bei Überschreiten einer Infusionsgeschwindigkeit von 2 µg/kg/min ist wegen der Erschöpfung körpereigener Thiodonatoren (siehe oben) die simultane Gabe von Natriumthiosulfat notwendig; Dosierung: 10 µg/kg/min Natriumthiosulfat pro 1 µg/kg/min Nitroprussid-Natrium (Perfusor 10 % Natriumthiosulfat; 0,4 ml/70 kg/h)
- Antidot bei Zyanidvergiftung: 4-DMAP 3 bis 4 mg i. v. (Methämoglobinbildner), danach Infusion von 10 g Natriumthiosulfat
- Messung der Thiozyanatplasmaspiegel bei Therapiedauer > 72 h erforderlich; bei Thiozyanatintoxikation → Dialyse
- Wirkungsverstärkung durch Kombination mit Diuretika und anderen Antihypertonika, auch Inhalationsanästetika
- Haltbarkeit der fertigen Lösung 12 h
- Keine Zuspritzung oder Zumischung

N

Noradrenalin, Norepinephrin   (Arterenol, 1 mg/1 ml)

Wirkung

- α-sympathomimetisch: Vasokonstriktorisch, auch pulmonal; durch Erhöhung des systemischen vaskulären Widerstandes Verbesserung der Koronarperfusion, Glykogenolyse
- β_1-sympathomimetisch (in höheren Dosen): Positiv inotrop, chronotrop, dromotrop, bathmotrop, Lipolyse

Pharmakokinetik

- Wirkungseintritt: i. v. sofort
- Wirkungsdauer: 1 bis 2 min, Metabolisierung ubiquitär durch Catechol-O-Methyltransferase und Monoaminoxidase zu Vanillinmandelsäure und renale Ausscheidung der Metaboliten sowie zu 15 % nativ, β-HWZ 1 min
  Aufnahme in synaptische Vesikel möglich (klinische Bedeutung unklar)
- Hämofiltration: Siebkoeffizient 1,0

Kontraindikationen

- Zur Reanimation: Keine
- Zusatz zur Lokalanästhesie im Endstrombereich
- CAVE: Inhalationsnarkotika,
  Cor pulmonale (Erhöhung des pulmonalen Widerstandes), Koronarinsuffizienz (Erhöhung des Sauerstoffbedarfs)
  Gravidität (Verminderung der uteroplazentaren Durchblutung, Wehen auslösend)
  Hyperthyreose
  Engwinkelglaukom

Nebenwirkungen, Probleme

- Tachykardie, ventrikuläre Rhythmusstörungen, Kammerflimmern, reflektorische Bradykardie, Angina pectoris
- Hypertensive Krise, zerebrale Hämorrhagie
- Lungenödem, Zentralisation
- Intestinale und kardiale Nekrosen bei hochdosierter langdauernder Anwendung
- Nekrosen bei peripherer oder paravenöser Applikation
- Herabgesetze intestinale Motilität
- Oligurie durch Verminderung der Nierenperfusion
- Plazentagängig, wird aber bei der Passage abgebaut
- Angst, Unruhe, Tremor, Kopfschmerz
- Hyperglykämie
- Mydriasis
- Harnverhalt

Dosierung, klinische Anwendung

- Intensivmedizin: Zustände mit niedrigem peripher vaskulärem Widerstand, z. B. septischer Schock
  0,01 bis 0,1 µg/kg/min entsprechend 1 bis 10 ml/70 kg/h (Perfusor 2 mg/50 ml)
  0,05 bis 1,0 µg/kg/min entsprechend 1 bis 20 ml/70 kg/h (Perfusor 10 mg/50 ml); je nach Hämodynamik Kombination mit Adrenalin
- Nach Phäochromozytomresektion: Initial 0,1 µg/kg/min

Praxis

- Wirkungsverstärkung durch Antidepressiva, MAO-Hemmer, Ketamin, Thyroxin, α-Methyl-Dopa, Reserpin, Digitalis
- Patienten nach antihypertensiver Therapie reagieren empfindlich (Sensibilisierung der Rezeptoren)
- β-Blocker antagonisieren die kardialen Wirkungen
  CAVE: Reflexbradykardie
- Die Infusionstherapie mit Noradrenalin erfordert invasives kardiovaskuläres Monitoring (eventuell Pulmonaliskatheter)
- Noradrenalin darf nur über einen zentralen Zugang infundiert werden
- Bei akzidenteller paravenöser Infusion Infiltration mit Phentolamin + Lokalanästhetikum

- Bei Rechtsherzversagen Kombination von Noradrenalin und Nitro-glyzerin
- Volumenmangel ausgleichen
- Vasokonstriktion bei hypertroph obstruktiver Kardiomyopathie besser durch reinen α-Agonisten (Phenylephrine)
- Das Zersetzungsprodukt Adrenochrom färbt die Lösung rosa, verwerfen
- Hilfsstoffe: Chlorobutanol, Azeton-Natriumhydrogensulfit

Norfenefrin   (Novadral, 10 mg/1 ml)

Wirkung
- α-sympathomimetisch: Vasokonstriktorisch

Pharmakokinetik
- Bioverfügbarkeit: ca. 20 %, hoher First-pass-Effekt
- Wirkungseintritt: i. v. sofort
- Metabolisierung zu 3-Hydroxy-Mandelsäure, renale Ausscheidung nach Konjugation, β-HWZ 3 h

Kontraindikationen
- Schwangerschaft (Verminderung der uteroplazentaren Durchblutung, Tonisierung der Uterusmuskulatur
- CAVE: Cor pulmonale (Erhöhung des pulmonalen Widerstandes) Koronarinsuffizienz (Erhöhung des Sauerstoffbedarfs) Engwinkelglaukom

Nebenwirkungen, Probleme
- Tachykardie, reflektorisch Bradykardie
- Angina pectoris Anfall
- Hypertensive Krise
- Übelkeit, Kopfschmerz

Dosierung, klinische Anwendung
- Hypotension bei Spinalanästhesie, orthostatische Synkope: Initial 2,5 mg i. v., evtl. wiederholt nach wenigen Minuten
- Prophylaxe der Apomorphinhypotension, 5 bis 10 mg als Mischspritze mit Apomorphin

Praxis
- Wirkungsverstärkung und Verlängerung durch MAO-Hemmer, Antidepressiva, Guanethidin
- Wirkungsabschwächung durch Phenothiazine

N

Ornipressin   (POR 8 Sandoz, 2,5 IE/0,5 ml)

Wirkung
- Vasopressin analoges synthetisches Oktapeptid zur lokalen Anwendung
- Vasokonstriktion
- Antidiuretische Eigenschaften (1/4 von Vasopressin)

Pharmakokinetik
- Wirkungseintritt: 10 min
- Wirkungsdauer: ca. 1 h vermutlich durch Resorption und Abbau durch Peptidasen, β-HWZ Keine Daten

Kontraindikationen
- Koronare Herzkrankheit
- Bluthochdruck
- Anwendung an Akren

Nebenwirkungen, Probleme
- Hautblässe
- Blutdruckanstieg
- Koronare Vasokonstriktion bei gleichzeitigem Anstieg des peripheren Gefäßwiderstandes: Abfall des Herz-Zeit-Volumens, Angina pectoris, Lungenödem, Herz-Kreislauf-Stillstand

Dosierung, klinische Anwendung
- Maximale Einzel- und Kumulativdosis 2,5 IE
- Verdünnte Lösung 0,1 bis 0,5 IE/ml (2,5 IE in 25 bis 5 ml NaCl- oder Lokalanästhetikumlösung), sorgfältige Vermeidung der i.v.-Applikation

Praxis
- Bei pulmonaler Verschlechterung nach Ornipressin an Lungenödem durch iatrogene Koronarinsuffizienz denken

Oxytocin

(Orasthin 3 IE/1 ml; „stark" 10 IE/1 ml)
(Syntocinon 3 IE/10 IE, 3 IE/1 ml, 10 IE/1 ml)
(Syntocinon Spray 40 IE/ml, 4 IE/Sprayhub)

Wirkung

- Hypothalamisch gebildetes Oktapeptid; hypophysär sezerniert auf zervikale, vaginale und Mammillenreize; Bindung an uterine Oxytocinrezeptoren: Stimulation von Frequenz und Kraft der uterinen Kontraktion. Abhängig von der Plasmaöstrogenkonzentration steigt die Rezeptorempfindlichkeit zwischen der 20. und 40. Schwangerschaftswoche achtfach an
- Kontraktion der glatten Muskulatur der Milchdrüsen: Förderung der Milchentleerung
- Antidiuretisch (in hohen Dosen)
- Wirksame Spiegel zur Weheninduktion am Termin: Keine Daten
  1 IE entspricht 2 μg der synthetischen Substanz

Pharmakokinetik

- Bioverfügbarkeit nasal: Keine Daten
- Wirkungseintritt: i. v. sofort, nasal 2 bis 3 min, Metabolisierung durch Peptidasen in Leber und Niere, β-HWZ 15 min (die spezifische plazentare Cystinaminopeptidase hat für die systemische Elimination keine Bedeutung)
- Gravidität: Plazentagängig, Ausmaß unklar

Kontraindikationen

- Kindliche Asphyxie
- Plazentainsuffizienz
- Geburtsunmögliche Lage, Geburtshindernis
- **CAVE:** Vorangegangene Sektio, Gestose, Multipara, Zwillingsschwangerschaft

Nebenwirkungen, Probleme

- Wehensturm, Dauerkontraktion des Uterus: Gefahr fetaler Hypoxie, Trauma von Kind und Geburtswegen, Uterusruptur
- Wasserretention: Hypoosmolares Koma, Krämpfe

O

- Hypotension und Reflextachykardie (in hohen Dosen)
- Neonatale Hyperbilirubinämie

Dosierung, klinische Anwendung

- Primäre und sekundäre Wehenschwäche:
  0,002 IE/kg/h, (bei Infusomat 3 IE/250 ml: 12 ml/70 kg/h)
  Erhöhung in 15 bis 30 Minutenabständen um 0,002 IE/kg/h bis zu
  maximal 0,02 IE/kg/h; Gesamtdosis in der Regel 0,6 bis 12 IE
- Postpartal zur Uteruskontraktion nach Sektio: 1 bis 2mal 0,05 bis 0,1
  IE/kg i. v. oder Infusion von 5 bis 10 IE in Elektrolytlösung über 12 h
- Zur Stimulation der Laktation: 5mal täglich 4 IE nasal

Praxis

- Bei hohen Dosen Überwachung der Plasmaelektrolyte
- Verstärkung der Blutdruckerhöhung von Vasokonstriktoren
- Überadditive Verstärkung der Prostaglandinwirkung am Uterus;
  Prostaglandine erhöhen die Serumoxytocinkonzentration
- Lumbale Periduralanästhesie scheint die reflektorische Oxytocin-
  sekretion auf zervikale und Beckenbodenreize zu unterdrücken
- Inkompatibel mit Disulfit (Antioxidans)
- Hilfsstoff: Chlorobutanol
- Wirkungsabschwächung durch Halothan
- Relative Überdosierung: Funktionelle Antagonisten sind Progeste-
  ron, β-Sympathomimetika, Magnesium

Pancuronium   (Pancuronium Organon, 2 mg/1 ml)

Wirkung
- Kompetitiver Antagonist an nikotinergen Azetylcholinrezeptoren der motorischen Endplatte
- Schlaffe Lähmung der quergestreiften Muskulatur
- Parasympatholytische und sympathomimetische Effekte
- Wirksame Plasmakonzentration: 0,1 µg/ml (50 % Relaxierung)

Pharmakokinetik
- Wirkungseintritt: 3 bis 5 min
- Wirkungsdauer: 45 min durch Verteilung (α-HWZ 5 min); hepatische Metabolisierung (20 %) zu teils noch aktiven Metaboliten und überwiegend unveränderte renale Ausscheidung (70 %), β-HWZ 2 h
- Niereninsuffizienz: Verlängerte β-HWZ 4 bis 8 h
- Leberinsuffizienz: Erhöhtes Verteilungsvolumen (initiale Dosis erhöhen), verlängerte β-HWZ 4 h (Repetitionszeit verlängern)
- Kaum dialysierbar
- Gering plazentagängig, keine neuromuskuläre Blockade beim Feten

Kontraindikationen
- Fehlende Beatmungsmöglichkeit, Intubationsprobleme zu erwarten
- Myasthenia gravis, myasthenisches Syndrom
- Allergie gegen Pancuronium, Bromid
- CAVE: Leber- und Niereninsuffizienz (bei GFR < 10 ml/min kein Pancuronium)
  Trizyklische Antidepressiva + Pancuronium ($\rightarrow$ Kammertachykardie)
  Schwere Hypertonie
  Kurzdauernde Eingriffe

Nebenwirkungen, Probleme
- Tachykardie, Arrhythmie
- Blutdruckanstieg bei N2O/O2-Narkose
- Bronchospasmus, Histaminfreisetzung (sehr selten)

P

Dosierung, klinische Anwendung

- Intubation 0,05 bis 0,1 mg/kg i. v.
- Präkurarisierung 0,015 mg/kg i. v.
- Dauerrelaxierung 0,01 bis 0,05 mg/kg/h i. v.
- Dosisreduktion bei Säuglingen

Praxis

- Pancuronium ist bei geringer Intubationserfahrung ungeeignet (HWZ)
- Keine routinemäßige Relaxierung beatmeter Patienten
- Bei Dauerrelaxierung beatmeter Patienten ist eine massive Steigerung des Relaxanzbedarfes möglich
- Wirkungsverstärkung durch Ajmalin, Benzodiazepine, β-Blocker, Antiarrhythmika, Furosemid, Amphotericin B, Aminoglykoside, Polymyxine, Inhalationsanästhetika, Magnesium, Nitroglycerin, Phenothiazine; durch Hypokaliämie, Hypothermie und Azidose
- Wirkungsminderung durch Parasympathomimetika, Theophyllin
- Inkompatibel mit Barbituraten (alkalisch), Lasix
- Wird an Plastikmaterialien adsorbiert
- Kühl, lichtgeschützt aufbewahren, Haltbarkeit 6 Monate bei 8 °C
- Antagonisierung einer Restwirkung durch Cholinesterasehemmer (Pyridostigmin siehe dort) möglich
- Hilfsstoff: Natriumacetat

Paracetamol, Acetaminophen
(Benuron, 125/250/500/1000 mg/Supp., 500 mg/Tbl, 4 g/100 ml Saft)
(Enelfa, 125/250/500 mg/Supp., 500 mg/Tbl., 2 g/100 ml Saft)

Wirkung
- Hemmung der Zyklooxygenase $\rightarrow$ verminderte Prostaglandin- und Tromboxansynthese: Analgetisch, antipyretisch, schwach antiphlogistisch
- Wirksame Plasmaspiegel bis maximal 15 µg/ml

Pharmakokinetik
- Bioverfügbarkeit: p. o. 65 % bei 0,5 g, 90 % bei 1 g
- Wirkungseintritt: Maximale Wirkung nach 30 min
- Wirkungsdauer: 4 bis 6 h durch hepatische Konjugation, β-HWZ 2 h
- Niereninsuffizienz: Unveränderte HWZ, aber Akkumulation des hepatotoxischen Metaboliten Chinonimin
- Leberinsuffizienz: Verlängerte HWZ
- Hämodialyse: Dialyserate 11 %, HWZ 1,6 h
- Hämofiltration und Hämoperfusion möglich
- Gravidität: Plazentagängig, HWZ beim Neonaten 1 bis 3 h (= Erwachsener)
- Stillzeit: Milch/Plasma-Quotient 1,0, vermutlich sicher

Kontraindikationen
- Glukose-6-Phosphat-Dehydrogenasemangel (hereditär)
- **CAVE:** Schwere Leber- oder Nierenfunktionsstörungen, Gilbert-Syndrom

Nebenwirkungen, Probleme
- Selten allergische Reaktionen
- Selten Panzytopenie, Leukopenie, Thrombopenie
- Toxische Plasmaspiegel > 50 µg/ml werden bei Dosen > 50 mg/kg erreicht (Tagesdosen > 200 mg/kg): Übelkeit, abdominelle Schmerzen, Schwitzen; nach 48 h toxische Hepatopathie; Antidot: Acetylcystein (siehe dort) oder Methionin
- Bei Kombination mit Salizylaten Schock und Quinckeödem möglich

Dosierung, klinische Anwendung

- Analgetisch nach peripheren operativen Eingriffen, antipyretisch 15 mg/kg
- Zur Behandlung von Dauerschmerzen 4mal 15 mg/kg
- Bei Niereninsuffizienz (Anurie) Applikationsintervall verdoppeln

Praxis

- Minderung der oralen Bioverfügbarkeit durch Metoclopramid
- Enzyminduktoren (Antiepileptika, Alkohol, Bromoprid, Rifampicin, Barbiturate) erhöhen durch schnellere Metabolisierung die Toxizität
- Wirkungsverstärkung durch Antidepressiva, Salicylamid, Dextropropoxyphen, kompetitive Muskelrelaxanzien
- Verlängert die β-HWZ von Chloramphenicol (Faktor 5)
- Applikation vor Narkoseausleitung erleichtert Kindern die postoperative Phase

Pentazocin   (Fortral, 30 mg/1 ml; 50 mg/Supp.)

Wirkung
- Bindung an zentrale und spinale Opioidrezeptoren
- Schwacher μ-Antagonist, ϰ-, δ- und σ-Agonist: Analgetische Potenz 0,3 (Morphin = 1)
- Sedierend
- Atemdepressiv (20 mg Pentazocin = 10 mg Morphin)
- Wirksame Plasmaspiegel: 30 bis 100 ng/ml

Pharmakokinetik
- Bioverfügbarkeit: 20 % durch First-pass-Effekt
- Wirkungseintritt: Maximale Wirkung i. v. 15 min, i. m. 15 bis 60 min, p. o. 1 bis 3 h
- Wirkungsdauer: 2 bis 3 h, durch hepatische Oxidation, Glukuronidierung und renale Exkretion (60 %/24 h), β-HWZ 2 h
- Halbwertszeit bei Dialyse: 5 h
- Gravidität: Fetomaternaler Quotient 0,4 bis 0,7; nach längerer Therapie Entzugssymptomatik beim Neonaten möglich

Kontraindikationen
- Eingeschränkte Atemfunktion ohne Überwachung
- Myokardinfarkt
- **CAVE:** Koronare Herzkrankheit

Nebenwirkungen, Probleme
- Geringe Sedierung, bei Dosen ab 60 mg Dysphorie, Desorientiertheit, Psychosen
- Erhöhung des Pulmonalarteriendruckes und des PCWP, geringer Blutdruck- und Herzfrequenzanstieg, Erhöhung des kardialen O_2-Bedarfs
- Toleranz, Abhängigkeit, Entzugssymptomatik
- Geringe Minderung der Darmmotilität
- Nur geringe Erhöhung des Sphinkter-Oddi-Tonus

P

- Schwitzen, Übelkeit
- Selten: Allergische Reaktionen, Agranulozytose
- Keine Hemmung der Wehen oder des Uterustonus

Dosierung, klinische Anwendung

- Postoperative Analgesie: 0,5 mg/kg langsam i.v., bis 1,0 mg/kg i.m., Wiederholung nach 2 bis 4 h

Praxis

- Tageshöchstverschreibungsmenge für Patienten auf BTM-Rezepten:
  Fortral 30 mg Amp Nr. 50 (fünfzig)
  Fortral 56,4 mg Kps Nr. 26 (sechsundzwanzig)
  Fortral Supp 65,7 mg Nr. 22 (zweiundzwanzig)
- Für Stationsbedarf keine Höchstmenge
- Bei Opioidabhängigen kann durch Pentazocin während der ersten
  1 bis 2 Tage ein Entzugssyndrom ausgelöst werden
  CAVE: Patienten, die nach Langzeitbeatmung unter Opioidsedation
  auf Pentazocin umgestellt werden
- Sedierung und Atemdepression werden durch zentral wirkende
  Analgetika, Phenothiazine, Sedativa und Alkohol verstärkt
- Eventuell Interaktion mit MAO-Hemmern: Erregungszustände
- Dosen über 0,8 mg/kg scheinen keine weitere Atemdepression hervorzurufen (ceiling effect)
- Analgesie durch reine Opioidagonisten wird abgeschwächt (partieller Antagonist)
- Inkompatibilität mit Benzodiazepinen, Ampicillin, Bikarbonat,
  Furosemid, Glycopyrroniumbromid, Theophyllin
- Antagonist: Naloxon
- Lokale Reizung bei i.m.-Applikation, sterile Abszesse

Pethidin, Meperidin   (Dolantin, 50 mg/1 ml, 100 mg/2 ml)

Wirkung
- Stimulation zentraler und spinaler Opioidrezeptoren, vorwiegend μ-Agonist: Analgetische Potenz 0,1 (Morphin = 1)
- Sedierend
- Euphorie (ca. 20 %), selten Dysphorie
- Atemdepressiv (= Morphin)
- Wirksame Plasmaspiegel: 100 bis 800 ng/ml

Pharmakokinetik
- Bioverfügbarkeit: 50 % durch First-pass-Effekt
- Wirkungseintritt: i. v. wenige Minuten, α-HWZ 4 min, i. m. 10 min, maximale Wirkung 1 h, p. o. 15 min, maximale Wirkung 2h
- Wirkungsdauer: 2 bis 4 h, durch hepatische Demethylierung, Hydrolyse und Konjugation, β-HWZ 3 h
- Verlängerung der Halbwertzeit bei schwerer Leberfunktionseinschränkung, auch Hepatitis
- Gravidität: Fetomaternaler Quotient > 1, Depression des Neonaten bei Dosen > 50 mg 1 h präpartal, Halbwertszeit beim Neonaten 22 h
- Stillzeit: Milch/Plasma-Quotient 1,12, die einmalige Dosierung ist sicher

Kontraindikationen
- Eingeschränkte Atemfunktion ohne Überwachung
- CAVE: Peripartal (verglichen mit Morphin geringere, aber relevante Atemdepression des Feten)
  Hypothyreose
  Hypovolämie
  Abhängigkeit

Nebenwirkungen, Probleme

Die Nebenwirkungen von Pethidin sind in äquianalgetischen Dosen
denen von Morphin gleich, Ausnahme: Geringere spasmogene Wirkung

- Zentrale Atemdepression, dosisabhängig
- Sedierung, Benommenheit
- In hohen Dosen Exzitationsphänomene durch Normeperidine
  (Metabolit, HWZ 15 bis 20 h) möglich
- Miosis, Dämpfung des Kornealreflexes
- Toleranz, Entzugssymptomatik
- Übelkeit, Erbrechen
- Keine klinisch relevante Obstipation bzw Harnretention
- Geringe Tachykardie, orthostatische Hypotension
- Histaminfreisetzung: Bronchospastik
- Geringe Tonuserhöhung im Gastrointestinaltrakt
- Minderung der Darmmotilität
- Geringe Stimulation der Wehen, keine Änderung des Uterustonus
- Endokrinologische Veränderungen: Libido-, Potenz- und Zyklus-
  störungen

Dosierung, klinische Anwendung

- Postoperative Analgesie: 0,5 bis 1,5 mg/kg langsam i. v. etwa 3stünd-
  lich
- Postoperatives Shivering (Thermoregulation) 0,5 mg/kg

Praxis

- Tageshöchstverschreibungsmenge für Patienten auf BTM-Rezepten:
  Dolantin 50 mg Amp Nr. 20 (zwanzig)
  Dolantin 100 mg Amp Nr. 10 (zehn)
- Für Stationsbedarf keine Höchstmenge
- Sedierung und Atemdepression werden durch zentral wirkende
  Analgetika, Phenothiazine, Sedativa und Alkohol verstärkt
- Interaktion mit MAO-Hemmern: Erregungszustände
- Enzyminduktoren beschleunigen die Elimination
- Antagonist Naloxon, auch partielle Agonisten (Pentazocin) heben
  die Wirkung auf
- Lokale Reizung bei i. m.-Applikation, Fibrome
- Inkompatibel mit alkalischen Lösungen

Phenobarbital   (Luminal 200 mg/1 ml; 100 mg/Tbl)
(Luminaletten 15 mg/Tbl)

Wirkung
- Barbiturat
- Hemmt dosisabhängig die Aktivität aller erregbaren Strukturen, das ZNS ist besonders empfindlich; verstärkt die GABA-induzierte Öffnung des Chloridionenkanals: Sedativ, antikonvulsiv
- Antikonvulsiv wirksame Plasmakonzentration 10 bis 25 µg/ml, 15 µg/ml zur Prophylaxe von Fieberkrämpfen, toxische Plasmakonzentrationen > 65 µg/ml

Pharmakokinetik
- Bioverfügbarkeit: 100 %
- Wirkungseintritt: i. v. 10 bis 15 min
- Wirkungsdauer 10 bis 20 h; unverändert renale Exkretion 10 bis 40 %, hepatische Metabolisierung und Glukuronierung, β-HWZ 100 h
- Hämodialysierbar, bei Intoxikation besser Hämoperfusion (HWZ 2 h)
- Hämofiltration: Siebkoeffizient 0,86
- Gravidität: Plazentagängig, Induktion der fetalen mikrosomalen Leberenzyme, Vitamin-K- und -D-Defizit möglich, Entzugssyndrom möglich
- Stillzeit: Milch/Plasma-Quotient 0,5, Neonat erhält signifikante Dosen → nicht stillen

Kontraindikationen
- Schock, schwere Herzinsuffizienz
- Porphyrie
- Schwere Nieren- und Leberfunktionsstörungen

Nebenwirkungen, Probleme
- Toleranzentwicklung
- Benommenheit, Kopfschmerz, paradoxe Reaktionen

- Versehentlich intraarterielle Injektion: Nekrosen
- Bronchospasmus, allergische Hautreaktionen
- Induktion mikrosomaler Enzyme der Leber
- Entzugssyndrom induzierbar

Dosierung, klinische Anwendung

- Sedierend, zur Prämedikation: 0,4 bis 2 mg/kg p. o. (Erwachsene); 5 mg/kg p. o. (Kinder)
- Antikonvulsiv 1 bis 6 mg/kg/Tag
  Kinder 15 mg/kg/Tag
- Minimale Dosierung zwischen dem 20. und 40. Tag einer Gravidität

Praxis

- Interaktionen: Wirkungsverstärkung durch alle ZNS-dämpfenden Pharmaka, auch Valproinsäure, Antihistaminika sowie Alkohol
- Erhöht die Toxizität von Methotrexat
- Beschleunigter Abbau (siehe Nebenwirkungen) von z. B. Kontrazeptiva, Vitamin D und K, Antiepileptika, Tuberkulostatika, Digitoxin, Metoprolol, Propranolol, Antikoagulanzien, Chinidin
- Hemmt den Abbau trizyklischer Antidepressiva
- Cimetidin verlängert die HWZ von Phenobarbital
- Hilfsstoffe: 1,2 Propylenglycol, Äthanol

Phentolamin   (in Deutschland nicht mehr im Handel, Regitin, 10 mg/1 ml; 50 mg/50 ml)

Wirkung
- α1-sympatholytisch: Direkte Vasodilatation
- α2-sympatholytisch: Erhöhte endogene Noradrenalinfreisetzung durch Minderung der präsynaptischen Hemmung
- Parasympathomimetisch (muskarinartig, gering)
- Wirksame Plasmakonzentration: Keine Daten

Pharmakokinetik
- Bioverfügbarkeit: < 20 %, nur i. v.
- Wirkungseintritt: 1 bis 2 min
- Wirkungsdauer: 10 bis 15 min, unverändert renale Elimination 10 %, hepatische Metabolisierung, β-HWZ 15 min
- Gravidität: Plazentagängig
- Stillzeit: Milch/Plasma-Quotient keine Daten

Kontraindikationen
- Angina pectoris, Myokardinfarkt
- Schwangerschaft und Stillzeit

Nebenwirkungen, Probleme
- Tachykardie, Angina pectoris, Schock (Überdosierung; Überwiegen der β-sympathomimetischen Wirkung des endogenen Noradrenalin)
- Orthostatische Hypotension, Schwindel, Synkopen
- Miosis
- Gastrointestinale Störungen
- Abdominelle Schmerzen, Ulcera (histaminerg)
- Nasenschleimhautschwellung (Achtung Sonden)
- Müdigkeit, Kopfschmerz, Schwindel
- Hautreaktionen

Dosierung, klinische Anwendung

- Phäochromozytom, hypertensive Krise durch MAO-Hemmer;
  Clamping der thorakalen Aorta:
  Initial 0,025 bis 0,075 mg/kg, dann 0,7 bis 3,5 µg/kg/min
  (Perfusor 50 mg/50 ml: 3 bis 15 ml/70 kg/h)
  Präoperative Vorbehandlung mit Phenoxybenzamin, Kombination
  mit β-Sympatholyse, α- vor β-Blockade
- Therapierefraktäre Herzinsuffizienz mit maximaler Vasokonstrik-
  tion: 1,5 bis 5 µg/kg/min (evtl. gleichzeitige Volumentherapie)

Praxis

- Interaktionen: Schwere Hypotension in Kombination mit Neuroleptika, Vasodilatatoren
- „Adrenalinumkehr": Bei vollständiger α-Sympatholyse führt Adrenalin durch Überwiegen der β2-sympathomimetischen Wirkung
  trotz maximaler kardialer Stimulation zum Blutdruckabfall, Überdosierungen können nur mit Noradrenalin behandelt werden
- Inkompatibel mit Metall
- Intrarterielle Gabe bei Gefäßspasmus möglich
- Hilfsstoff: Natriumdisulfit

Phenytoin   (Epanutin, Phenhydan, Zentropil je 250 mg/5 ml)

Wirkung
- Beeinflußt dosisabhängig unterschiedlich die Membranpermeabilität für Kationen, erhöht die zerebrale GABA-Konzentration
- Stark antikonvulsiv, gering sedativ
- Antiarrhythmikum, Klasse I B, lidocainartiges Wirkungsspektrum, Verkürzung der AV-Refraktärzeit und der effektiven Refraktärperiode (bei Digitalisintoxikation)
- Wirksame Plasmaspiegel 5 bis 20 mg/l

Pharmakokinetik
- Bioverfügbarkeit: Oral 98 %
- Wirkungseintritt: Hohe Sättigungsdosis, α-HWZ: Minuten
- Wirkungsdauer: hepatische Hydroxylierung und Glukuronidierung, Metaboliten biliär und renal eliminiert; 5 % unverändert renal, 5 % unverändert fäkal ausgeschieden; Plasma-HWZ dosisabhängig: Bei 10 µg/ml Plasma 6 bis 24 h (pharmakogenetisch unterschiedlich), bei höheren Konzentrationen Metabolismus gesättigt $\rightarrow$ HWZ steigt
- Plasmaproteinbindung: 90 %, reduziert in der Urämie
- Hämodialysierbar, besser Hämoperfusion
- Hämofiltration: Siebkoeffizient 0,45
- Gravidität: Gut plazentagängig; bei < 10 % Hydantoinsyndrom (kraniofaziale und Gliedmaßenmißbildungen, Herzfehler, Intelligenzdefekte, Gerinnungsstörungen beim Neonaten), HWZ beim Neugeborenen 21 h (= Erwachsener), Dosisreduktion bei Graviden, wenn möglich; Plasmaspiegelkontrolle
- Stillzeit: Milch/Plasma-Quotient 0,3, vermutlich sicher

Kontraindikationen
- Bekannte Allergie gegen Phenytoin
- AV-Block 3. Grades, sinuatrialer Block
- Leukopenie
- CAVE: Eingeschränkte Leberfunktion

P

Nebenwirkungen, Probleme
- Geringe therapeutische Breite, Plasmaspiegelkontrolle
- Blutdruckabfall
- Gingivahyperplasie (20 %), Hypertrichose
- Allergische Reaktionen
- Osteomalazie, Hyperglykämie
- Müdigkeit, Übelkeit, Verwirrtheit, Ataxie
- Kardiale Arrhythmien
- Megaloblastische Anämie, Panzytopenie
- Ansteigen hepatischer Enzyme im Plasma
- Phlebitis

Dosierung, klinische Anwendung
- SVES und VES bei Digitalisintoxikation: 1,5 mg/kg langsam i. v. alle 20 bis 30 min bis zum Erfolg oder NW, maximal 15 mg/kg
- Grand-mal-, Jackson-Anfälle: 3 bis 5 mg/kg initial sehr langsam i.v., Fortführung der Therapie nach Plasmaspiegel mit 5 bis 10 mg/kg/Tag
- Kinder: initial 10 bis 20 mg/kg langsam i. v., Erhaltungsdosis 5 mg/kg/Tag

Praxis
- Sehr schlecht wasserlöslich, Lösungs pH = 12
- Wegen Phlebitisgefahr möglichst zentraler Zugang
- Hemmung der Metabolisierung durch Antibiotika (Sulfonamide), Cimetidin, Disulfiram, Isoniazid, Phenothiazine, Phenylbutazon, Diltiazem, Verapamil (Dosisanpassung erforderlich)
- Phenytoin ist ein potenter Enzyminduktor, unsichere hormonelle Kontrazeption
- Phenytoin erhöht den Bedarf an nichtdepolarisierenden Muskelrelaxanzien um ca. 70 % (Mechanismus unklar)
- Kombination mit Halothan (Hepatitis) bzw. Lachgas (Leukopenie) besser meiden, evtl. Folsäuresubstitution
- Methotrexat und Phenytoin konkurrieren um die Plasmaproteinbindung

Physostigmin   (Anticholium, 2 mg/5 ml)

Wirkung
- Blockade des esteratischen Zentrums der Cholinesterase
- Erhöhung der Azetylcholinkonzentration an muskarinartigen und nikotinartigen Synapsen; passiert die Blut-Hirn-Schranke; Aufheben der zentralen und peripheren parasympatholytischen Nebenwirkungen von Narkotika („zentrales anticholinerges Syndrom") und von relativen Überdosierungen und Intoxikationen mit Atropin, Phenothiazinen, trizyklinischen Antidepressiva, Antihistaminika
- Wirksame Plasmakonzentration: Keine Daten

Pharmakokinetik
- Bioverfügbarkeit: Gute Resoption, auch aus Augentropfen
- Wirkungseintritt: 2 bis 5 min
- Wirkungsdauer: Hydrolyse durch Plasmacholinesterasen, kaum unverändert renale Elimination, β-HWZ 30 bis 60 min

Kontraindikationen
- Intoxikationen mit Bromureiden und Barbituraten
- Schädel-Hirn-Trauma
- **CAVE:** Asthma bronchiale, koronare Herzkrankheit, mechanischer Ileus, urogenitale Obstruktion, Morbus Parkinson, Bradykardie

Nebenwirkungen, Probleme
- Salivation, Miosis
- Bronchiale Konstriktion
- Übelkeit, Erbrechen, abdominelle Krämpfe, Defäkation, Enuresis
- Bradykardie, Hypotension, Asystolie
- Erregung, Angst, Krampfanfall, Atemstillstand (bei Überdosierung)
- Muskelfaszikulationen
- Allergische Reaktionen (Natriumdisulfit)

Dosierung, klinische Anwendung

- Zentrales anticholinerges Syndrom: 0,03 bis 0,04 mg/kg, Wiederholung nach 30 min möglich

Praxis

- Antagonismus zu Atropin und nichtdepolarisierenden Relaxanzien
- Inkompatibel mit stark sauren oder alkalischen Pharmaka
- Lichtgeschützt aufbewahren
- Hilfsstoff: Natriumdisulfit

Phytomenadion, Vitamin K1

(Konakion MM 10 mg/1 ml)
(Konakion für Neugeborene 1 mg/0,5 ml)

Wirkung
- Substitution des natürlichen Vitamin K als Coenzym bei der hepatischen Synthese der Gerinnungsfaktoren II, VII, IX und X, bei schwerer Leberinsuffizienz deshalb unwirksam
- Erhaltungsbedarf des Menschen 1 bis 2 µg/kg, jedoch sind zur Verdrängung des Vitamin-K-Antagonisten Dicoumarol hohe Dosen notwendig

Pharmakokinetik
- Bioverfügbarkeit: Ausreichende Absorption aus dem proximalen Ileum, i.m. schnelle Absorption
- Wirkungseintritt: Erst nach 24 h ausreichende Konzentrationen der Faktoren II, VII, IX und X zur Normalisierung der Prothrombinzeit; Wirkungseintritt der Vitamin-K-Substitution bei Frühgeborenen nach ca. 6 h
- Wirkungsdauer: abhängig von der Ausgangssituation Halbwertszeiten der Faktoren: 60 h (II), 6 h (VII), 24 h (IX) und 40 h (X), Halbwertszeit der Antagonisten: Phenprocoumon 150 h, Acenocoumarol 8 h, Warfarin 37 bis 50 h
- Hepatische Metabolisierung und Glukuronidierung, renale und biliäre Elimination, β-HWZ 1,5 bis 3 h

Kontraindikationen
- Cholestatischer Ikterus (Präparat enthält Glykocholsäure)

Nebenwirkungen, Probleme
- Flush, Dyspnoe, Tachykardie, Stenokardie, Schock
- Bronchospastik, Zyanose
- Hämolytische Anämie, Kernikterus beim Neugeborenen, auch nach Fetaltherapie
- Hämolyse (genetischer Glukose-6-Phosphatdehydrogenasemangel)
- Leberfunktionsverschlechterung bei Leberinsuffizienz

P

Dosierung, klinische Anwendung

- Substitutionstherapie: 0,15 mg/kg p.o. oder i.m., evtl. i.v. als Kurz-infusion
- Bei Cumarin-induzierter Blutung initial 0,3 mg/kg als Kurzinfusion, dann 0,15 mg/kg nach 4 h, wenn Prothrombinzeit ungenügend angestiegen
- Neugeborene 0,15 mg/kg i.m.
- Säuglinge und Kleinkinder bei Malabsorption durch gastrointesti-nale Erkrankungen 0,3 mg/kg i.m. oder als Kurzinfusion

Praxis

- Lebensbedrohliche Blutungen erfordern die gleichzeitige Substitu-tion von Gerinnungsfaktoren (Frischplasma)
- Intestinale Resorption ist an die Präsenz von Galle gebunden
- Langdauernde Antibiotikatherapie, speziell mit Sulfonamiden oder Aminoglykosiden kann zu verminderter Synthese durch die Darm-flora führen und substitutionspflichtig machen
- Inkompatibel mit Phenytoin, Vitamin B12, Dextran
- Interaktionen: Cumarinderivate hemmen die Epoxidreduktase im Vitamin-K-Zyklus, gleichsinnig wirken Acetylsalizylsäure und Cephalosporine
- Phenobarbital und Diphenylhydantoin können bei Neonaten post-partale Vitamin-K-Mangelblutungen erzeugen

Pirenzepin   (Gastrozepin, 10 mg/2 ml)

Wirkung
- Kompetitive Hemmung der muskarinartigen M1-Azetylcholinrezeptoren gastraler Parietalzellen
- Abnahme der Salzsäure und Pepsinsekretion
- Minimale parasympatholytische Wirkung
- Wirksame Plasmaspiegel 40 ng/ml

Pharmakokinetik
- Bioverfügbarkeit: 25 %
- Wirkungseintritt: i.v. 30 min
- Wirkungsdauer: 10 h durch unveränderte renale (45 %), fäkale (45 %) Ausscheidung des unveränderten Pharmakons sowie hepatische Demethylierung, β-HWZ 10 h
- Niereninsuffizienz, Leberinsuffizienz: Keine klinische Relevanz

Kontraindikationen
- Keine

Nebenwirkungen, Probleme
- Mundtrockenheit, Akkommodationsstörungen, Tachykardie
- Appetitanregend
- Abnahme der Stuhlkonsistenz

Dosierung, klinische Anwendung
- Verminderung der Magenazidität zur Prophylaxe eines Ulkus 0,3 mg/kg/Tag i.v.
- Bei Zollinger-Ellison-Syndrom bis 1 mg/kg/Tag

Praxis
- Wirkungsverstärkung durch H2-Antagonisten
- Wirkungsminderung durch Antiphlogistika möglich
- Hilfsstoff: Propylenglycol

P

Piritramid   (Dipidolor, 15 mg/2 ml)

Wirkung
- Stimulation zentraler und spinaler µ- und ϰ-Opioidrezeptoren, reiner Agonist: Analgetische Potenz 0,7 (Morphin = 1)
- Stark analgetisch, auch durch Änderung des Schmerzerlebens
- Hypnotisch
- Euphorisierend, deutliches Abhängigkeitspotential
- Wirksame Plasmaspiegel 15 bis 20 ng/ml

Pharmakokinetik
- Wirkungseintritt: nach i.v.-Injektion sofort, maximale Plasmaspiegel nach i.v. Injektion von 15 mg: 250 ng/ml; nach 100 min 25 ng/ml, nach i.m.-Injektion 25 ng/ml
- Wirkungsdauer: 4 bis 8 h durch hepatische Metabolisierung und fäkale Exkretion (96 %), α-HWZ 2 h, β-HWZ 11 h
- Gravidität: Stillzeit: Exkretion in die Muttermilch, nicht stillen

Kontraindikation
- Eingeschränkte Atemfunktion ohne Überwachung, (i.v.) fehlende Beatmungsmöglichkeit
- Akute hepatische Porphyrie
- **CAVE:** Hypothyreose
  Hypovolämie
  Leberinsuffizienz
- Stillzeit

Nebenwirkungen, Probleme
- Zentrale Atemdepression
- Sedierung, ausgeprägter als bei Morphin
- Übelkeit, weniger ausgeprägt als bei Morphin
- Toleranz, Entzugssyndrom

- Erhöhung des Sphinkterentonus, Minderung der Darmmotilität, weniger ausgeprägt als bei Morphin
- Geringgradige Blutdrucksenkung

Dosierung, klinische Anwendung
- Postoperative Analgesie: 0,1 bis 0,3 mg/kg i. v., 0,2 mg/kg i. m.
- Patientenkontrollierte Analgesie (PCA-Pumpe): Bolus 2,5 mg, Applikationspause 15 min

Praxis
- Antagonist: Naloxon
- Tageshöchstverschreibungsmenge für Patienten auf BTM-Rezepten: Dipidolor 22 mg Amp. Nr. 27 (siebenundzwanzig)
- Für Stationsbedarf keine Höchstmenge
- Sedierung und Atemdepression werden durch zentral wirkende Analgetika, Phenothiazine, Sedativa und Alkohol, evtl. β-Blocker verstärkt
- In Kombination mit Restrelaxierung starke Atemdepression
- Zur Behandlung spastischer Schmerzzustände ist die Kombination mit einem Spasmolytikum zu empfehlen
- Opioidübelkeit wird durch DHB 2,5 mg wirksam unterdrückt

P

Prazosin (Minipress, 1, 2, 5 mg/Tbl)

Wirkung
- α_1-sympatholytisch; weitgehend selektiv ohne Beeinflussung der präsynaptischen Hemmung durch α_2-Rezeptoren; Erweiterung von Arteriolen und Venolen: Antihypertensiv, Abnahme von Preload und Afterload
- Wirksame Plasmakonzentration: > 30 µg/ml, schlechte Korrelation mit der blutdrucksenkenden Wirkung

Pharmakokinetik
- Bioverfügbarkeit: 60 %, First-pass-Effekt
- Wirkungseintritt: Nach 30 min, maximale Plasmaspiegel nach 1 bis 3 h
- Wirkungsdauer: 10 bis 12 h, hepatische Demethylierung und Glukuronidierung, Elimination biliär, β-HWZ 3 h, unverändert renale Elimination < 5 %
- Plasmaproteinbindung: 97 % (α1-saure Glykoproteine)
- Niereninsuffizienz: Keine Änderung der Kinetik
- Kaum dialysierbar
- Gravidität: Keine Daten

Kontraindikationen
- Gravidität, Stillzeit
- Linksherzinsuffizienz mit niedrigem Füllungsdruck; obstruktiv bedingte Herzinsuffizienz

Nebenwirkungen, Probleme
- Kopfschmerz, Schwindel, Hypotension bei Therapiebeginn
- Palpitationen, Tachykardie
- Übelkeit, Mundtrockenheit
- Natrium- und Wasserretention, periphere Ödeme
- Priapismus, Blasenentleerungsstörungen
- Eosinophilie, Exanthem, Juckreiz
- Tachyphylaxie möglich

Dosierung, klinische Anwendung

- **CAVE:** Einschleichend dosieren, bei Hypertonikern (niedriges intravasales Volumen) drastischer Wirkungsbeginn („first dose collaps" 30 bis 90 min nach der ersten Gabe)
- Initial 1 mg/Tag, abends oder in zwei Dosen, Steigerung im Abstand von mehreren Tagen nach Wirkung bis zu maximal 20 mg/Tag

Praxis

- Interaktionen: Wirkungsverstärkung bei Kombination mit anderen Antihypertonika
- Überdosierung: Volumengabe, kein Adrenalin → bei α-Rezeptorblockade Vasodilatation

P

Prednisolon

(Solu-Decortin H , 10, 25, 50, 250, 1000 mg)
(Ultracorten H 25, 50, 250, 1000 mg)
(Prednisolon „Lentia" 25 mg) Trockensubstanz

Wirkung

- Glukokortikoid: Relative glukokortikoide Potenz = 5, relative mine-ralokortikoide Potenz = 0,8 (Cortisol = 1)
- Antiphlogistisch, immunsuppressiv durch Minderung der leuko-zytären und lymphozytären Entzündungsreaktion (Phospholipase A2-Inhibitor)
- Antiproliferativ durch Unterdrückung der Fibroblastenproliferation
- Katabol durch Erhöhung der Gluconeogenese aus Protein
- Maximale Konzentration nach 500 mg: 3 µg/ml

Pharmakokinetik

- Bioverfügbarkeit: 85 %
  Bindung an Transcortin und Albumin 95 % bei niedrigen, bis 70 % bei hohen Dosen
- Wirkungseintritt: 30 min bis 2 h
- Wirkungsdauer: 12 bis 36 h (Kortikoid-Rezeptor-Komplex im Zellkern)
- Elimination 50 % renal, Rest durch hepatische Metabolisierung, dann renale Ausscheidung, β-HWZ 2,2 h
- Gravidität: Plazentagängig, 90 % einer Dosis werden von plazenta-ren Enzymen metabolisiert; in niedrig therapeutischen Dosen nicht teratogen; Langzeiteffekt noch ungenügend untersucht
- Stillzeit: Milch/Plasma-Quotient 0,15, sicher

Kontraindikationen

Für die vital indizierte Einmaldosierung keine
- Floride Ulcera ventriculi et duodeni
- Systemmykosen
- Lymphadenitis nach BCG-Impfung
- CAVE: Ulkusleiden
  Herpes-, Varizellen-, Amöbeninfekte, 8 Wochen vor bis 2 Wochen nach Impfungen

Eng- und Weitwinkelglaukom
Kinder unter 6 Jahren (Wachstumshemmung)
Psychosen
Intraartikuläre Injektion bei Gelenkinfekt

Nebenwirkungen, Probleme
Die einmalige Gabe ist ohne schwere Nebenwirkungen
- Gastrointestinale Blutung
- „Kortikoiddiabetes"
- Immunsuppressiv
- Suppression der Hypothalamus-Nebennieren-Achse (durch 7,5 bis 10 mg/Tag)
- Natrium- und Wasserretention, Hypokaliämie, verminderte Kalziumresorption, erhöhte Phosphatausscheidung, Osteoporose
- Lymphozytopenie, Eosinophilopenie
- Leukozytose, Thrombozytose
- Katarakt, Glaukom
- Senkung der Krampfschwelle, euphorische oder depressive Stimmungsänderung
- Förderung der lipolytischen Aktivität von Glukagon und Adrenalin, katabole Stoffwechsellage
- Plazentainsuffizienz, im Tierversuch teratogen
- Entzugssyndrom
- Medikamentöses Cushing-Syndrom
- Amenorrhö, Impotenz
- Vaskulitis, Wundheilungsstörungen
- Psychische Störungen

Dosierung, klinische Anwendung
- Allergische Reaktionen Grad II (hämodynamische Reaktionen), Prophylaxe eines Ödems bei traumatisierter Glottis, Transfusionszwischenfall: 1 mg/kg
- Anaphylaktischer Schock, Status asthmaticus (zusätzlich zu Sympathomimetika) 4 mg/kg
- Endotoxinschock (septischer Schock, Indikation umstritten): 15 mg/kg
- Traumatische Spinalmarkschädigung: 30 mg/kg Methylprednisolon in 15 min, danach 5 mg/kg/h für 24 h

P

Praxis

- Gefahr peptischer Ulzera steigt in Kombination mit Salicylaten und Antirheumatika
- Erhöhter Insulinbedarf bei Diabetikern
- Verstärkung der Digitaliswirkung durch Hypokaliämie (vor allem in Kombination mit Saluretika)
- Beschleunigter Abbau durch Enzyminduktoren (Barbiturate, Phenytoin, INH, Rifampicin)
- Keine anästhesiologisch relevanten Inkompatibilitäten bekannt
- Möglicherweise Erhöhung des Thromboserisikos
- Predni*son* ist zur Aktivierung zu Predni*solon* auf die Leberfunktion angewiesen
- Bei Dauertherapie mit Prednison/Prednisolon > 10 mg/Tag perioperative Substitutionstherapie (siehe Hydrocortison)

Promethazin   (Atosil, 50 mg/2 ml)

Wirkung
- Kompetitiver Antagonist an zentralen und peripheren Dopamin-, Azetylcholin- und Histamin H1- und Serotoninrezeptoren: Sedativ, antiemetisch, antihistaminerg, parasympatholytisch, α-sympatholytisch

Pharmakokinetik
- Bioverfügbarkeit: 25 % (First-pass-Effekt)
- Wirkungseintritt: 15 bis 30 min
- Wirkungsdauer: 4 bis 6 h durch Umverteilung, α-HWZ 3 bis 4 h, unverändert renale Elimination < 5 %, hepatische Sulfoxydierung, β-HWZ 12 bis 30 h
- Gravidität: Fetomaternaler Quotient 1, Neuroleptika sind möglicherweise teratogen, Dystonie des Neonaten möglich
- Stillzeit: Exkretion in die Muttermilch, neurologische Störungen unter Dauertherapie beim Neonaten möglich
- Hämodialyse und Hämofiltration gering (Eiweißbindung 85 %)

Kontraindikationen
- Intoxikationen mit zentraldämpfenden Pharmaka und Alkohol
- Morbus Parkinson
- **CAVE:** Prostataadenom, Glaukom, Leberfunktionsstörungen Säuglinge (Apnoegefahr)

Nebenwirkungen, Probleme
- Mundtrockenheit, verstopfte Nase, Mydriasis
- Dyskinesien, Parkinson Syndrom (1:1000)
- Verwirrtheit
- Orthostatische Hypotonie, gering α-sympatholytisch
- Miktionsbeschwerden
- Gastrointestinale Beschwerden, cholestatischer Ikterus

- Hyperprolaktinämie: Gynäkomastie, Amenorrhö
- Transaminasenerhöhung
- Allergische Hauterscheinungen, Photodermatosen
- Selten: Agranulozytose, Panzytopenie

Dosierung, klinische Anwendung

- Unruhe und Erregungszustände, Nausea, allergische Reaktionen, Prävention von medikamentösen Histaminwirkungen, Prämedikation: 0,2 bis 1,0 mg/kg, bei Erregungszuständen evtl. mehrfach

Praxis

- Interaktionen: Wirkungsverstärkung bei Kombination mit Sedativa, Parasympathomimetika, Alkohol
- Verstärkung der Wirkung von Succinylcholin
- Keine Kombination mit MAO-Hemmern
- Wirkungsverminderung von Clonidin, α-Methyldopa
- Inkompatibel mit Röntgenkontrastmitteln, Aminophyllin, Barbituraten, Phenytoin, Penicillin, Sulfonamiden, Heparin, Hydrocortison, Dextran
- Thrombophlebitiden, intraarterielle Injektion führt zu Nekrosen
- Einschränkung der Verkehrstüchtigkeit
- Enthält Sulfit

Propafenon   (Rytmonorm, 70 mg/20 ml)

Wirkung

- Antiarrhythmikum, Klasse I C; Blockade des schnellen Natrium-
  einstroms an der Herzmuskelzelle, β-sympatholytisch, schwacher
  Kalziumantagonist
  Abnahme der Leitungsgeschwindigkeit des Herzens, Verlängerung
  der atrioventrikulären Überleitungszeit und der effektiven Refrak-
  tärzeit
- Gering negativ inotrop
- Wirksame Plasmaspiegel 0,15 bis 1,5 mg/l

Pharmakokinetik

- Bioverfügbarkeit: Orale Einzeldosis 10 %, First-pass-Effekt kann in
  3 Tagen gesättigt werden
- Wirkungseintritt: i. v. sofort, maximal nach Minuten, α-HWZ 4 min
- Wirkungsdauer: 4 h durch hepatische Metabolisierung (unter-
  schiedliche Enzyme, genetisch verschieden), β-HWZ 3,6 h, aktiver
  Hauptmetabolit: 5-Hydroxypropafenon
- Plasmaproteinbindung: 95 %
- Niereninsuffizienz: Keine Beeinflussung der Elimination
- Leberinsuffizienz: Bioverfügbarkeit steigt, β-HWZ erhöht
- Hämodialyse nicht möglich, Hämoperfusion nur in geringen Men-
  gen
- Gravidität: Nicht teratogen
- Stillzeit: Milch/Plasma-Quotient 0,05

Kontraindikationen

- Höhergradige Erregungsleitungsstörungen
- Bradykarde Rhythmusstörungen
- Manifeste Herzinsuffizienz oder kardiogener Schock (wenn nicht
  arrhythmiebedingt)
- **CAVE:** Plasmaelektrolytkonzentrationen
  Sick sinus syndrome

P

Nebenwirkungen, Probleme

- Bradykardie, AV-Block, Schenkelblockierungen, Erhöhung der Reizschwelle für Schrittmacher
- Extrasystolie, Tachykardie bis zum Kammerflimmern
- Negativ inotrop
- Orthostatische Hypotonie
- Bronchospasmus, Asthmaanfall
- Bei oraler Gabe Übelkeit, Appetitlosigkeit, Cholestase
- Selten: Exantheme, Urtikaria, Cholestase, Leukopenie, Störungen der Spermiogenese
- Sehstörungen, Schwindel, Kopfschmerz, Unruhe, Krampfanfall

Dosierung, klinische Anwendung

- Ventrikuläre Arrhythmien, Vorhofflimmern und -flattern, atrioventrikuläre Reentrytachykardien, Präexzitationssyndrom
- Bolusinjektion 0,5 bis 2 mg/kg KG in 3 bis 5 min
- Dauerapplikation: Bis 5 µg/kg/min (Perfusor 140 mg/40 ml: 7 ml/ 70 kg/h), Höchstdosis 8 mg/kg/Tag

Praxis

- Verlängerung der QRS-Dauer um über 20 % oder der frequenzkorrigierten QT-Zeit sind Überdosierungszeichen
- Ausfällungen mit NaCl-Lösung, unverdünnt verwenden
- Verstärkung von Antidepressiva bedingten Arrhythmien
- Additive Wirkung und Nebenwirkung mit β-Blockern bzw. Kalziumantagonisten, Lokalanästhetika
- Kombination mit Klasse III Antiarrhythmika meiden (Blockierungen)
- Der genetische Polymorphismus von Cytochrom P 450 führt zu Konzentrationsschwankungen bis zum Faktor 4, einige Probleme, speziell die β-Blockade korrelieren damit
- Erhöhung der Plasmakonzentration durch Cimetidin
- Lagerung: Ausfällung unter 15 °C

Propofol   (Disoprivan 1%, 200 mg/20 ml; 500 mg/50 ml; 1000 mg/1000 ml)

Wirkung
- Hypnotisch wirkendes Phenolderivat
- Keine klinisch relevante analgetische Wirkung
- Therapeutische Breite $\approx$ Thiopental, sehr rasche Erholung zu klarem Bewußtsein
- Wirksame Spiegel 1 bis 5 µg/ml

Pharmakokinetik
- Wirkungseintritt: Sofort
- Wirkungsdauer: 2 bis 10 min, dosisabhängig durch Umverteilung, α-HWZ 2 bis 4 min
- Plasmaeiweißbindung 98 %
- Hepatische Metabolisierung, β-HWZ 30 bis 50 min, terminale Eliminations-HWZ 180–380 min
- Keine klinisch relevante HWZ-Verlängerung bei kompensierter Leberzirrhose
- Gravidität: Plazentagängig
- Stillzeit: geht in die Muttermilch über

Kontraindikationen
- keine Zulassung zur Narkose bei Kindern < 3 Jahre und für die Sedierung von Kindern
- fehlende Beatmungsmöglichkeit, fehlende Herz-Kreislauf-Überwachung
- In Schwangerschaft und Stillzeit liegen keine ausreichenden Erfahrungen vor
  CAVE: Bekanntes Krampfleiden

Nebenwirkungen, Probleme
- Blutdruckabfall durch Abnahme von HZV und peripherem Widerstand, Bradykardie
- Vorübergehende Apnoe (wenige Minuten)

- Injektionsschmerz (bei ca. 25 % der Patienten), jedoch keine Nekrosen durch paravasale oder intraarterielle Injektion bekannt
- Spontanbewegungen, Husten
- Krampfanfälle, auch noch nach 6 Stunden
- Keine Histaminliberation, selten anaphylaktische Reaktion

Dosierung

- Erwachsene: 2,5 – 2,0 mg/kg initial in 0,5 – 1 min (bei alten Menschen Dosis verringern und langsamer injizieren)

  Narkoseführung: Bolusinjektion von 20 – 50 mg nach Wirkung (ca. 5minütlich); kontinuierliche Gabe 4 – 12 mg/kg/h
- Kinder (> 3 Jahre): 2,5 – 3 mg/kg initial

  Narkoseführung: kontinuierliche Gabe 9 – 15 mg/kg/h

Praxis

- Verstärkung der Wirkung von Antihypertonika durch Propofol
- Propofol bietet Vorteile für die Durchführung von Kurznarkosen, auch im ambulanten Bereich (z. B. Stützautoskopie, in vitro Fertilisation, Katheterwechsel), die Patienten erwachen ohne Desorientiertheit
- Propofol ist für die totale intravenöse Anästhesie (TIVA) das Sedativum der Wahl
- Inhalt der Ampulle vor Gebrauch schütteln
- Verdünnung maximal 1:5 mit Glukose 5 % möglich
- Hilfsstoffe: Sojaöl, Eiphosphatid
- Haltbarkeit: 3 Jahre, Verwendung von Anbrüchen in 12 h, nach Verdünnung in 6 h
- Der Verwendung zur Analgosedierung steht der hohe Preis entgegen

Propranolol   (Dociton, 1 mg/1 ml)

Wirkung
- β-sympatholytisch, β1- und β2-Rezeptoren blockierend, ohne intrinsische sympathomimetische Aktivität: Negativ inotrop, chronotrop, dromotrop; dadurch Senkung des O_2-Bedarfs des Herzens
- Beeinflussung schneller Natriumkanäle: Antiarrhythmisch
- Senkung der Plasmareninaktivität
- Wirksame Plasmakonzentration 20 bis 200 ng/ml

Pharmakokinetik
- Bioverfügbarkeit: 40 %, durch dosisabhängigen First-pass-Effekt
- Wirkungseintritt: i.v. sofort; Maximale Plasmaspiegel bei oraler Gabe nach 1 bis 3 h, Propranolol passiert gut die Blut-Hirn-Schranke
- Wirkungsdauer: 10 h, hepatische Metabolisierung, β-HWZ 4 h (aktiver Metabolit, HWZ < 4 h), Glukuronidierung, keine unverändert renale Elimination
- Beschleunigte Elimination bei Hyperthyreose
- Proteinbindung: 93 %
- Gravidität: Plazentagängig, nicht teratogen, kritische Reduktion der Plazentaperfusion (umstritten)
- Stillzeit: Milch/Plasma-Quotient 0,66; toxische Spiegel möglich, Überwachung des Neonaten empfohlen
- Niereninsuffizienz: HWZ unverändert
- Leberinsuffizienz: Kumulationsgefahr

Kontraindikationen
- Chronisch obstruktive Atemwegserkrankungen
- Sick sinus syndrome
- Gravidität
- **CAVE:** Diabetes mellitus
  Herzinsuffizienz, eventuell zunächst digitalisieren

Phäochromozytom: Ohne gleichzeitige α-Blockade kann eine
hypertone Krise ausgelöst werden
Höhergradige AV-Blockierung

Nebenwirkungen, Probleme

- AV-Block, Bradykardie
- Herzinsuffizienz, Hypotonie
- Bronchospasmus, Asthmaanfall
- Hypoglykämie
- Erhöhung des peripheren Widerstandes, Verschlechterung der peripheren Durchblutung
- Benommenheit, Depression, Desorientiertheit
- Übelkeit, Durchfall
- Allergische Reaktionen, Muskelschwäche (selten)

Dosierung, klinische Anwendung

- Herzrhythmusstörungen, speziell thyreotoxische Krise: 0,01 mg/kg i.v. initial, Wiederholung fünfminütlich bis zu 0,1 mg/kg möglich
- Hyperthyreose: Initial oral 1,0 mg/kg gleichzeitig mit antihyperthyreoter Therapie, Fortführung nach Wirkung
- Hypertonie, koronare Herzkrankheit, Sinustachykardie, supraventrikuläre Tachykardie: Oral 0,5 bis 1,5 mg/kg/Tag
- Kinder: (Massive Hypoxie bei pulmonalen Stenosen mit Rechts-links-Shunt) 0,01 bis 0,25 mg/kg i.v.

Praxis

- β-Sympatholytika nie abrupt absetzen (Rezeptorempfindlichkeit erhöht); Entzugssyndrom mit Tachykardie, Tremor, Angina pectoris ist zwar nicht häufig, aber lebensgefährlich (Infarkt)
- In der Regel am Op.-Tag zusammen mit der Prämedikation geben
- Verstärkung der negativ inotropen Wirkung von Inhalationsanästhetika sowie der Wirkung von Muskelrelaxanzien (geringe Probleme)
- Verstärkung der Wirkung anderer Antiarrhythmika (auch Digitalisglykoside) und Antihypertonika
- Verminderung der Leberperfusion und damit der Metabolisierung von perfusionslimitiert eliminierten Pharmaka (z.B. Lidocain)
- Unterdrückung der Gegenregulation bei Hypoglykämie

- Unterdrückung der Gegenregulation bei Blutung
- Bioverfügbarkeit bei Enzyminduktion, gleichzeitiger Nahrungsaufnahme oder Gabe von Antazida reduziert
- Starker Blutdruckanstieg durch Sympathomimetika (Überwiegen der α-Wirkung bei β_2-Blockade)
- Wirkungsverstärkung von Propranolol durch Cimetidin, Chlorpromazin, Alkohol
- Bei Intoxikationen werden Höchstdosen von Katecholaminen benötigt
- Propranolol wird bei basischem pH schnell inaktiviert

P

Prostaglandin E$_2$, Dinoproston   (Minprostin E2 0,75 mg/0,75 ml)
Prostaglandin F$_2$α, Dinoprost   (Minprostin F2 5 mg/1 ml)

Wirkung
- PGE$_2$: Wehenartige Kontraktion des schwangeren Uterus in allen Schwangerschaftsstadien, Sensitivität am Schwangerschaftsende erhöht, Erweichung, Verkürzung und Erweiterung der Zervix
- PGF$_2$α: Stimulation der glatten Muskulatur verschiedenster Organe, Kontraktion der Uterusmuskulatur und der uterinen Gefäße, Sensitivität postpartal gesteigert
- PGE$_2$: Vasodilatatorisch
- Wirksame Plasmakonzentration PGE$_2$: Nicht meßbar; Metaboliten 15 bis 100 pg/ml
- Wirksame Plasmakonzentration PGF$_2$α: 1,3 bis 5,6 ng/ml

Pharmakokinetik
- Bioverfügbarkeit: Bei intrazervikaler Applikation von PGE$_2$ erhebliche inter- und intraindividuelle Schwankung, maximale Plasmaspiegel nach 2 bis 6 h
- Wirkungseintritt: i.v. sofort, konstante Wirkstoffspiegel nach 15 min, maximale Gewebespiegel nach 30 bis 60 min
- Wirkungsdauer: HWZ (PGE$_2$) < 15 s; HWZ (PGF$_2$α) wenige Minuten; es gilt als sicher, daß beide Prostaglandine bei einer Lungenpassage zu 95 bis 98 % metabolisiert werden; biologisch inaktive Metabolite werden renal ausgeschieden (Halbwertszeit 1 h für PGF$_2$α, Halbwertszeit 2 h für PGE$_2$)
- Gravidität: Plazentagängig, Metabolisierung im Plazentagewebe, Teratogenität nicht relevant
- Stillzeit: Milch/Plasma-Quotient 100, erscheint auch physiologisch in der Muttermilch

Kontraindikationen
- PGE$_2$: Lageanomalien des Feten, Verdacht auf Mißverhältnis, vorausgegangene Sektio oder Uterusoperationen
- CAVE: Asthma bronchiale, Glaukom

Nebenwirkungen, Probleme

- Lokale Gewebsreizung
- Erhöhung der Herzfrequenz, Blutdruckabfall (PGE_2), Blutdruckanstieg
- Bronchokonstriktion
- Temperaturanstieg um ca. 0,5 °C, Leukozytose
- Tremor, Hitzewallung, Kopfschmerz, Schwindel
- Erhöhung des intraokulären Druckes ($PGF_2\alpha$)
- Überkeit, Erbrechen, Diarrhö
- Pulmonale Hypertonie, Lungenödem
- Induktion von Uterusdauerkontraktionen
- Krampfanfall

Dosierung, klinische Anwendung

- Atonische Nachblutung, drohende Atonie: $PGF_2\alpha$ 5 µg/min i. v., Steigerung der Infusionsrate alle 20 min um 2,5 µg/min bis maximal 100 µg/min; d.h. von einer Lösung 5 µg/ml (5 mg/1000 ml Vollelektrolytlösung) initial 60 ml/h bis maximal 1200 ml/h in 30 ml/h-Schritten gesteigert
- Aborteinleitung (intrauteriner Fruchttod, Missed abortion, Blasenmole): PGE_2 initial 0,5 µg/min i. v. Dosisverdoppelung stündlich bis maximal 4 µg/min; d.h. von einer Lösung 0,5 µg/ml (750 µg/1500 ml Vollelektrolytlösung) 60 ml/h initial bis maximal 480 ml/h; Therapiedauer bis 48 h
- Instrumentelle Ausräumung des Uterus: PGE_2 initial 2,5 µg/min i.v. bis 10 µg/min; d.h. von einer Lösung 0,5 µg/ml (750 µg/1500 ml Vollelektrolytlösung) 300 bis 1200 ml/h
- Zur Perfusorapplikation können gering verdünnte Lösungen hergestellt werden

Praxis

- Der Einsatz von PGE_2 erfordert Intensivüberwachung
- Bei Zustand nach Sectio besteht bei PG-Applikationen Uterusrupturgefahr! Der erhöhte uterine Basaltonus und eine hypertone Wehentätigkeit können durch intravenöse Fenoteroltherapie ausgeglichen werden

- Vor einer Prostaglandineinleitung muß sonografisch eine mütterlich Gefährdung durch Placenta praevia, Plazentalösung, Intrauterine device (Intrauterinpessar) in situ etc. ausgeschlossen werden
- Additive Wirkung zu Oxytocin oder Methylergometrin; synergistische Interaktion mit Kalziumsalzen, Vasopressin und anderen Prostaglandinabkömmlingen
- Hilfsstoffe: Benzylalkohol ($PGF_2\alpha$), Polyvinylpyrrolidon (PGE_2)

Pyridostigmin   (Mestinon 1 mg/1 ml, 25 mg/5 ml)

Wirkung
- Blockade des esteratischen Zentrums der Cholinesterase → Erhöhung der Halbwertzeit des Azetylcholins an muskarinartigen und nikotinartigen Rezeptoren
- Negativ chronotrop, negativ dromotrop
- Steigerung der Sekretion (intestinal, bronchial, Schweißdrüsen)
- Steigerung des Tonus und der Peristaltik glatter Muskulatur (intestinal, bronchial, Uterus, Harnwege)
- Aufhebung der Restwirkung kompetitiver Muskelrelaxanzien durch Überwiegen des Agonisten an der motorischen Endplatte
- In hohen Dosen Blockierung autonomer Ganglien und der motorischen Endplatte durch „unendliche" Azetylcholin-HWZ
- Wirksame Plasmakonzentration (Myasthenia gravis) 50 bis 100 ng/ml

Pharmakokinetik
- Bioverfügbarkeit: 10 %
- Wirkungseintritt: 3 bis 5 min, maximale Wirkung nach 12 bis 17 min
- Wirkungsdauer: 3 bis 4 h durch renale Elimination (80 %) und hepatische Metabolisierung, fäkale Ausscheidung 20 %, β-HWZ 90 min
- Bei Anurie β-HWZ 6,3 h

Kontraindikationen
- Mechanische Darm- oder Harnwegsobstruktion
- Vollrelaxierung
- Dekompensierte Herzinsuffizienz
- Thyreotoxikose (Gefahr von Vorhofflimmern)
- **CAVE:** Bradykardie, Hypotension
  Asthma bronchiale
  Morbus Parkinson

P

Nebenwirkungen, Probleme

- Bradykardie, Blutdruckabfall, Arrhythmie
- Bronchospasmus
- Schweißausbruch, Muskelzittern, Hypersalivation
- Diarrhö, Darmtenesmen, Erbrechen
- Harndrang, Inkontinenz
- Akne, Hyperpigmentierung (enthält Bromid)
- Miosis

Dosierung, klinische Anwendung

- Aufhebung der Muskelrelaxation: 0,1 bis 0,2 mg/kg in Kombination mit 0,01 mg/kg Atropin
- Myasthenia gravis pseudoparalytica: 0,3 bis 1,2 g/Tag p. o. nach Wirkung bzw. nach therapeutischer Plasmakonzentration (siehe oben), Kinder 7 mg/kg/Tag
- Intoxikation mit Atropin oder trizyklischen Antidepressiva: 0,02 bis 0,1 mg/kg i. v., nach Wirkung wiederholen
- Postoperative Darmatonie, atonische Obstipation 0,03 mg/kg über 0,5 bis 2 h i. v.

Praxis

- Überdosierung von Cholinesterasehemmern führt zur neuromuskulären Blockade
- Vollrelaxierte Patienten sollten besser nachbeatmet werden
- Empfehlenswert: Kontrolle der Relaxation durch Nervenstimulator, bei „normalem" Train of four sind noch 75 % der Rezeptoren blokkiert
- Verlängerung der Succinylcholinwirkung
- Aufhebung des Phase II-Blocks nach hohen Dosen Succinylcholin möglich
- Interaktion: Verstärkung der NW von Opioiden und Barbituraten, lebensbedrohende Bradykardien bei Kombination mit Clonidin i. v.
- Hilfsstoff: Chlorokresol

Ranitidin   (Sostril, Zantic, 50 mg/5 ml)

Wirkung
- Kompetitiver Antagonist an Histamin H2-Rezeptoren:
  Hemmung der basalen und der histaminstimulierten Magensäuresekretion (auch der durch i. v. Aminosäurenapplikation stimulierten); Hemmung von kardiovaskulären Histaminwirkungen
- Wirksame Plasmakonzentration (50 % Sekretionshemmung)
  100 ng/ml

Pharmakokinetik
- Bioverfügbarkeit: Oral 50 %, First-pass-Effekt
- Wirkungseintritt: ca. 30 min, maximale Wirkung nach 60 min
- Wirkungsdauer: 8 bis 12 h, unverändert renale Elimination 80 %,
  Rest hepatisch oxidiert und demethyliert, fäkal eliminiert, β-HWZ
  2 bis 4 h
- Niereninsuffizienz: β-HWZ 10 h, Dosisreduktion, bei akutem Nie-
  renversagen auf 1/4
- Hämodialysierbar (8 %/4 h), Substitutionsdosis nach Dialyse
  0,5 mg/kg, Hämofiltration möglich
- Leberinsuffizienz: Keine relevante Kumulation
- Gravidität: Fetomaternaler Quotient 0,5, keine Berichte über Terato-
  genität, HWZ beim Neugeborenen 3 h
- Stillzeit: Milch/Plasma-Quotient 10 → CAVE

Kontraindikationen
- Keine bekannt

Nebenwirkungen, Probleme
- Kopfschmerz, Müdigkeit
- Verwirrtheitszustände bei älteren Patienten mit Nieren- und Leber-
  funktionsstörungen
- Übelkeit, Diarrhö, Verstopfung

- Allergische Reaktionen, Leukopenie, Fieber, akute Pankreatitis (selten)
- Bradykardie, Arrhythmien, Hypotonie

Dosierung, klinische Anwendung

- Ulkusprophylaxe, -therapie 3 mg/kg/Tag (3 bis 4 Dosen) langsam i.v.
- Zollinger-Ellison-Syndrom bis 10 mg/kg/Tag
- Anaphylaxieprophylaxe bei vermuteter Kontrastmittelallergie (keine offiziell zugelassene Indikation, jedoch gängig), 1,25 mg/kg 10 min vor dem Eingriff langsam i. v. (s.a. Dimetinden)
- Aspirationsprophylaxe (nicht zuverlässig, besser am Vorabend und zur Prämedikation) 0,7 mg/kg 60 min vor Narkoseeinleitung langsam i. v.

Praxis

- Ranitidin verzögert die Resorption pH-abhängig resorbierter oraler Medikation und schwächt die Barrierefunktion des Magens (Kolonisation des obereb GI-Traktes)
- Geringe Hemmung der hepatischen Cytochrom-P-450-Oxidase: im Vergleich zu Cimetidin praktisch keine klinische Relevanz

Streptokinase   (Kabikinase, Streptase, Streptokinase Braun, je 100 000, 250 000, 750 000 und 1 500 000 IE Trockensubstanz in Injektionsflasche)

Wirkung
- Stoffwechselprodukt (Protein) aus β-hämolysierenden Streptokokken, Gruppe C, Molekulargewicht 47 000 Dalton
- Fibrinolytikum: Aktivierung von Plasminogen zu Plasmin, das physiologisch Fibrin und Fibrinogen spaltet;
  1. Bildung eines Streptokinase-Plasminogenaktivator-Komplexes (Verhältnis 1:1)
  2. Aktivierung von Plasminogen zu Plasmin durch den Komplex, auch im Thrombus
  3. Proteolyse des Fibrins und damit Lyse der Thromben durch Plasmin; Entstehung von Fibrinspaltprodukten (FDP, Fibrin degradation products), diese wirken antikoagulatorisch
- Wirksame Plasmakonzentration: Keine Daten

Pharmakokinetik
- Wirkungseintritt: sehr unterschiedliche Angaben
- Wirkungsdauer: Normalisierung der Gerinnungsfaktoren nach Ende der Lysetherapie in 24 h, fibrinolytische Aktivität des Streptokinase-Plasminogenaktivator-Komplexes bis zu 4 h
- Plasma-HWZ:
  1. Inaktivierung wechselnder Mengen durch ubiquitär vorkommende Streptokinaseantikörper, 18 min
  2. Abbau zu Peptiden und Aminosäuren unter anderem hepatisch (teils aktive Metabolite), die renal eliminiert werden, 80 min
- Eiweißbindung spezifisch an Plasminogen (siehe oben) und Streptokinaseantikörper (siehe oben)
- Liquorgängig
- Gravidität: Nur gering plazentagängig, keine Aktivierung der Fibrinolyse beim Feten, bisher keine embryotoxischen Wirkungen beschrieben (wenig Daten), jedoch im ersten Trimenon hohes Risiko der Plazentalösung

S

- Stillzeit: Milch/Plasma-Quotient < 1:3000, Wirkung beim Säugling wegen fehlender Bioverfügbarkeit unmöglich
- HWZ bei Leberinsuffizienz, Niereninsuffizienz, Hämofiltration theoretisch erhöht, jedoch keine Daten

Kontraindikationen

- Manifeste Blutung, Gerinnungsdefekte
- Floride Magen-Darm-Ulzera, akute Pankreatitis
- Hoher Antistreptokinasespiegel, Streptokokkeninfekt, bekannte Allergie
- Aneurysmen, schwere diabetische Angiopathie
- Akuter Apoplex (Wartezeit 4 Wochen)
- Intrakardiale Thromben
- Schwangerschaft im 1. Trimenon
- **CAVE:** Schwere Hypertonie, arterielle Punktionen, i. m. Injektionen, Streptokinasetherapie vor < 12 Monaten, Zustand nach OP (Wartezeit nach Umfang des Eingriffs), Hypermenorrhö, Tumoren (Hirnmetastasen)
  schwere Leber- oder Niereninsuffizienz

Die Kontraindikationen zur Lysetherapie sind noch immer im Fluß, ihre vollständige abwägende Darstellung würde den Rahmen dieser Darstellung sprengen, für vitale Indikationen (Lungenembolie Grad III/IV, Myokardinfarkt mit proximalem Verschluß) ist eine Kurzzeitlyse trotz Kontraindikation (z. B. unmittelbar nach OP) denkbar

Nebenwirkungen, Probleme

- Massive Blutung, DIC (disseminierte intravasale Gerinnung)
- Sofortreaktion bis zum anaphylaktischen Schock (vor allem bei wiederholter Anwendung), Kopfschmerz, Rückenschmerzen, Urtikaria, Bronchospasmus, Dyspnoe
- Phlebitis
- Transaminasenerhöhung
- Fieber (in 50 %)
- Tachykardie, Blutdruckabfall, Reperfusionsarrhythmien (Myokardinfarkt)
- Gastrointestinale Störungen
- Allergische Vaskulitis

- Polyneuropathien
- Hyperkoagulabilität nach Abschluß der Anfangsphase

Dosierung, klinische Anwendung

- 1. Kurzzeitlyse
  a) des Myokardinfarkts: 1,5 Mio IE Streptokinase in 60 min, danach Vollheparinisierung
  b) der Lungenembolie Grad III/IV: 500 000 bis 1 Mio IE Streptokinase in 15 bis 20 min, Vollheparinisierung
  c) peripherer arterieller oder venöser Gefäß-/Shuntverschlüsse: 250 000 IE Streptokinase in 30 min i.v., danach 1,5 Mio IE über 6 h
- 2. Langzeitlyse: Initial 250 000 IE Streptokinase i.v. in 30 min, Erhaltungsdosis zunächst 100 000 IE/h, nach 6 bis 8 h Dosissteuerung an Hand der Thrombinzeit (2- bis 4fache Verlängerung angestrebt), Fibrinspiegel möglichst nicht < 1,0 g/l; bei ungenügendem Lyseeffekt (TZ, PTT) trotz ausreichender Dosierung möglicherweise Plasminogenmangel → Streptokinasedosierung (Komplexbildner) zur Erhöhung des Lyseeffektes reduzieren!
- Intrakoronare Katheterlyse: Initial 20 000 IE, dann 2000 bis 4000 IE/min über 30 bis 90 min
- Pulmonaliskatheterlyse: Initial 500 000 bis 1 Mio IE Streptokinase in 15 bis 20 min (Vorteil gegenüber systemischer Lyse unklar)
- Lyse bei Kindern (katheterassoziierte Thromben): Initial 1000 bis 10 000 IE/kg über 20 bis 30 min, danach 1000 IE/kg/h bis Erfolg oder signifikante Blutung, gegebenenfalls erneut nach 24 h; lokale Lyse mit 50 IE/kg/h, im Anschluß Heparinisierung

Praxis

- Beeinflussung von Labortests:
  Fibrinogen (erniedrigt), FDP (erhöht), α-Makroglobulin (erniedrigt), Plasmaviskosität (vermindert), Erythrozyten- und Thrombozytenaggregation (vermindert), Plasminogen (erniedrigt), Blutsenkungsgeschwindigkeit (erhöht)
- Wasserlöslichkeit pH-abhängig: Gut > pH 5 > unlöslich
- Zur Therapiesteuerung 6stündlich Thrombinzeit kontrollieren

S

- Zur Verhinderung der Rethrombosierung nach der Lyse Antikoagulation oder Thrombozytenaggregationshemmung notwendig; initial Heparin 500 bis 1000 IE/h, gesteuert nach TZ (2- bis 4fach) oder PTT (1,5- bis 2,5fach)
- Substanz liegt als Trockensubstanz lyophilisiert mit Albumin, Glycin und Mannit unter Vakuum vor; Auflösung in 5 ml isotonischer NaCl-Lösung oder Wasser, vorsichtig umschwenken (Schaumbildung)
- Anwendung wegen des Risikos allergischer Komplikationen nicht über 5 Tage hinaus (Antikörpertiter)
- Die Wirksamkeit von Kortikoiden zur Prophylaxe allergischer Reaktionen ist umstritten
- Therapie schwerer Nebenwirkungen:
  1. Symptomatische Therapie
  2. Gabe von Antifibrinolytika (Tranexamsäure 10 mg/kg oder Aprotinin 500 000 KIE initial, dann 50 000 bis 100 000 KIE/h)
- Bei gleichzeitiger Therapie mit Streptokinase und weiteren Antikoagulanzien oder die Thrombozytenfunktion beeinflussenden Pharmaka (Heparin, Cumarine, Acetylsalizylsäure, Indometacin, Dextran) wird das Blutungsrisiko schwer überschaubar. Die zusätzliche Therapie des Infarktes mit ASS verbessert allerdings das Therapieergebnis

Suxamethoniumchlorid, Succinylcholin
(Lystenon 1%, 2%, 5%, 50 mg/5 ml, 100 mg/5 ml, 100 mg/2 ml)
(Pantolax 1%, 2%, 100 mg/10 ml, 100 mg/5 ml)

Wirkung
- Besetzung der postsynaptischen Azetylcholinrezeptoren; initiale Depolarisation (Faszikulationen), nach 30 s Relaxation der quergestreiften Muskulatur („Phase I Block")
- Nach hohen Dosen ätiologisch unklarer, einem kompetitiven Antagonismus gleichender „Phase II Block"
- Parasympathomimetisch/parasympatholytisch
- Wirksame Plasmakonzentration: Keine Daten

Pharmakokinetik
- Wirkungseintritt: Sofort, maximal nach 30 bis 45 s
- Wirkungsdauer: 3 bis 5 min; Hydrolyse durch hepatische und plasmatische Butyrylcholinesterase zum aktiven Succinylmonocholin (Wirkung 5%) und Cholin; β-HWZ 3 bis 5 min; bei Kindern β-HWZ 2 min
- Gravidität: Nicht plazentagängig
- Niereninsuffizienz: Keine Dosisanpassung notwendig
- Leberinsuffizienz: HWZ evtl. verlängert durch Cholinesterasemangel

Kontraindikationen
- Verdacht auf maligne Hyperthermie
- Neuromuskuläre Erkrankungen: Muskeltraumen, Verbrennungen, Lähmungen, Immobilisation (gefährdet ist der Zeitraum von 6 bis 60 Tagen, bei zentral bedingten Lähmungen bis zu 6 Monaten)
- Cholinesterasemangel (genetisch, heterozygot 4%, homozygot 0,04 %; bei Leberschäden), atypische Cholinesterase
- Myasthenie, myasthenisches Syndrom, Myotonie
- Offene Augenverletzung
- Septische Zustände
- Frühgeborene (Benzylalkohol)
- **CAVE:** Hyperkaliämie, Hyperthermie, neuromuskuläre Erkrankungen, Sepsis

Nebenwirkungen, Probleme

Die meisten Nebenwirkungen sind durch die Vorgabe eines stabilisierenden Muskelrelaxans nicht zu verhindern

- Muskelschmerzen
- Bronchospastik, Urtikaria (Histaminliberation)
- Sinusbradykardie bis zur Asystolie (muskarinerge Wirkung), speziell bei repetitiven Dosen, zusammen mit Vagusstimulation, Hypoxie, Hyperkapnie
- Tachykardie
- Arrhythmie, Kammerflimmern (bei hohen Dosen Stimulation autonomer Ganglien)
- Muskelrigidität → ? maligne Hyperthermie
- Erhöhung des Augeninnendruckes
- Erhöhung des gastralen Druckes, stille Aspiration
- Salivation
- Kaliumfreisetzung
- Rhabdomyolyse und Hyperkaliämie nach Traumen und Verbrennungen (> 1 Woche zurückliegend)
- Langdauernde Apnoe bei Cholinesterasemangel < 1000 U/L (siehe dort), Phase II Block, Hyperthermie

Dosierung, klinische Anwendung

- Endotracheale Intubation: 1 bis 2 mg/kg i.v.
- Relaxation bei kurzdauernden Eingriffen: 250 mg/250 ml Trägerlösung (Einfärben mit Thionin oder Indigoblau empfohlen), nach Wirkung 0,1 mg/kg/min

Praxis

- Bei Gesamtdosen > 5 mg/kg muß mit der Entwicklung eines Phase II Blocks gerechnet werden (Diagnose: Train of four Stimulation), durch ChE-Antagonisten antagonisierbar
- Bei Leberinsuffizienz Cholinesterase bestimmen, erst ein Abfall unter 10 % der Norm, d.h. unter 500 U/L führt zu klinisch relevanter Verlängerung der Blockade

- Interaktionen: Verstärkung der muskelrelaxierenden Wirkung durch Aminoglykoside und Polymyxine, Chinidin, Ethrane, Cyclophosphamid, Ketamin, Lidocain, Lithium, Lokalanästhetika, Magnesium, Cholinesterasehemmer, Oxytocin, Parasympathomimetika, Zytostatika
- Inkompatibilitäten: nicht mischbar mit alkalischen Lösungen (z. B. Barbiturate)
- Im Kühlschrank aufbewahren
- Reste der Succinylcholininfusionen nach Gebrauch sofort verwerfen
- Die Nachinjektion von Succinylcholin geht mit einem erhöhten Risiko kardialer Arrhythmien (Bradykardien) einher
- Hilfsstoff: Benzylalkohol

S

Theophyllin

(Bronchoparat 200 mg/10 ml)
(Euphyllin 200, 200 mg/10 ml, 500, 500 mg/20 ml)
(Solosin Infusionslösungskonzentrat 624 mg/15 ml)

Wirkung

- Kompetitiver Antagonist an Adenosinrezeptoren: Bronchodilatatorisch, hemmt die Freisetzung von Mediatoren, positiv inotrop und chronotrop, vasodilatatorisch, zentralnervös stimulierend
- Stimulation der bronchoziliaren Clearancefunktion
- Oberhalb der therapeutischen Spiegel Hemmung der Phosphodiesterase und Erhöhung des intrazellulär verfügbaren Kalzium
- Wirksame Plasmakonzentration: 10 bis 20 µg/ml

Pharmakokinetik

- Bioverfügbarkeit: 96 %
- Wirkungseintritt: In Minuten
- Wirkungsdauer: 2 bis 4 h; unverändert renale Elimination 10 %, Rest hepatisch oxidiert und demethyliert, β-HWZ 5 bis 10 h, halbiert bei Rauchern, bei Kindern 3,5 h, verlängert in der Gravidität, bei Frühgeburten 30 h
- Niereninsuffizienz: Geringer Einfluß
- Leberinsuffizienz: HWZ steig auf bis zu 60 h
- Dialysierbar, HWZ während Dialyse 1,6 bis 3,4 h; Hämoperfusion möglich
- Hämofiltration: Siebkoeffizient 0,85
- Gravidität: Fetomaternaler Quotient 1,0, keine Teratogenität bekannt, Halbwertzeit beim Neonaten 30 h
- Stillzeit: Milch/Plasma-Quotient 0,7 → evtl. Schlafstörungen beim Neonaten

Kontraindikationen

- CAVE: Epilepsie
  Hyperthyreose, Herzrhythmusstörungen

Nebenwirkungen, Probleme
- Flush, Hypotension, Tachykardie, Bradykardie, Stenokardien
- Übelkeit, gastrointestinale Beschwerden, gastrointestinale Blutungen
- Unruhe, Tremor, Kopfschmerz, Krampfanfall
- Selten: Angst, Depression, Psychose
- Zerebrale Vasokonstriktion
- Diuretisch
- Allergische Hautreaktionen, (selten) Anaphylaxie
- Fieber

Dosierung, klinische Anwendung
- Verteilungsvolumen und Metabolisierung zeigen starke Streuung!
- Asthmaanfall, Status asthmaticus: Initial 5 mg/kg über 20 min i.v.; gegebenenfalls Dauertherapie berücksichtigen; dann 0,7 mg/kg/h
- Bei Rauchern, Kindern: Initial 10 mg/kg, dann 1 mg/kg/h
- Dosisreduktion bei Herzinsuffizienz, Leberinsuffizienz
- Atemanaleptisch bei Frühgeborenen: Initial 2,5 bis 5 mg/kg, dann 2 mg/kg/Tag

Praxis
- Wirkungsverstärkung durch β-Sympathomimetika, Furosemid, Makrolidantibiotika, Cimetidin, Kontrazeptiva; Dosisreduktion um 25 bis 30 %, bei Gyraschemmern um bis zu 50 % notwendig
- Verkürzung der Wirkung durch Enzyminduktoren; Dosiserhöhung um 25 bis 50 % notwendig
- Verstärkung der Nebenwirkungen von Digitalis, Ketamin, Inhalationsanästhetika
- Vermindert die Wirkung von Phenytoin, Lithium, β-Sympatholytika
- Inkompatibel mit Opiaten, verschiedenen Antibiotika, Phenothiazinen, Phenytoin
- Hilfsstoffe: Ethylendiamin; o-Carbamoxoylphenoxyessigsäure, Natriumglycinat, Natriumacetat (präparateabhängig)

T

Thiamazol, Methimazol   (Favistan, 40 mg/1 ml)
(Favistan, 20 mg/Tablette)

Wirkung
- Hemmung der Schilddrüsenperoxidase
- Hemmung der Iodisation des Thyrosins
- Hemmung der Kopplung zu T3 und T4
- Suppressive Wirkung auf Autoimmunprozesse der Schilddrüse (M. Basedow) bis zur Remission (fraglich)
- Wirksame Plasmakonzentration: 150 ng/ml

Pharmakokinetik
- Bioverfügbarkeit: p. o. sehr variabel; Carbimazol ist Prodrug und wird vollständig zu Thiamazol dekarboxyliert
- Anreicherung in Schilddrüse, Leber, Niere
- Wirkungseintritt: Nach ca. 1 h, jedoch ist wegen der großen Menge gespeicherter Schilddrüsenhormone eine Normalisierung der Plasmaspiegel und ein Schutz vor thyreotoxischen Krisen erst nach mehr als 2 Wochen zu erwarten
- Wirkungsdauer: Jodisationshemmung 24 h, β-HWZ 4 bis 6 h
- Elimination: Oxidation in der Schilddrüse, hepatische Metabolisierung, biliäre Exkretion, enterohepatischer Kreislauf; 70 %/24 h renal eliminiert, davon 10 % unverändert
- Bei schwerer Leberinsuffizienz HWZ verlängert
- Bei schwerer Niereninsuffizienz Dosisreduktion erforderlich
- Gravidität: Plazentagängig, Strumainduktion beim Feten möglich → exakte Dosierung erforderlich
- Stillzeit: Milch/Plasma-Quotient (Carbimazol) 1,0 → Neonat erhält keine suppressive Dosis; Propylthiouracil wird jedoch bevorzugt

Kontraindikationen
- Leukopenie (Alternative: Perchlorattherapie)
- CAVE: Allergiker, Cholestase, Stillzeit

Nebenwirkungen, Probleme

- Häufigkeit der Nebenwirkungen dosisabhängig (30 % bei 60 mg/Tag)
- Pruritus, Exanthem, Fieber, Haarausfall
- Geschmacksstörungen
- Arthropathien
- Cholestase, Hepatitis, Durchfälle, Übelkeit
- Granulozytopenie (5 %), Agranulozytose (bis 0,6 %), Thrombopenie, Lupus erythematodes
- Fetales Mißbildungsrisiko unter Thiamazoltherapie kleiner als bei unbehandelter Hyperthyreose (1,7 gegenüber 6,6 %)

Dosierung, klinische Anwendung

- Operationsvorbereitung bei Hyperthyreose: Initial 20 mg/Tag bis maximal 60 mg/Tag für 2 Wochen (evtl. zusätzlich symptomatische β-Blocker-Therapie mit Propranolol); Erhaltungsdosis 2,5 bis 10 mg/Tag
- Prophylaxe bei latenter Hyperthyreose und geplanter Jodexposition (Effektivität nicht belegt): 40 mg/Tag über 2 Wochen, 3 Tage vor der Iodexposition beginnend zusammen mit 3mal 300 mg Perchlorat (Irenat Tropfen)
- Hyperthyreose nach Jodexposition: Initial 40 mg/Tag
- Thyreotoxische Krise: Sofort nach klinischer Diagnose 80 mg/20 min, dann 200 mg/24 h (Perfusor)

Praxis

- Die Wirkung von Thiamazol ist vom Verhältnis Jod/Thiamazol abhängig: Hohes Jodangebot (iatrogen) begünstigt die Metabolisierung von Thiamazol (hohe Dosen erforderlich), niedriges Jodangebot die Peroxidasehemmung (niedrige Dosen erforderlich)
- Die Therapie der thyreotoxischen Krise erfordert die Kombinationstherapie mit Lithium oder evtl. Jodpräparaten (jodinduzierte Krise ausschließen) sowie symptomatische Zusatztherapie
- Da Thyreostatika zu histologischen Veränderungen des Schilddrüsenepithels führen, ist der beurteilende Pathologe über die Therapie zu informieren

T

- Therapiekontrollen unter Thiamazoltherapie: Weißes Blutbild beim geringsten klinischen Verdacht, wöchentliche Kontrollen sind unnütz, die Agranulozytose verläuft sehr schnell; bei Trachealeinengung Verlaufskontrolle (Strumawachstum möglich)
- Abnahme der Leberperfusion; Verlangsamung des Arzneimittelmetabolismus

Thiopental   (Trapanal 0,5 g/20 ml, 2,5 oder 5 g/100 ml)

Wirkung
- Barbiturat
- Hemmt dosisabhängig die Aktivität aller erregbaren Strukturen, das ZNS ist besonders empfindlich; modifiziert die Freisetzung inhibitorischer und exzitatorischer Transmitter, unter anderem GABAerger Effekt: Sedativ, hypnotisch, antikonvulsiv
- Reduktion des neuronalen Stoffwechsels, proportionale Reduktion der Hirnperfusion
- Nicht analgetisch
- Hypnotisch wirksame Plasmakonzentration 40 µg/ml, maximale Plasmakonzentration bei Narkoseeinleitung 175 µg/ml, Erwachen bei 5 µg/ml

Pharmakokinetik
- Wirkungseintritt: Sofort
- Wirkungsdauer: 5 bis 20 min, dosisabhängig, durch Umverteilung, α-HWZ 3 bis 48 min, Elimination ausschließlich durch Metabolisierung (Oxidation und Desulfurierung in der Leber), β-HWZ 6 bis 9 h; aktiver Metabolit Pentobarbital (β-HWZ 42 h), Metaboliten renal eliminiert
- Schwere Niereninsuffizienz relevant, Hämoperfusion möglich
- Leberinsuffizienz führt bei Dauertherapie zur Kumulation
- Gravidität: Fetomaternaler Quotient 0,7 bis 1, maximale fetale Spiegel nach 3 min
- Stillzeit: Exkretion in die Muttermilch, keine quantitativen Daten

Kontraindikationen
- Schock
- Porphyrie
- Fehlen einer sicheren Beatmungsmöglichkeit

T

Nebenwirkungen, Probleme

- Hypotension, speziell bei Volumenmangel (Ausfall der adrenergen Stimulation, Abnahme des HZV um 10 bis 20 %)
- Irritation des Gefäßendothels (pH 11), Schmerz, Thrombophlebitis, paravenöse Injektion, vor allem in Konzentrationen > 2,5 % führt zu Nekrosen → verdünnen
- Atemdepression, Atemstillstand
- Laryngo-/Bronchospasmus (Histamin)
- Allergische Hautreaktionen
- Lähmung der Mukoziliarfunktion, eingeschränkte Leukozytenfunktion bei Langzeittherapie → Pneumoniegefahr
- Induktion mikrosomaler Enzyme der Leber bei Langzeittherapie

Dosierung, klinische Anwendung

- Sedierend, antikonvulsiv: 1 bis 2 mg/kg i. v.
- Narkoseeinleitung: 3 bis 5 mg/kg i. v.
- Kinder (Narkoseeinleitung): 5 bis 7 mg/kg i. v.
- Erhöhter Hirndruck: Bei Therapieerfolg mit initialer Bolusinjektion 50 bis 200 mg/kg/Tag (Perfusor 2,5 g/50 ml: 3 bis 12 ml/70 kg/h), zentraler Zugang
- Rektal zur Narkoseeinleitung bei Kindern: 20 bis 30 mg/kg (entspricht 0,5 ml/kg einer Lösung 500 mg/10 ml bzw. 0,25 ml/kg einer Lösung 1 g/10 ml)

Praxis

- Interaktion mit Antihypertonika, Phenothiazinen: Schwere Hypotonie; Methotrexat: Erhöhte Toxizität
- Bei Dauertherapie Wirkungsabschwächung von Chlorpromazin, Kumarinen, Kontrazeptiva, Griseofulvin
- Inkompatibilität: Zumischen zu Kohlenhydratlösungen, Ringerlösung, schwach sauren Pharmaka (z. B. Muskelrelaxanzien) führt zu Fällungen
- Nachinjektion führt zur Kumulation, Dosis verringern
- Bei alkoholabhängigen Patienten können erheblich höhere Dosen notwendig sein
- Bei der operativen Geburtshilfe werden atemdepressive fetale Thiopentalkonzentrationen erst bei mütterlichen Dosen > 6 mg/kg erreicht

- Injektionszeit 20 bis 30 s: Schnelle Injektion führt zu Hypotonie, bei sehr langsamer Injektion sind exzitatorische Nebenwirkungen ausgeprägter
- Gelöst 24 h bei 2 bis 8 °C haltbar

T

Triflupromazin (Psyquil 10-mg-/20-mg-Ampullen, 10 mg/ 1 ml, 20 mg/1 ml)

Wirkung

- Kompetitiver Antagonist an zentralen und peripheren Dopamin- und Noradrenalinrezeptoren (Stammhirn, Area postrema): Sedativ, antiemetisch, antipsychotisch
- Wirksame Plasmakonzentration: Keine Daten

Pharmakokinetik

- Bioverfügbarkeit: Unbekannt, aber sicher gering
- Wirkungseintritt: Minuten
- Wirkungsdauer: Etwa 24 h, vermutlich hepatische Metabolisierung, β-HWZ 10 bis 20 h
- Proteinbindung: > 95 %
- Gravidität: Gut plazentagängig, Neuroleptika sind fraglich teratogen, Hypotonie, und emotionale Störungen beim Neonaten möglich
- Stillzeit: Unter Dauertherapie geringe Konzentrationen in der Muttermilch, neurologische Störungen des Neonaten möglich

Kontraindikationen

- Intoxikationen mit zentralwirksamen Pharmaka und Alkohol
- M. Parkinson
- Säuglinge (Benzylalkohol)
- CAVE: Leberfunktionsstörungen

Nebenwirkungen, Probleme

- Mundtrockenheit, orthostatische Hypotension, Reflextachykardie, Miktionsstörungen
- Benommenheit, Depressionen, epileptische Anfälle
- Dyskinesien, Parkinson-Syndrom
- Hyperprolaktinämie, Amenorrhö, Gynäkomastie
- Leukopenie
- Allergische Hautreaktionen

- Transaminasenanstieg, cholestatischer Ikterus
- Bei Dauertherapie: Malignes neuroleptisches Syndrom, Akathisie

Dosierung, klinische Anwendung
- Antiemetisch, sedativ: 0,1 bis 0,2 mg/kg initial, bis zu 1 mg/kg/Tag i.v. oder i.m.
- Bei Kindern 0,2 bis 0,25 mg/kg initial i.v. oder i.m.
- Antipsychotisch 1 bis 6 mg/kg/Tag p.o., bei i.v.-Gabe geringe und unsichere Bioverfügbarkeit berücksichtigen

Praxis
- Wirkungsverstärkung bei Kombinationen mit Sedativa und anderen zentral wirksamen Pharmaka, Alkohol, Antihypertensiva, MAO-Hemmern, Metoclopramid
- Verstärkung der Prolaktinsekretion in Kombination mit oralen Kontrazeptiva
- Enzyminduktion
- Inkompatibel mit Etacrynsäure, Barbituraten, Heparin, Penicillin
- Vor Licht und Kälte geschützt aufbewahren
- Thrombophlebitiden, intraarterielle Injektion führt zu Nekrosen
- Einschränkung der Verkehrstüchtigkeit
- Möglicher Therapieansatz bei Singultus
- Hilfsstoff: Benzylalkohol

T

Urapidil   (Ebrantil, 25 mg/5 ml, 50 mg/10 ml)

Wirkung
- α1-sympatholytisch, Verminderung der Noradrenalinfreisetzung an peripheren sympathischen Nerven: Senkung des peripheren Gefäßwiderstandes
- Zentraler 5-HT-1A-Antagonist (Serotoninantagonist): Hemmung der sympathischen Gegenregulation
- Wirksame Plasmakonzentration 0,2 bis 1,0 µg/ml

Pharmakokinetik
- Bioverfügbarkeit: 78 %
- Wirkungseintritt: Bis ca. 5 min, α-HWZ 35 min
- Wirkungsdauer: > 3 h, hepatische Hydroxylierung und (gering) Demethylierung β-HWZ 2,5 h, unverändert renale Elimination 15 %
- Niereninsuffizienz: Verlängerung der β-HWZ bis 7,2 h, hämodialysierbar (6,5 %)
- Leberinsuffizienz: Verlängerung der β-HWZ bis 20 h

Kontraindikationen
- Aortenisthmusstenose
- Arteriovenöser Shunt

Nebenwirkungen, Probleme
- Hypotension
- Tachykardie, Angina pectoris, Arrhythmie
- Kopfschmerz, Unruhe
- Allergische Erscheinungen (selten)

Dosierung, klinische Anwendung
- Hypertonie: Initial 0,2 bis 1 mg/kg langsam i. v. (2 mg/min), bis 10 mg/kg/Tag
- Dauerapplikation 2 bis 20 mg/kg/Tag (Perfusor 250 mg/50 ml: 1,2 bis 12 ml/70 kg/h)

Praxis

- Von Fachgesellschaften auch zur Behandlung der Gestose empfohlen
- Teils drastische Wirkungsverstärkung in Kombination mit anderen Antihypertonika, Nitroglyzerin, β-Blockern, Kalziumantagonisten, Diuretika, Alkohol sowie bei Volumenmangel
- Mittel der Wahl bei hypertensiver Enzephalopathie
- Inkompatibilität bei saurem pH-Wert
- Hilfsstoff: Propylenglykol

U

Vancomycin   (Vancomycin CP Lilly 500 mg/10 ml Injektions-
flaschen)

Wirkung
- Glykopeptidantibiotikum mit schmalem Spektrum im grampositiven Bereich, β-Laktamase stabil, Reserveantibiotikum
- Bakterizid durch Hemmung der Bakterien-Zellwand-Synthese (Peptidoglycankomplex)

Wirkungsspektrum
+++   *Staphylokokken, auch Methicillin resistent*, Streptokokken, Pneumokokken, Clostridien, C. diphtheriae
++   Enterokokken
o   Gramnegative Keime, Mykoplasmen, Chlamydien
Wirksame Plasmaspiegel
Bei Infusion von 500 mg in 60 min: 40 µg/ml, nach 2 h 10 µg/ml, nach 6 h 5 µg/ml
MHK < 5 µg/ml: Staph aureus, Staph epidermidis, Streptokokken, Listerien, Clostridien, C. diphtheriae, Bacillus anthracis

Pharmakokinetik
- Bioverfügbarkeit: < 5 %
- Plasma-HWZ 6 h durch 75 bis 95 % unverändert renale Elimination
- Plasma-HWZ bei Anurie 7,5 Tage

Penetration:	*gut*	*mäßig*	*schlecht*
	Pleurasekret	Liquor (bei Meningitis)	Liquor
	Peritonealsekret		
	Urin		
	Galle		

- Niereninsuffizienz führt zu erheblicher Kumulation (Anurie-HWZ 200 h)
- Nicht hämodialysierbar
- vämofiltration: Siebkoeffizient 0,7

Kontraindikationen

- Akutes Nierenversagen
- Schwerhörigkeit
- Gravidität

Nebenwirkungen, Probleme

- Toxische Plasmaspiegel: Spitzenspiegel > 40 µg/ml bzw. Talspiegel > 5 µg/ml
- Fraglich nephrotoxisch; evtl. durch Verunreinigungen
- Ototoxisch
- Thrombophlebitis, Gewebsnekrosen bei paravenöser Applikation
- Allergische Reaktionen (Exanthem, Urtikaria Fieber, Muskelschmerzen, anaphylaktischer Schock)
- Thrombopenie, Anämie, Leukopenie

Dosierung, klinische Anwendung

Infusion in einer Konzentration von 2,5 bis 5,0 mg/ml über 60 min,
d.h. 500 mg auf mindestens 100 ml Kochsalzlösung weiterverdünnen

- 30 mg/kg/Tag in 2 bis 4 Dosen, bei höherem Lebensalter Dosisreduktion
- Kinder 40 bis 60 mg/kg/Tag in 2 bis 4 Dosen
- Neugeborene < 7 Tage 30 mg/kg/Tag (2 Dosen); > 7 Tage 45 mg/kg/Tag (3 Dosen)
- Dosierung bei Niereninsuffizienz: Anfangsdosis 15 mg/kg, dann für 70 kg Broca-Gewicht

GFR (ml/min)	Kreatinin (mg/100 ml)	Dosis/Tag
120	0,8	2000 mg
45	2,0	700 mg
8	6,0	150 mg
2	15,5	130 mg
0,5	Dialyse 2 bis 3mal/Woche	1000 mg wöchentlich

Gabe per os nur bei pseudomembranöser Colitis oder Staphylokokkenenteritis

- p.o. 10 bis 30 mg/kg/Tag in 30 ml Wasser in 3 Dosen für 7 bis 10 Tage
- Kinder p.o. 15 mg/kg/Tag Anfangsdosis

Praxis

- Bei pseudomembranöser Kolitis (antibiotikabedingte Clostridium difficile Infektion des Darmes) oder Staphylokokkenenteritis orale Gabe (siehe Bioverfügbarkeit)
- Alternatives Antibiotikum mit vergleichbarem Spektrum und wahrscheinlich geringerer Toxizität: Teicoplanin (Targocid)
- Addition der Ototoxizität in Kombination mit Aminoglykosiden, Amphotericin, Colistin, Cisplatin
- Allergische Nebenwirkungen möglicherweise in Kombination mit Narkotika gehäuft
- Vancomycin wirkt mit Aminoglykosiden auf viele Kokken synergistisch
- Vancomycinlösung reagiert sauer, bei Mischung mit alkalischen Lösungen sind Fällungen zu erwarten (Aminophyllin, Barbiturate, Benzylpenicillin, Dexamethason, Heparin, Hydrocortison, Phenytoin)
- Zur oralen Applikation kann die Lösung gekühlt 4 Tage aufbewahrt werden

Vecuroniumbromid   (Norcuron, 4 mg Trockensubstanz/2 ml)

Wirkung
- Kompetitiver Antagonist an nikotinergen Azetylcholinrezeptoren der motorischen Endplatte: Schlaffe Lähmung der quergestreiften Muskulatur
- Wirksame Plasmakonzentration: 0,2 bis 0,4 µg/ml

Pharmakokinetik
- Wirkungseintritt: 1 bis 3 min, nach Vorgabe von 20 % der Intubationsdosis („priming dose") verkürzt
- Wirkungsdauer: 20 min, hepatische Metabolisierung zu teils aktiven Metaboliten, β-HWZ 70 min, Elimination überwiegend unverändert biliär
- Niereninsuffizienz: Geringe Verlängerung der Wirkdauer
- Leberinsuffizienz: Verlängerung der HWZ
- Gravidität: Gering plazentagängig, keine neuromuskuläre Blockade beim Feten

Kontraindikationen
- Fehlende Beatmungsmöglichkeit
- **CAVE:** Myasthenia gravis, myasthenisches Syndrom

Nebenwirkungen, Probleme
- Sehr selten allergische Reaktionen

Dosierung, klinische Anwendung
- Intubation 0,1 mg/kg i. v.
- Präkurarisierung: 0,015 mg/kg i. v.
- Dauerrelaxierung: Initial 0,05 mg/kg, Repetitionsdosis 0,03 mg/kg nach 15 min

V

Praxis

- Wirkungsverstärkung durch Amphotericin B, Aminoglykoside, Polymyxine, Verapamil, Benzodiazepine, Magnesium, Inhalationsanästhetika; durch Hypokaliämie, Hypothermie und Azidose
- Wirkungsabschwächung durch Parasympathomimetika, Theophyllin, Augentropfen mit ChE-Inhibitoren
- Inkompatibel mit Barbituraten
- Substanz besser zu 1 mg/ml lösen
- Verminderung von Thromboplastinzeit und Prothrombinzeit möglich
- Antagonisierung einer Restwirkung durch Cholinesterasehemmer (Pyridostigmin) möglich, im Zweifel nachbeatmen
- Lichtgeschützt lagern
- Hilfsstoffe: Zitronensäure-Natriummmonohydrogenphosphat, Mannit

Verapamil   (Isoptin, 5 mg/2 ml, 50 mg/20 ml)

Wirkung
- Hemmung des transmembranösen Kalziumfluxes („Kalziumantagonist")
- Negativ chronotrop und dromotrop (Sinusknoten, AV-Knoten)
- Arterielle und pulmonalarterielle Vasodilatation → Abnahme der Nachlast (Afterload)
- Negativ inotrop
- Koronardilatation
- Wirksame Plasmakonzentrationen: 0,005 bis 0,03 µg/ml

Pharmakokinetik
- Bioverfügbarkeit: 20 bis 35 %
- Wirkungseintritt: i. v. sofort, maximal nach 15 min, α-HWZ 6 min
- Wirkungsdauer: 30 bis 60 min durch perfusionslimitierte hepatische Demethylierung, wirksamer (ca. 1/5) Metabolit, fäkale Ausscheidung, β-HWZ 3 bis 7 h, bei Dauertherapie β-HWZ 4,5 bis 12 h
- Plasmaproteinbindung: 90 %
- Niereninsuffizienz: Keine Beeinflussung der Elimination
- Leberinsuffizienz: Bioverfügbarkeit steigt, β-HWZ bis vierfach erhöht
- Hämodialyse: Nicht möglich (Proteinbindung); zur Eliminationsbeschleunigung bei Intoxikation Plasmaseparation, Antidot Kalzium
- Stillzeit: Milch/Plasma-Quotient 0,2 bis 0,9, Menge gering, sicher

Kontraindikationen
- Manifeste Herzinsuffizienz
- AV-Block 2. und 3. Grades, Sick-sinus-syndrome, Vorhofflimmern/-flattern bei Präexzitationssyndrom (ventrikuläre Tachykardie)
- β-Blocker + Verapamil
- **CAVE:** i. v. Digitalis + Verapamil

V

Nebenwirkungen, Probleme

- Orthostatische Störungen, Hypotonie, Angina pectoris Beschwerden
- Bradykardie, AV-Block, Sinusstillstand, Asystolie, Synkope
- Herzinsuffizienz
- Kopfschmerz
- Urtikaria, Exanthem, Bronchospasmus, allergische Hepatitis (selten)

Dosierung, klinische Anwendung

- Supraventrikuläre Arrhythmien, Tachykardie bei Vorhofflimmern oder Vorhofflattern 0,05 bis 0,2 mg/kg sehr langsam i.v. (1 mg/min)
- Eventuell Fortführung der Therapie mit 0,5 bis 5 µg/kg/min (Perfusor 50 mg/50 ml: 2 bis 20 ml/70 kg/h)
- Kinder: 0,1 bis 0,2 mg/kg sehr langsam i.v., wenn Herzfrequenz 10 bis 20 % reduziert ist, abbrechen (Gefahr der Asystolie)

Praxis

- Bei Herzinsuffizienz und hohem Alter Elimination verzögert, ebenso bei wiederholter Anwendung
- Hypokaliämische Patienten sprechen schlechter auf Verapamil an, Therapieversuch bei Plasmakalium von 5 mMol/l wiederholen
- Wirkungsverstärkung durch Antiarrhythmika, Antihypertonika, β-Blocker p.o. (i.v. Kontraindikation), Chinidin, Triamteren, Digitalis, Inhalationsanästhetika, Muskelrelaxanzien
- Verkürzte HWZ von Verapamil nach Enzyminduktoren (Phenytoin, Rifampicin, Barbiturate)
- Verlängert die HWZ von Digoxin (45 %) durch Senkung der renalen Exkretion, von Ciclosporin und Chinidin durch Minderung der Metabolisierung
- Verapamil reduziert die Plasmakonzentration von Lithium
- Inkompatibel mit Amphotericin B, Dobutamin, Dihydralazin, Cotrimoxazol, alkalischen Lösungen

Differentialtherapeutische Übersichten

Antiarrhythmika

Wirkung
- Klassifikation nach dem Wirkungsmechanismus (Vaughan Williams)
  - I. Natriumkanalblockade (Abnahme der Leitungsgeschwindigkeit) und
    - A. Mäßige Verlangsamung der Depolarisation, Verlängerung der Repolarisation: *Chinidin*, Ajmalin, Procainamid, Disopyramid
    - B. Minimale Verlangsamung der Depolarisation, Verkürzung der Repolarisation: *Lidocain, Phenytoin*, Mexiletin
    - C. Starke Verlangsamung der Depolarisation, kaum Einfluß auf die Repolarisation: Propafenon, Flecainid, Aprindin
  - II. β-Adrenorezeptorenblockade: *Metroprolol, Propranolol*
  - III. Kaliumkanalblockade (Verlängerung der Dauer des Aktionspotentials und der effektiven Refraktärzeit): *Amiodaron*, Sotalol, Bretylium
  - IV. Kalziumkanalblockade: *Verapamil*, Gallopamil, *Diltiazem*

Kontraindikationen
Höhergradige AV-Blockierungen, Sick-sinus-syndrome, manifeste Herzmuskelinsuffizienz (Ausnahmen: Amiodaron, Lidocain)

Nebenwirkungen, Probleme
Bradykardie, Herzinsuffizienz, maligne Rhythmusstörungen

Eigenschaften, Pharmakokinetik und Dosierung

Wirksubstanz	EKG-Veränderungen			Plasmahalbwertsheit (h)	Bereich der Tagesdosis oral (mg)
	PR	QRS	QT		
Klasse I: Natriumblocker					
Chinidin (Ia)	±	↑	↑	6–7	2–4 × 200–300
Disopyramid (Ia)	±	↑	↑	4–10	3–4 × 100–150
Procainamid (Ia)	±	↑	↑	2,5–4,7	3 × 1000–2000
Lidocain (Ib)	o	o	o–↓	1–2	nur i.v./i.m.
Mexiletin (Ib)	o	o	o	10–12	3–4 × 200
Flecainid (Ic)	↑	↑↑	o–↑	12–27	2 × 100–200
Propafenon (Ic)	↑	↑	o–↑	2–10*	3 × 150–2 × 300
Klasse II: Betarezeptorenblocker					
Propranolol	o–↑	o	o–↓	2–3	3 × 40–80
Klasse III: Kaliumkanalblocker					
Amiodaron	↑	↑	↑↑	26–107 Tage	Loading dose (8–10 Tage): 600mg/Tag, dann 200 mg/Tag
Klasse IV: Kaliumantagonisten					
Verapamil	↑	o	o	3–7	3 × 40–160

↑ = Verlängerung, ↓ = Verkürzung, ± = unverändert

* 10 × 32 h bei < 10 % der Behandelten (pharmakogenetisch langsame Metabolisierung)

Klinische Anwendung

Supraventrikulär

Vorhofflimmern, Konversion: Gruppe Ia (Chinidin), Ic (Propafenon); dazu Digitalisierung; Alternative: Kardioversion, gegebenenfalls nach Antiarrhythmikum

Vorhofflimmern, Überleitungskontrolle: IV (Verapamil), Digitalisierung, II (Metroprolol, Esmolol), III (Amiodaron)

Paroxysmale supraventrikuläre Tachykardie: IV (Verapamil), II (Metoprolol), Adenosin

Ventrikulär

Präexzitationssyndrom: Ia (Ajmalin), Ic (Propafenon), II (Metroprolol)

Ventrikuläre Tachykardie: Ib (Lidocain), III (Amiodaron, Sotalol); Alternative: Kardioversion

durch Digitalis verursachte Arrhythmien

Vorhoftachykardie mit Block: Ib (Phenytoin), Digitalis-Antitoxin = Digitalis-Antidot BM (80 mg Antidigoxin FAB binden 1 mg Digoxin bzw. Digitoxin)

Praxis

Bei instabilem Zustand des Patienten sollte die Elektrotherapie Vorrang haben.

Digitalisglykoside

Wirkung

- Zunahme des sarkoplasmatischen Kalziums, durch Hemmung der membrangebundenen Na+/K+-ATPase: positiv inotrop, vor allem am dilatierten Herzen
- Indirekt parasympathomimetisch: Reduzierte Depolarisierbarkeit von Sinusknoten und Vorhöfen, Hemmung der AV-Überleitung

Pharmakokinetik

		Digoxin	Metildigoxin	Acetyldigoxin	Digitoxin
Adsorption	(p.o.) (%)	70	90	80	100
Wirkungseintritt	(i.v.) (min) –	10–30	10–30	–	30–120
	(p.o.) (min)	60–90	60–90	60–90	180–360
Maximale Wirkung	(i.v.) (h)	1–2	–	–	4–12
	(p.o.) (h)	6–8	6–8	6–8	9–12
Therapeutischer Plasmaspiegel (ng/ml)		0,5–2,0	0,5–2,0	0,5–2,0	10–35
Gesamtdosis zur Digitalisierung (mg/kg)		0,015			0,015
Erhaltungsdosis (mg/Tag)		0,25	0,2	0,3	0,1
Plasmaproteinbindung (%)		25			95
Eliminationsweg			renale Elimination von Digoxin		hepatatische Metabolisierung, renale Ausscheidung der Metaboliten
Eliminations-HWZ (h)		33–36			100–200
Abklingquote (%)		20			7
Wirkdauer (d)		6–8			20

Kontraindikation

- Schwere Bradykardie (evtl. vorher Schrittmacher), atrioventrikuläre Erregungsleitungsstörungen II. gradig und III. gradig, WPW-Syndrom
- Geplante Kardioversion (ohne Schrittmacher)
- Hypertrophe obstruktive Kardiomyopathie
- **CAVE:** Hypokaliämie, Hyperkalzämie, Myokarditis

Nebenwirkungen, Probleme

- Herzrhythmusstörungen (ventrikuläre Extrasystolie, AV-Blockierungen, jede supraventrikuläre oder ventrikuläre Tachykardie), charakteristisch: ventrikuläre Tachykardie bei AV-Block
- EKG: ST-Senkung, T-Negativierung
- ZNS: Kopfschmerzen, Sehstörungen (gestörtes Gelb-Grün-Sehen), Müdigkeit, Halluzinationen, Parästhesien, Krämpfe
- GI-Trakt: Übelkeit, Diarrhö
- Allergische Reaktionen
- Gynäkomastie

Klinische Anwendung

- Akuttherapie der schnellen AV-Überleitung bei supraventrikulärer Tachyarrhythmie
- Dosis vermindern bei Hypothyreose, Hypokaliämie, Hyperkalzämie, Kardiomyopathie, hohem Alter
- Dosis erhöhen zur Behandlung supraventrikulärer Tachyarrhythmien, bei Hyperthyreose
  CAVE: Vordigitalisierung?!

Praxis

- Digoxinspiegel werden unter Digitoxintherapie im therapeutischen Bereich gemessen (8 % als Metabolit, 7,6 % durch Kreuzreaktion des Assays)
- Bei Überdosierung können individuell verschieden alle von Digitalisglykosiden bekannten kardialen, gastrointestinalen und zentralnervösen Nebenwirkungen in unterschiedlicher Reihenfolge auftreten. Der letale Ausgang wird durch die kardiotoxischen Wirkungen bestimmt. Die Entwicklung der Intoxikation kann aufgrund langsamer Resorption auch nach Stunden einsetzen. Patienten mit bedrohlichen digitalisinduzierten Herzrhythmusstörungen oder nach Einnahme hoher Dosen (Suizid) sollten unter Monitoring auf einer Intensivstation betreut werden.

Therapie:

- Bei akuter Intoxikation Magenspülung (auch nach Stunden)
- Kalium auf hochnormale Werte anheben (**CAVE:** AV-Block)
- Antiarrhythmische Therapie: Lidocainbolus mit folgender Infusion bzw. Phenytoin 250 mg i. v. über 10 min, gegebenenfalls passagerer Schrittmacher

  4mal 8 g Colestyramin zur Unterbrechung des enterohepatischen Kreislaufs (Halbwertszeit ca. 1 bis 2 Tage); Beschleunigung der Darmpassage

  Digitalisantidot BM (Fab-Antikörperfragment): 80 mg (eine Injektionsflasche) Antitoxin binden 1 mg Digoxin oder Digoxinderivate bzw. Digitoxin

Inhalationsanästhetika

Wirkung und Nebenwirkungen

Inhalationsanästhetika wirken am Zielort ZNS aber auch an peripheren Organen (neuromuskuläre Endplatte, Herz) depressorisch: hypnotisch, gering analgetisch (Lachgas gut analgetisch), negativ inotrop, bronchodilatatorisch. Der Mechanismus ist nicht bekannt. Wahrscheinlich führt eine Veränderung der Struktur von Zytoplasmamembranen zur Beeinflußung von Funktionsproteinen.

	Halothan	Enflurane	Isoflurane	Lachgas
Kardiodepression	++	+	+	(+)
Periphere Vasodilatation		+	++	−
Steuerbarkeit	+	++	++	++++
Muskelrelaxation	(+)	+	+	0
Atemdepression	+	++	+	0
Arrhythmogenität	++	+	+	0
Krampfpotentiale		+		0
Kosten	+	++	+++	(+)
Metabolisierungsrate	20%	2%	0,2%	(nicht meßbar)

Ziel der Inhalationsanästhesie ist, einen ausreichenden Partialdruck des Narkosegases im Gehirngewebe zu erreichen. Da dieser klinisch nicht meßbar ist, orientiert man die Wirkungsstärke an der minimalen alveolären Konzentration (MAC). MAC ist die alveoläre Gleichgewichtskonzentration eines Inhalationsanästhetikums, bei der 50 % aller Patienten auf die Hautinzision nicht mehr mit einer Abwehrbewegung reagieren. Sie wird in Vol% bei einer Atmosphäre Druck angegeben.

Die MAC wird vermindert durch

- Kombination mit anderen Inhalationsanästhetika (N_2O)
- Prämedikation mit Sedativa oder Opiaten
- Höheres Alter, Hypothermie, Schwangerschaft, schwere Hypoxie, Anämie, Hypotension

Die MAC wird erhöht

- Alkoholabusus, Medikamentenabusus
- Hyperthermie

Pharmakokinetik

Physikochemische Eigenschaften der Inhalationsanästhetika

	Lachgas	Halothan	Enfluran	Isofluran
Dampfdruck (mmHg, 20 °C)	Gas	243	175	250
Verteilungskoeffizient Blut/Gas	0,47	2,3	1,78	1,41
Verteilungskoeffizient Öl/Gas	1,4	224	98,5	99
MAC in O_2 (Vol%)	105	0,77	1,68	1,3
MAC in O_2/N_2O (30/70 Vol%)	–	0,29	0,57	0,50

Die An- und Abflutungsgeschwindigkeit eines Inhalationsanästhetikums am Wirkort ZNS ist dem Blut/Gasverteilungskoeffizienten umgekehrt proportional; die alveoläre Konzentration hängt von der angebotenen Anästhetikumkonzentration, der Ventilation der Alveolen, der Resorption des Anästhetikums (Konzentrationseffekt, Second-Gas-Effekt, Diffusionshypoxie) und dem Herz-Zeit-Volumen sowie der Gewebsdurchblutung ab.

Konzentrationseffekt

Die rasche Aufnahme klinisch bedeutsamer Volumina von Lachgas ins Blut führt bei Erhöhung der eingeatmeten Lachgaskonzentration zu einer überproportionalen Beschleunigung der Gleichgewichtseinstellung.

Second-Gas-Effekt

Die rasche Aufnahme des „verdünnenden" Lachgases führt gleichzeitig zur Konzentrationszunahme eines zugemischten Narkosegases (z. B. Halothan) in den Alveolen.

Diffusionshypoxie

Nach Unterbrechen der Zufuhr diffundiert Lachgas wegen seiner guten Löslichkeit in Blut (35mal höher als Stickstoff) wesentlich schneller in den Alveolarraum, als Stickstoff diesen verläßt (etwa 1 l Lachgas/min). Dieses rückdiffundierende Lachgas reduziert den alveolär angebotenen Sauerstoffanteil. Bei Hypoventilation mit Raumluft nimmt in dieser Situation die arterielle Sauerstoffsättigung rasch kritische Werte an.

Insuline

Typ, Zusammensetzung	Wirkungseintritt (h)	Wirkungs-maximum (h)	Wirkungs-dauer (h)
I Kurzwirksames Insulin (Altinsulin, auch i.v. anwendbar)			
Human-Insulin, klare Lösung			
Rinder-Insulin, klare Lösung, chromatographisch gereinigt	0,5 s.c.	1–4 s.	5–8
Schweine-Insulin, klare Lösung, chromatographisch gereinigt	0,25 i.v.	0,5 i.v.	
II Verzögerungsinsulin (Intermediärinsulin)			
Schweine-Insulin Semilente (Suspension amorphen Insulins)	0,5–1	2–8	12–16
Human-Insulin + Protaminsulfat (= NPH, Isophane)	1–2	2–4	12–18
Rinder-Insulin + Aminoquinurid oder Protaminsulfat	1–2	3–5	12–18
Schweine-Insulin + Aminoquinurid	1–2	3–5	12–18
Human-Insulin-Zinkchlorid-Lösung	1–2	6–10	20–36
Rinder-Insulin-Zink-Suspension	4–6	16–18	20–36
III Kombinationen			
Mischung 30% Altinsulin human			
+ 70% Protamininsulin human	0,5	1–4	9–18
Mischung 50% Altinsulin human			
+ 50% Protamininsulin human	0,5	1,5–4	9–14
(bzw. ebenso als Rinder-Insulin-Mischungen)			

Wirkung

- Erhöhung des cGMP/cAMP-Quotienten an der Zielzelle → Erleichterung des Glukosetransportes über die Zellmembran speziell von Muskel, Fett und Leber
- Steigerung der Glykogen- und Triglyzeridsynthese
- Senkung der Plasmaglukosekonzentration

Kontraindikation

- CAVE: Schwere Hypoglykämien bei der Umstellung von tierischem Insulin auf Human-Insulin beschrieben

Nebenwirkungen, Probleme

- Insulinallergie (bei Human-Insulin selten, aber durch Konservierungsmittel)
- Lipodystrophie
- Transitorische Ödeme
- Reaktive Hyperglykämie (nach vor allem nächtlichen Hypoglykämien)
- Insulinresistenz (Antikörper)

Dosierung, klinische Anwendung

- Diabetische Stoffwechsellage beim perioperativen oder Intensivpatienten 0,01 – 0,1 IE/kg/h i.v. (Perfusor 40 IE Altinsulin human/40 ml NaCl-Lösung); therapeutisches Ziel: Blutglukose 5 bis 10 mMol/l, bei Schädel-Hirn-Trauma 5 mMol/l
  Coma diabeticum 0,1 bis 0,2 IE/kg i.v., neben der Rehydratation

- Zur Therapie gefährlich erhöhter Plasmakaliumkonzentrationen: 0,2 IE/kg/h parallel zu 0,6 g/kg/h Glukose, $\approx$ Insulinperfusor 14 IE/h und Glukose 40 %-Infusion 100 ml/h für einen 70 kg Patienten, Blutglukosekontrolle halbstündlich

Praxis

- Therapiekontrolle initial 2stündlich, Kaliumkontrolle
- Bei Umstellung von tierischen auf humane Insulinpräparate treten ätiologisch unklare Blutzuckerschwankungen mit vermehrten Hypoglykämien auf

Katecholamine

Wirkung, Nebenwirkungen

Relative Rezeptorselektivität der Katecholamine					
	dopaminerg	α_1	α_2	β_1	β_2
Phenylephrin		++		(+)	
Norfenefrin		+			
Cafedrin/Theodrenalin		(+)		+	
Noradrenalin		+++	+++	++	
Dopamin	+++	+	+	++	
Adrenalin/Epinephrine		+++	+++	+++	+++
Dobutamin		(+)		++	+
Orciprenalin		(+)		++	++
Fenoterol				+	++

Dem morphologischen Aufbau und der unterschiedlichen Besetzung verschiedener Organe mit den unterschiedlichen Subtypen sympathoadrenerger Rezeptoren entsprechend ergibt die medikamentöse Beeinflussung des sympathischen Nervensystems je nach Angriffsort und Pharmakon die folgenden erwünschten und unerwünschten Wirkungen.

Effekt adrenerger Stimulation der Organsysteme

Organ	Rezeptor	Effekt
Auge	α_1	Mydriasis
Bronchialsystem	β_2	Erschlaffung der Bronchialmuskulatur
Gefäße	α_1	Vasokonstriktion an Haut, Schleimhaut, Muskel, Gehirn, Mesenterialbereich, Niere, Koronarien, Uterus
	α_2	Zentrale präsynaptische Hemmung des Sympathikotonus
	β_2	Vasodilatation überwiegend im mesenterialen und Skelettmuskel Gefäßbett, gering an Koronarien
	DA_1	Vasodilatation im renalen, mesenterialen, koronaren und zerebralen Gefäßbett
	DA_2	Präsynaptische Hemmung der Noradrenalinfreisetzung aus sympathischen Neuronen (Abfall von Blutdruck und Herzfrequenz)
Harnwege	α_1	Kontraktion des inneren Blasensphincters
	β_1	Steigerung der Reninsekretion
	β_2	Erschlaffung der Blasenmuskulatur
Herz	α_1	Positiv inotrop (klinische Bedeutung unklar)
	β_1	Positiv inotrop, chronotrop, dromotrop
	β_2	Positiv inotrop, chronotrop, dromotrop
Magen-Darm-Trakt	α_1	Schwache Stimulation der mukösen Sekretion, Sphinkterkontraktion
	α_2	Motilitäts- und Tonuszunahme
	β_2	Gallenwegdilatation, Motilitätsabnahme, Tonusabnahme
	DA_2	Übelkeit, Erbrechen
Pankreas	α_2	Abnahme der Insulinsekretion
	β_1	Amylasenaktivierung
	β_2	Zunahme der Insulinsekretion
Stoffwechsel	β_1	Steigerung der Lipolyse
	β_2	Steigerung der Glykogenolyse und Glukoneogenese
Uterus	α_1	Kontraktion
	β_2	Erschlaffung

Pharmakokinetik

Die meisten Katecholamine sind wegen ihres ausgeprägten First-pass-Effekts oral wirkungslos. Sie werden überwiegend durch die Enzyme MAO (Monoaminoxidase) und in der Leber COMT (Catecholamin-O-Methyl-Transferase) abgebaut. Die HWZ liegt oft zwischen 1 und 3 min. Die Substanzen sind polar, können also die Blut-Hirn-Schranke nicht penetrieren und haben deshalb keine direkten zentralen Wirkungen.

Kontraindikation

Gleichzeitige Therapie mit MAO-A-Hemmern (Tranylcypromin = Parnate)
CAVE: Trizyklische Antidepressiva, volatile Anästhetika

Praxis

Bei Vorbehandlung mit nicht selektiven β-Blockern wirkt Adrenalin ausschließlich vasokonstriktiv (Blutdruckkrisen).
Die Differentialindikation der Katecholamine richtet sich nach den Determinanten der Kreislaufinsuffizienz und sprengt den Rahmen dieser Darstellung. Bis zur Diagnosesicherung und Verfügbarkeit eines differenzierten Monitorings ist überbrückend zur Therapie der akuten Vitalbedrohung Adrenalin (bei weniger schweren Fällen Dopamin) das Mittel der Wahl.

Kortikosteroide

Wirkung
- Katabol durch Erhöhung der Glukoneogenese aus Protein
- Antiphlogistisch und immunsuppressiv durch Minderung der leukozytären und lymphozytären Entzündungsreaktion
- Antiproliferativ durch Unterdrückung der Fibroblastenproliferation und Kollagensynthese
- Stimulation der Bildung von Surfactant oder antioxidativen Enzymen

	relative Potenz		Wirkungsdauer
	Glukokortikoid	Mineralokortikoid	
Hydrocortison, 100 mg/20 ml	1	1	8 bis 12 h
Prednisolon (Decortin H), 10 bis 1000 mg	4	0,6	12 bis 36 h
Methylprednisolon (Urbason), 20 bis 1000 mg	5	0	12 bis 36 h
Triamcinolon (Volon A), 10 bis 200 mg	6	0	12 bis 36 h
Dexamethason (Fortecortin), 4 bis 120 mg	30	0	36 bis 72 h
Betamethason (Celestan), 4 bis 48 mg	30	0	36 bis 72 h

Pharmakokinetik
Bindung an Transcortin und Albumin
- Wirkungsdauer wesentlich länger als Plasmahalbwertszeit (Kortikoid-Rezeptor-Komplex im Zellkern)
- Elimination durch hepatische Metabolisierung, dann renale Ausscheidung
- Prednisolon und Methylprednisolon werden in der Plazenta zu 90 % metabolisiert

Kontraindikation

- Floride Ulcera ventriculi et duodeni
- Systemmykosen
- Lymphadenitis nach BCG-Impfung
- CAVE: Ulkusleiden, Herpes, Varizellen, 8 Wochen vor bis 2 Wochen nach Impfungen, Eng- und Weitwinkelglaukom, Kinder unter 6 Jahren (Wachstumshemmung), Psychosen

Nebenwirkungen, Probleme

Die einmalige Gabe ist ohne schwere Nebenwirkungen (Immunsupression ist möglich).

- Gastrointestinale Blutung
- „Kortikoiddiabetes"
- Immunsuppressiv!
- Suppression der Hypothalamus – Nebennierenachse (durch 7,5 bis 10 mg Prednisolon/Tag)
- Natrium- und Wasserretention, Hypokaliämie, verminderte Kalziumresorption, erhöhte Phosphatausscheidung, Osteoporose
- Lymphozytopenie, Eosinophilopenie, Leukozytose, Thrombozytose
- Katarakt, Glaukom
- Senkung der Krampfschwelle, euphorische oder depressive Stimmungsänderung
- Förderung der lipolytischen Aktivität von Glukagon und Adrenalin, katabole Stoffwechsellage
- Plazentainsuffizienz, im Tierversuch teratogen
- Entzugssyndrom

Dosierung, klinische Anwendung

- Substitutionstherapie bei Streß: 200 mg Hydrocortison/24 h, dann nach Situation reduzieren
- Addisonkrise: initial 100 mg Hydrocortison i.v.
- Allergische Reaktion Grad II, Prophylaxe von Glottisödem, Transfusionszwischenfall: 0,5 mg/kg Prednisolon
- Anaphylaktischer Schock, Status asthmaticus (zusätzlich zu Sympathomimetika): 4 mg/kg Prednisolon
- Spinales Trauma mit neurologischen Störungen: 30 mg/kg Methylprednisolon, danach 5 mg/kg/h für 24 h
- Endotoxinschock (septischer Schock): 15 mg/kg Prednisolon oder 2 bis 4 mg/kg Dexamethason gelegentlich erfolgreich
- Fetaltherapie (pränatale „Lungenreifung" des Feten): 2mal 8 mg Dexamethason mit 24 h Abstand; Wiederholung nach 10 Tagen (siehe auch Kinetik)
- Bei Beachtung der unterschiedlichen Glukokortikoid- und Mineralokortikoidpotenz sind alle i.v.-Kortikoide austauschbar, bei der Substitutionstherapie ist allerdings die Mineralkortikoidwirkung unverzichtbar

Praxis

- Gefahr peptischer Ulzera steigt in Kombination mit Salicylaten und Antirheumatika
- Erhöhter Insulinbedarf bei Diabetikern
- Beschleunigter Abbau durch Enzyminduktoren (Barbiturate, Phenytoin, INH, Rifampicin)
- Prednison ist zur Aktivierung zu Prednisolon auf die Leberfunktion angewiesen
- Hydrocortison zur i.v.-Infusion liegt in alkoholischer Lösung vor

Lokalanästhetika

Wirkung

- Blockade von Ionenkanälen durch Volumenzunahme der Zellmembran und Bindung an Kanalproteine, Abnahme der Membranpermeabilität, vor allem für Natriumionen
- Die unterschiedliche Empfindlichkeit von Nervenfasern verschiedener Dicke führt dazu, daß die sensorischen Qualitäten in folgender Reihenfolge ausfallen: Schmerz, Temperatur, Berührung, Tiefensensibilität

Die Wirkdauer ist in großem Maße vom Applikationsort abhängig, die Angaben beziehen sich auf Infiltrationsanästhesie von mäßig durchblutetem Gewebe

Typ	INN	VK	PB	Toxizität	Wirkstärke	Wirkungs-		Maximaldosis	
				(relativ: Lidocain = 1)		eintritt	dauer	ohne	mit
								Vasokonstriktor	
E	Oxybuprocain	0,1	–	–	–	rasch	0,1	1,5	
A	Lidocain	2,9	70%	1	1	rasch	1,6	3	7
A	Mepivacain	0,8	78%	1	1	mittel	1,9	5	7
A	Prilocain	0,9	55%	0,75	1	mittel	1,5	6	8
A	Bupivacain	27,5	96%	4	4	langsam	3,5	2	
A	Etidocain			4	4	langsam	2,6	4	

VK = Verteilungskoeffizient Gewebe/Blut; PB = Proteinbindung; E = Ester; A = Amid

Pharmakokinetik

- Bioverfügbarkeit: Entzündlich verändertes (saures) Gewebe behindert die Permeation der basischen Lokalanästetika zum Wirkort
- Elimination: Esteranästhetika werden hydrolysiert, Amidanästhetika in der Regel hepatisch dealkyliert, die Metaboliten renal ausgeschieden; Prilocain wird jedoch zunächst hydrolysiert (Metabolit Toluidin, Methämoglobin bildend)
  Die Toxizität hängt vom Gleichgewicht zwischen Resorption und Metabolisierung ab und ist deshalb durch Vasokonstriktorzusatz zu beeinflussen

Nebenwirkungen, Probleme

- Allergische Reaktionen: Urtikaria, Ödeme, Bronchospasmus, Anaphylaxie (besonders beim Estertyp)
- Toxische Frühzeichen: Linguale und periorale Taubheit, Metallgeschmack, Schwindel, verwaschene Sprache, Gähnen
- Toxische Reaktion: Übelkeit, Angst, Desorientiertheit, Bewußtlosigkeit, Atemlähmung, Bradykardie, Hypotension, Asystolie
- Beim Parazervikalblock: Fetale Bradykardie, Krämpfe
- Eventuell kann die Abgrenzung der beginnenden Allergiesymptomatik von Katecholaminwirkungen Probleme bereiten

Praxis

- Die versehentliche intravasale Injektion ist die häufigste Ursache toxischer Reaktionen
- Therapie toxischer Reaktionen: Bei zentraler Stimulation Diazepam 5 bis 30 mg i. v., evtl. Thiopental bis 5 mg/kg; bei zentraler und kardiovaskulärer Depression Schocktherapie, Beatmung

- Bei der Spinal- und Periduralanästhesie kann die Hypotension durch unvermeidbare Sympathikusblockade durch Vorinfusion von 500 bis 1000 ml Flüssigkeit vermieden werden
- Lokalanästhetika vom Estertyp (Tetracain, Oxybuprocain, Procain) sind keine Trigger der malignen Hyperthermie

Neuroleptika

Wirkung

Neuroleptisch: Löst Indifferenz gegen äußere Reize aus, verlangsamt Reaktionen; nicht „angstlösend" im Gegensatz zu Tranquilizern

	Neuroleptische Potenz (Chlorpromazin = 1)	Extrapyramidale Wirkungen	Sympatholyse	Sedierung	Antiemetische Wirkung
Promethazin	0,5	++	(+)	+++	+ [1]
Triflupromazin	3	+++	+	+++	+++
Chlorprothixen	0,7	++	++	+++	− [2]
Haloperidol	50	+++	+	+	+++
Droperidol	50	+++	++	+	+++

1) zusätzlich antihistaminerge Wirkung
2) zusätzlich antidepressive Wirkung

Nebenwirkungen

α-sympatholytisch (Blutdruckabfall); parasympatholytisch (Mundtrockenheit, Sehstörungen, Obstipation, Miktionsstörungen); extrapyramidalmotorisches Syndrom (Parkinsonoid, Dyskinesien – Kinder sind besonders empfindlich); allergische Reaktionen (kaum bei Droperidol und Haloperidol); Provokation von Depressionen und epileptischen Anfällen

Kontraindikationen

Intoxikationen mit Schlafmitteln, Alkohol, Analgetika und Psychopharmaka (ausgenommen Haldoltherapie)
CAVE: Depression

Opioide

Wirkung, Pharmakokinetik

- Stimulation zerebraler und spinaler μ-, δ- und $\varkappa$-Opioidrezeptoren in unterschiedlichen substanzspezifischen Mustern, dadurch stark analgetisch, auch durch Änderung des Schmerzerleben, unterschiedliches Abhängigkeitspotential

		Agonisten:					Partielle Agonisten:	
		Alfentanil	Fentanyl	Morphin	Pethidin	Piritramid	Buprenorphin	Pentazocin
Analgetische Potenz		30	100	1	0,1	0,7	25–50	0,3
Wirksame Plasmaspiegel (ng/ml)		300	10–20	16–400	100–800	20–250		30–100
Rezeptorwirkung	μ	++	+++	++	+	++	P	
	δ		+	+				+
	$\varkappa$		+	+		+		++
	σ							+
Maximalwirkung	t (min)		5	20	60		180	
Wirkungsdauer	i.m. (h)		1–2	4–5	3–6	4–8	4–8	4–6
	i.v. (h)	0,25	0,5		2–4			2–3
t1/2 α (min)		10	20	15	10	120		
t1/2 β (h)		1–2	2–4	2–4	3–5		3	2–4
Proteinbindung	(%)	92	84	30	70			65
Lipophilie		145	813	1,4	39			

P = partiell, Lipophilie = Octanol/Wasser Verteilungskoeffizient

Nebenwirkungen, Probleme

- Die wichtigsten unerwünschten Wirkungen sind qualitativ gleich, da durch die gleichen Rezeptoren wie die Analgesie vermittelt, jedoch teilweise weniger stark ausgeprägt;
  μ-Rezeptoren: Analgesie, Bradykardie, Sedation, Atemdepression, Euphorie, Sucht
  δ-Rezeptoren: Analgesie (schwach), Atemdepression
  $\varkappa$-Rezeptoren: Analgesie (schwach), Atemdepression, Sedation
  σ-Rezeptoren: Dysphorie, Delir, Tachykardie, Hypertonie
- Die unerwünschten vegetativen Wirkungen unterscheiden sich vor allem zwischen den reinen Agonisten und den partiellen Agonisten: kardiozirkulatorische Wirkungen partieller Agonisten im Vergleich zu Morphin:

	Morphin	Buprenorphin	Pentazocin
Herzarbeit	sinkt	sinkt	steigt
RR	sinkt	sinkt	steigt
Herzfrequenz	gleich	sinkt	steigt
PAP	gleich	gleich	steigt

Praxis

- Verordnung von Betäubungsmitteln (Opioide):
  Ein Arzt darf Betäubungsmittel verordnen für seinen „Stationsbedarf", wenn er die Station leitet oder in Abwesenheit des Leiters beaufsichtigt. Er, nicht die Klinik, ist für das Verschreiben und den Nachweis des Verbleibs verantwortlich. Für den Stationsbedarf dürfen an einem Tag, auf einem Betäubungsmittelanforderungsschein mehrere BtM ohne Berücksichtigung der Höchstmengen verordnet werden. Das Verschreiben muß auf einem amtlichen dreiteiligen Formblatt erfolgen, das jeder Abteilungsleiter bei der Bundesopiumstelle (Genthiner Straße 38, 10785 Berlin) anfordern kann (Betäubungsmittelanforderungsschein).

Der Betäubungsmittelanforderungsschein muß enthalten:

- Den Namen und die Bezeichnung des Krankenhauses sowie der Station und deren Anschrift
- Das Ausstellungsdatum
- Die verordneten Pharmaka (Handelsname) mit Arzneiform, Gewichtsmenge des Arznei*stoffes* (z. B. Fentanylzitrat = 0,785 mg) in der Einzelampulle und der Stückzahl in arabischen Ziffern, wiederholt in Worten
- Name, Telefonnummer des Verordnenden
- Gegebenenfalls der Vermerk „in Vertretung". Es ist dem Vertreter in der Leitung gestattet, die Anforderungsscheine des Leiters zu verwenden
- Die ungekürzte Unterschrift

- Beispiel: Station A
  XY-Klinik, Klinikum der Stadt Z
  Krankenhausstraße 1
  Z-Stadt

  1.1.1995
  Dipidolor 22 mg Ampullen Nr. 100 (einhundert)

  Unterschrift
  Dr. A. Arzt
  Tel 1111

β-Sympatholytika

Wirkung

- Kompetitiver Antagonist an den β_1-Rezeptoren: Abschwächung bis Aufhebung der positiv inotropen, chronotropen und dromotropen Wirkung der endogenen Katecholamine
- Kompetitiver Antagonist an den β_2-Rezeptoren: Minderung der dilatierenden Wirkung an Bronchien und Gefäßen sowie der Stoffwechseleffekte (Glykogenolyse, Lipolyse)

	Alprenolol	Esmolol	Metoprolol	Propranolol	Pindolol
Überwiegende β_1-Wirkung (kardioselektiv)		+	+		
Intrisische sympathomimetische Aktivität (ISA)	+	0	0	0	++
Membranspezifische Aktivität („chinidinartig")	++		+	+	
Plasmahalbwertszeit (h)	2–3	0,15	3–4	2–3	3–4
Relative Wirkstärke (Propranolol = 1)	0,5		1	1	5
Dosierung (mg/70 kg i.v.)	1–3 (–5)	10–35 [1]	5–10	1 (–5)	0,1–0,4

1) Fortführend der Therapie mit 3,5–14 mg/min

Kontraindikationen

- Manifeste Herzinsuffizienz, Schock, AV-Block II. und III. Grades, bradykarde Rhythmusstörungen
- CAVE: Obstruktive Atemwegserkrankungen, periphere arterielle Insuffizienz (Claudicatio intermittens, Morbus Raynaud)

Nebenwirkungen, Probleme

- Negativ inotrope Wirkung, Bradykardie bis Asystolie
- Erhöhung des bronchialen Strömungswiderstandes auch bei „kardioselektiven" Verbindungen, periphere Durchblutungsstörungen, Verschlechterung der diabetischen Stoffwechsellage durch Hemmung der Glykolyse, Verschleierung der Hypoglykämiesymptomatik, Uteruskontraktion bei Gravidität
- Kopfschmerzen

Klinische Anwendung

- Sinustachykardie
- Zur präoperativen Vorbereitung bei Hyperthyreose 60 bis 120 mg Propranolol nach Wirkung, Propranolol penetriert gut in das ZNS
- präoperative Vorbereitung bei tachykarden Phäochromozytompatienten; allergrößte Vorsicht bei intraoperativer Gabe, nur Präparate mit ISA, α-Blockade immer vor β-Blockade

Praxis

- Extrem langsam applizieren, besser Kurzinfusion
- Gravidität: Bevorzugt β_1-selektive Sympatholytika verwenden; Senkung der Basalfrequenz im CTG (plazentagängig)
- Bei unsicherer Indikation zunächst kurzwirksames β-Sympathikolytikum wählen (Esmolol = Brevibloc 10 mg i. v. initial)
- Vorbestehende β-Blockertherapie perioperativ möglichst fortführen (β-Blockerentzugssyndrom)
- Patienten unter β-Sympatholytikatherapie zeigen bei anaphylaktischen Reaktionen einen besonders schweren Verlauf

Hinweise auf weiterführende Literatur

Bücher

Bircher J, Lotterer E (1988) Klinisch-pharmakologische Datensammlung. G. Fischer, Stuttgart, New York, 430 Seiten

Chernow B (1994) The phamacologic approach to the critically ill patient, 3rd edn. Williams & Wilkins, Baltimore, 1200 Seiten

Feldmann SA, Scurr CF, Paton W (1987) Drugs in anaesthesia: mechanisms of action. Edward Arnold, London, 450 Seiten

Freitag B (1987) Ausgewählte Arzneimittel in der Anästhesie und Intensivtherapie. VEB Verlag Volk und Gesundheit, Berlin, 550 Seiten

Gilman AG, Rall TW, Nies AS, Taylor P (1990) Goodman and Gilmans (eds) The pharmacological basis of therapeutics, 8th edn. Pergamon, New York, 1800 Seiten

Klotz U (1984) Klinische Pharmakokinetik, 2. Aufl. G. Fischer, Stuttgart, New York, 160 Seiten

Milatovic D, Braveny I (1991) Infektionen. Praktische Hinweise zur antimikrobiellen Therapie und Diagnostik. Friedrich Vieweg & Sohn, Braunschweig, Wiesbaden, 270 Seiten

Mueller RA, Lundberg DBA (1988) Manual of drug interactions for anesthesiology. Churchill Livingstone, New York, Edinburgh, 330 Seiten

Reynolds JEF, Parfitt K, Parson AV, Sweetman SC (1989) Martindale. The extra pharmacopoeia, 29th edn. The Pharmaceutical Press, London, 2300 Seiten

Rizak MA, Hillman CDM (1991) The Medical Letter handbook of adverse drug interactions. The Medical Letter, New Rochelle, New York, 380 Seiten

Sasada MP, Smith SP (1990) Drugs in anaesthesia and intensive care. Castle House, Tunbridge Wells, 260 Seiten

Spielmann H, Steinhoff R (1989) Taschenbuch der Arzneimittelverordnung in Schwangerschaft und Stillperiode, 2. Aufl. G. Fischer, Stuttgart, New York, 280 Seiten

Stille S (1993) Antibiotika-Therapie in Klinik und Praxis, 8. Aufl. Schattauer, Stuttgart, New York, 660 Seiten

Zeitschriften

Anästhesiologie, Intensivmedizin, Notfallmedizin, Schmerztherapie

Anesthesiology

arznei-telegramm

British Journal of Anaesthesia

Circulation

Clinical Pharmacokinetics

Clinical Pharmacology and Therapeutics

Clinical Pharmacy
Critical Care Medicine
Der Anaesthesist
Der Arzneimittelbrief
Drugs
European Journal of Clinical Pharmacology
Intensive & Critical Care Digest
JAMA
The Lancet
Medical Letter
Zeitschrift für Chemotherapie

Informationen von Behörden oder Fachgesellschaften
Fachinformation nach Arzneimittelgesetz (AMG 1987)
Aufbereitungsmonographien des Bundesgesundheitsamtes (BGA, jetzt Bundesinstitut für Arzneimittel und Medikalprodukte)
Bekanntmachungen der Arzneimittelkomission der Deutschen Ärzteschaft (Deutsches Ärzteblatt)
Standardinformationen für Krankenhausapotheker nach dem Schema der Arbeitsgemeinschaft der Deutschen Krankenhausapotheker (ADKA)

Springer-Verlag und Umwelt

Als internationaler wissenschaftlicher Verlag sind wir uns unserer besonderen Verpflichtung der Umwelt gegenüber bewußt und beziehen umweltorientierte Grundsätze in Unternehmensentscheidungen mit ein.

Von unseren Geschäftspartnern (Druckereien, Papierfabriken, Verpackungsherstellern usw.) verlangen wir, daß sie sowohl beim Herstellungsprozeß selbst als auch beim Einsatz der zur Verwendung kommenden Materialien ökologische Gesichtspunkte berücksichtigen.

Das für dieses Buch verwendete Papier ist aus chlorfrei bzw. chlorarm hergestelltem Zellstoff gefertigt und im ph-Wert neutral.